封じ込め技術

ケミカルハザード対策の基本

島 一己 著

森北出版株式会社

● 本書のサポート情報を当社 Web サイトに掲載する場合があります．下記の URL にアクセスし，サポートの案内をご覧ください．

http://www.morikita.co.jp/support/

● 本書の内容に関するご質問は，森北出版 出版部「（書名を明記）」係宛に書面にて，もしくは下記の e-mail アドレスまでお願いします．なお，電話でのご質問には応じかねますので，あらかじめご了承ください．

editor@morikita.co.jp

● 本書により得られた情報の使用から生じるいかなる損害についても，当社および本書の著者は責任を負わないものとします．

■ 本書に記載している製品名，商標および登録商標は，各権利者に帰属します．

■ 本書を無断で複写複製（電子化を含む）することは，著作権法上での例外を除き，禁じられています．複写される場合は，そのつど事前に (社)出版者著作権管理機構（電話 03-3513-6969，FAX 03-3513-6979，e-mail：info@jcopy.or.jp）の許諾を得てください．また本書を代行業者等の第三者に依頼してスキャンやデジタル化することは，たとえ個人や家庭内での利用であっても一切認められておりません．

はじめに

　医薬品業界を取り巻く動向の一つとして，抗ガン剤などの薬理活性の高い製品を指向する動きが活発になってきている．

　このような製品を製造する現場では，品質確保に加え，ハザード物質による健康障害（薬害）が問題とされ，労働安全衛生の視点から適切な対応が望まれているところである．そのための技術が「封じ込め技術」である．

　この技術に対する国内の取り組みは海外に比して全体的に遅れているのが実情である．この遅れの背景には，もともと海外からの情報・技術に依存するところが極めて大きいことに加え，関連する分野が建物，空調，機器，洗浄，運用管理，リスクマネジメント，薬学など多岐にわたっているために全容がつかみにくいこと，そしてこれらに関する情報が多方面に散在しているために包括的にアプローチしにくいことがあると思われる．とくに，封じ込め技術全般に関する体系的で網羅的な情報の提供が少ない．

　そこで，国内外の新しい動向を織り込んで，封じ込め技術に関するエッセンスをまとめたものを準備して，関係者の共通理解を促進しようと意図してできあがったのが本書である．

　本書の内容であるが，「本書の構成」に示すように，実際の設備構築における一連の流れに沿って，各章を配置して説明している．項目の中には，筆者自らの体験・経験に基づいた各種知見も加えている．また，従来の各種論文では必ずしも明確ではなかった項目についても触れている．さらに，内外の資料を基に考察して得られた提案についても含まれている．

　前著「封じ込め技術のすべてがわかる本～ケミカルハザード物質から身を守る」が出版社の残念な事情により絶版となってしまった後，各方面から同種の手引書を望む声が多く寄せられた．このような要望に励まされ，本書においては構成・内容を大幅に一新し，前著では紙幅の関係上書き尽くすことのできなかった項目や新しい情報も多く加えている．このため，だいぶボリュームのあるものとなってしまったが，その分，封じ込め技術全般に目配りすることができたと考えている．本書が広く活用されることを望むものである．

　多くの資料を基にして考察しているものの，その内容の理解にあたっては筆者のレベルにとどまるものであり，このため，解釈に間違いがある可能性もある．読者

からの叱正をお願いする次第である．

　本書の出版に際しては，森北出版㈱出版部部長 石田昇司氏には大変お世話になった．本書の構成，内容，説明の流れなどを見直し検討する上で同氏からのアドバイスは大変に有益なものであり，常に著者に刺激を与えてくれた．また，編集校正の段階では，同社水垣偉三夫氏の手を煩わせた．ここに記して両氏に厚くお礼申し上げる．

2013 年 4 月

著　者

本書の構成

　本書は，高薬理活性物質を扱う設備を構築する上で欠かせない「封じ込め技術」全般を網羅している．

　設備構築を行う場合には，通常の設備の場合と同様に，おおむね次のような段階を経て進行していく．まず，設備の基本的な計画から始まり，ついで基本設計，調達を含む詳細設計，据え付け後の現場での適格性確認，そして運用開始後の洗浄・メンテナンスなどを含む運用管理に至る．

　本書の各章は，おおむね，この流れに即して配置している（図i参照）．

(1) 基本計画

　この段階では，扱う物質がどのような危険・有害性（ハザードネス）を有しているのか，そして，そのレベルはどの程度なのかが話題となる．これらの情報を基にして，関係者間におけるハザードコミュニケーションを確実なものにしていくことが大切である．

　このためには，薬理活性の高い医薬品が必要とされている状況や，封じ込めを巡る最近の動向などを知る必要がある（第1章）．さらには，封じ込め技術の中で用いられている基本的な用語や曝露の経路を知ることが大切であり，合わせて封じ込めを考える上での大きな方針を把握しておく必要がある（第2章）．封じ込めの目的の一つに医薬品製造の現場で従事する作業員の健康障害防止ということがあるが，この労働安全衛生を考える上で，化学物質安全性データシート（material safety data sheet：MSDS）に記載されている専門用語について基本的なところを理解しておく必要がある（第3章）．

　ハザードコミュニケーションの一環として，ハザードレベルの指標を設定して，その指標を設備構築や運用に際しての基礎情報として扱うのが一般的である．この代表的な指標である許容曝露限界（occupational exposure limits：OELs）の定義，その設定方法などについて理解することが望まれる（第4章）．さらに，そのハザードレベルがどの程度のものなのかを間違いなく関係者に周知するために，わかりやすい区分けと表示をすることが必要である（第5章）．

iv　本書の構成

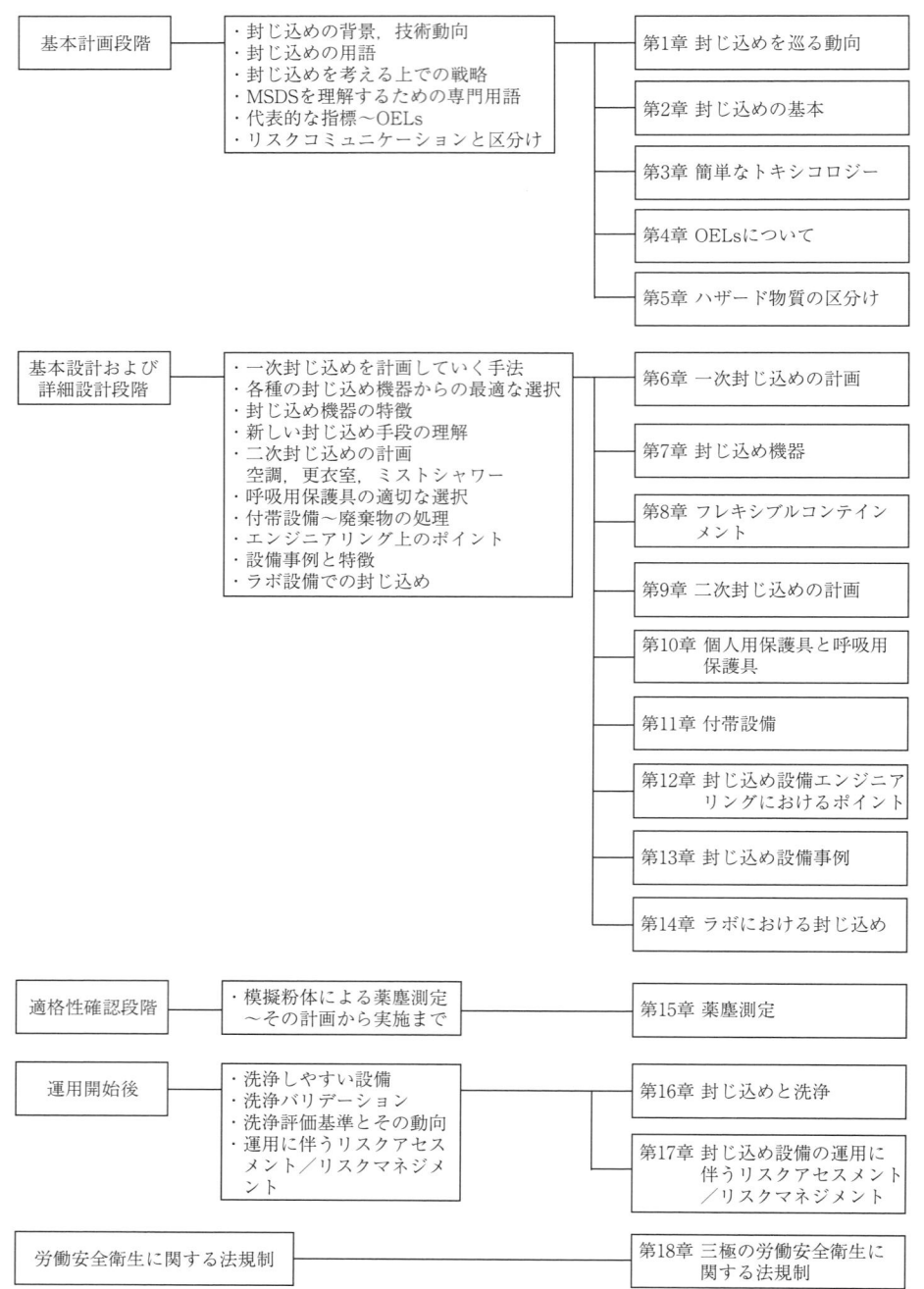

■図 i　本書の構成

(2) 基本設計および詳細設計

　取り扱う物質のハザードレベルが確定した後には，実際の設備化を検討することになる．封じ込めでは，直接に粉体を扱う機器周りでの一次封じ込めと，その外側での二次封じ込めの二段階について考えるのが一般的である．

　まず，一次封じ込めの計画においては，必要とされる封じ込めレベルを設定していく必要があり，その道筋として，最近ではリスクベースアプローチによる手法が採用されている（第6章）．一方で，封じ込めの手段としては各種のものが提案されている．これらの中から最良のものを合理的に選定していく必要がある．その場合，各種封じ込め機器の特徴，使い方，留意点などを事前に調査・検討し，その上で，自らの視点によるリスクアセスメントを行って，評価選択していくことになる．この作業を行う上でも，従来から提案されている封じ込め機器（第7章）および最新の技術（第8章）について，理解を深めておくことが望まれる．

　二次封じ込めの計画においては，安全に関する要求レベルがユーザーによってそれぞれ異なることもあり，定石がないのが実状である．このような中で，空調関係，更衣室などに加えて，最近薬理活性が高くなることによりニーズが出ているミストシャワー設備についても理解する必要がある（第9章）．また，呼吸用保護具については，その位置づけと合理的な選定について把握しておくことが望まれる（第10章）．さらには，実際の設備では，薬理活性物質が付着した廃棄物などが生じるが，その取り扱いについても留意をする必要がある（第11章）．

　封じ込め設備全般のエンジニアリングを考える場合，一次封じ込め，二次封じ込めのほかにも，高薬理活性物質を扱うという特殊性から従来とは異なる視点での押えどころがある（第12章）．また，封じ込め設備を導入する状況は個々に異なっているので，その導入される工程の特徴を把握し，リスクがどのあたりに存在するのか，留意するところはどのようなところなのかを知っておく必要がる（第13章）．分析室などのラボ設備は，十分な情報がない状況で新規な化合物を扱わなければならないという側面をもっている．この設備での封じ込めについても十分な対処が必要とされる（第14章）．

(3) 現場での適格性確認

　封じ込め設備は，通常の設備と同様に現場に据え付けられた後に適格性確認が実施される．薬理活性物質を扱う設備で特有なこととして，模擬粉体を用いる薬塵測定試験が必要となる．その試験については世界共通的なガイドラインが提案されており，これに基づいて実施することが最近の流れである．

　ガイドラインの概要と，薬塵試験の計画・準備から実施までについて，留意すべ

き内容を把握しておく必要がある（第15章）．

（4） 運用開始後

　実際に運用を開始していくと，封じ込め設備では粉体ハンドリングのほかに洗浄という操作がついて回る．この場合，高薬理活性物質を扱う視点からとくに重要なのは，洗浄後の残留物が次製品にキャリーオーバーすることによる交叉汚染の防止である．このため，従来にもまして洗いやすい設備とすることに加えて，洗浄バリデーションにかかる負荷の軽減をはかる必要性も生じる．さらに，実際の洗浄バリデーションでは，洗浄評価基準をどうするかが関心の高い項目の一つである．最近の動向について承知しておくことが望まれる（第16章）．

　封じ込め機器は多くの操作を人手に頼っているのが実情であり，そのため各種のリスクが伴う．封じ込め機器を運用していく場面で，どのような箇所でリスクがありうるのかをリスクアセスメントし，リスクマネジメントを図るのが望ましい（第17章）．

（5） 労働安全衛生に関する法規制

　職場での健康障害防止を推進するうえで，日本，イギリス，アメリカにおける労働安全衛生に関する法規制の内容・動向を把握しておく必要がある（第18章）．

　本書の読者として対象とするのは，
- 原薬工場，製剤工場，精密化学工場などで，粉体を扱っている方
- 原薬工場，製剤工場，精密化学工場などで，封じ込め技術の適用を考えている方
- 原薬工場，製剤工場，精密化学工場などで，現場の労働安全衛生を検討している方

である．
　なお，本書での封じ込めの対象は医薬品製造分野でのケミカルハザード物質であり，原子力分野，バイオ分野，無菌製剤分野，医療施設分野については対象としていない．

目　次

第1章　封じ込めを巡る動向
1.1　医薬品の需要動向における大きな流れと高活性医薬品の増加 …………… 1
1.2　高度な封じ込めが必要とされる背景 …………………………………………… 3
1.3　医薬品製造と封じ込め技術 ………………………………………………………… 4
1.4　日本の封じ込め技術の課題 ………………………………………………………… 7

第2章　封じ込めの基本
2.1　封じ込めの目的 ………………………………………………………………………… 9
2.2　封じ込めの定義 ………………………………………………………………………… 11
2.3　曝露の経路 ……………………………………………………………………………… 12
2.4　高薬理活性物質とは ………………………………………………………………… 13
2.5　封じ込めを考える上での戦略 ……………………………………………………… 15
2.6　リスクベースアプローチ …………………………………………………………… 18

第3章　簡単なトキシコロジー
3.1　毒性学の用語 …………………………………………………………………………… 20
3.2　健康障害に関する用語 ……………………………………………………………… 23

第4章　OELs について
4.1　OELs の定義 …………………………………………………………………………… 25
4.2　OELs の算出 …………………………………………………………………………… 27
4.3　毒性データが不明な場合の対処 …………………………………………………… 28
4.4　計算の例 ………………………………………………………………………………… 30

第5章　ハザード物質の区分け
5.1　ハザード物質の区分け ……………………………………………………………… 32
5.2　さまざまな区分け …………………………………………………………………… 33
5.3　区分けについての留意点 …………………………………………………………… 40

第6章　一次封じ込めの計画

6.1　一次封じ込め決定のための手順 …………………………………… 44
6.2　リスクベースアプローチによる一次封じ込めの計画 ……………… 45
6.3　一次封じ込めの詳細な選定 …………………………………………… 51

第7章　封じ込め機器

7.1　封じ込め機器の概要 …………………………………………………… 53
7.2　スプリットバタフライバルブ ………………………………………… 54
7.3　アイソレータ …………………………………………………………… 64
7.4　ソフトウォールアイソレータ ………………………………………… 72
7.5　ラミナーフローブース ………………………………………………… 75
7.6　ラピッドトランスファーポート ……………………………………… 79
7.7　封じ込めされる製造設備 ……………………………………………… 83
7.8　関連封じ込め機器 ……………………………………………………… 90

第8章　フレキシブルコンテインメント

8.1　フレキシブルコンテインメントが用いられる背景と用途 ………… 95
8.2　フレキシブルコンテインメントの基本的な手法 …………………… 96
8.3　結束用工具と取り付けインターフェイス …………………………… 99
8.4　供給メーカ ……………………………………………………………… 103
8.5　具体的な適用例 ………………………………………………………… 105
8.6　導入にさいしての経済性評価 ………………………………………… 110
8.7　特殊なフレキシブルコンテインメント用ツール …………………… 112
8.8　フレキシブルコンテインメントの性能 ……………………………… 114

第9章　二次封じ込めの計画

9.1　総　論 …………………………………………………………………… 116
9.2　全体空調システム ……………………………………………………… 117
9.3　更衣室 …………………………………………………………………… 120
9.4　ミストシャワー ………………………………………………………… 122

第10章　個人用保護具と呼吸用保護具

10.1　個人用保護具 ………………………………………………………… 125
10.2　呼吸用保護具 ………………………………………………………… 127

10.3　ナノ分野における呼吸用保護具の取り扱い ……………………………… 136

第11章　付帯設備
　　11.1　廃棄物の扱い ………………………………………………………………… 138
　　11.2　パスルーム …………………………………………………………………… 139
　　11.3　失活タンク …………………………………………………………………… 139
　　11.4　局所排気など ………………………………………………………………… 139

第12章　封じ込め設備エンジニアリングにおけるポイント
　　12.1　封じ込めエンジニアリングの全般 ………………………………………… 141
　　12.2　取り扱う物質のハザードの把握 …………………………………………… 142
　　12.3　封じ込め機器の選定表 ……………………………………………………… 142
　　12.4　最適な封じ込め設備の構築 ………………………………………………… 143
　　12.5　そのほかの留意事項 ………………………………………………………… 147
　　12.6　封じ込め設備は現場検証型 ………………………………………………… 150

第13章　封じ込め設備事例
　　13.1　原薬工場 ……………………………………………………………………… 151
　　13.2　固形製剤工場 ………………………………………………………………… 154
　　13.3　高薬理無菌注射製剤工場 …………………………………………………… 155
　　13.4　極少量製造設備 ……………………………………………………………… 156
　　13.5　既存設備の改造による対応 ………………………………………………… 156

第14章　ラボにおける封じ込め
　　14.1　ラボにおける課題 …………………………………………………………… 162
　　14.2　ハザードレベルのバンディング …………………………………………… 163
　　14.3　封じ込め機器の選定 ………………………………………………………… 163
　　14.4　ヒュームフードの配置事例 ………………………………………………… 164
　　14.5　ヒュームフードの代表的な性能試験 ……………………………………… 165
　　14.6　薬塵測定の事例 ……………………………………………………………… 167

第15章　薬塵測定
　　15.1　封じ込め機器の性能評価とガイドラインの位置づけ …………………… 168
　　15.2　APCPPE ガイドラインの概要 ……………………………………………… 169

15.3	試験計画と準備	177
15.4	薬塵測定実施時の留意点	183
15.5	報告時の留意点	184
15.6	そのほかの留意事項	184
15.7	モニタリング	186
15.8	薬塵測定レポートの例	187

第16章　封じ込めと洗浄

16.1	洗浄の重要性	188
16.2	洗浄方法－CIP・WIP	189
16.3	洗浄しやすい配管	189
16.4	洗浄負荷を軽減する方策	193
16.5	洗浄評価基準について	194
16.6	洗浄評価のためのツール	200

第17章　封じ込め設備の運用に伴うリスクアセスメント/リスクマネジメント

17.1	総論	201
17.2	封じ込め機器とリスクアセスメント/リスクマネジメント	203
17.3	導入後の運用におけるリスクマネジメント	204

第18章　三極の労働安全衛生に関する法規制

18.1	日本における封じ込めに関する規制	206
18.2	イギリスにおける封じ込めに関する規制	215
18.3	アメリカにおける封じ込めに関する規制	216

文献	219
略語表	227
索引	231

第1章

封じ込めを巡る動向

医薬品製造会社に求められるニーズが，生活習慣病に対応するための医薬品から，アンメットメディカルニーズへ対応する医薬品へと，大きく変化してきている．このような中，患者への副作用を軽減し，その生活の質をより良くするという視点から，薬理活性が高い医薬品を指向する動きが出てきている．この高活性医薬品の製造現場では，製品の品質を確保するとともに，従業員の健康確保が重要視され，封じ込め技術へのニーズが高まってきている．本章では，医薬品の需要動向における最近の流れ，封じ込めが必要とされる背景および日本における技術動向について概要を説明する．

1.1 医薬品の需要動向における大きな流れと高活性医薬品の増加

医薬業界での大きな問題として，大型医薬品（「ブロックバスター品」とも呼ばれる）の「2010年特許切れ」問題は良く知られている．2010年をはさんだ数年にわたり，大手企業を中心にして1990年前後に開発された医薬品の特許の有効期限が切れるのである．ブロックバスター品の主たる用途は高脂血症，高血圧症，糖尿病などであり，生活習慣病の増加に対応するためである．これらの医薬品が広く普及し手軽に利用できるようになった結果として，現在では治療満足度と薬剤貢献度の二つの因子とも高いレベルにある[1]．

一方で，医薬品へのニーズ自体が変化してきている．いわゆる未充足の医療ニーズ（アンメットメディカルニーズ）への対応が必要とされている．薬剤貢献度が低い疾患領域において新しい医薬品の上市が増えてきており，この傾向は今後も継続していくといわれている[1]．

このようなアンメットメディカルニーズへの対応の代表的な例は抗ガン剤であり，国内でも生活習慣病に対する需要に代えて，抗腫瘍薬品へのニーズ増加が著しい．例えば，IMSヘルスが国内の医薬品の売上げを調べたデータを時系列に追ってみると，2005年から2010年にかけて，生活習慣病用の医薬品が1桁の伸びにとどまるかマイナスの成長率となっている状況の中，抗ガン剤だけは年間2桁の伸びを示している[2]．このような傾向は海外でも同様である[3]．

抗ガン剤の多くは薬理活性の高い医薬品であり，とりわけ「分子標的薬」といわれている薬は，ガン細胞に特有の分子を標的にしてガン細胞を攻撃する，いわば狙い撃ちするものである．このため周囲の正常細胞にはダメージを与えにくく，結果として副作用が少ないという特徴がある．また，分子標的薬は用量も少なくてすむので，服用する患者にとって，生活の質（quality of life：QoL）が改善されるという効果も期待されている．

薬理活性の高い医薬品では，活性が高い分，服用用量が少なくてすむ．ここでは，具体的にフェンタニル（fentanyl）という薬を例にとり紹介しよう．この薬は合成麻薬の一種であり，持続的な鈍痛を抑えるのに強力な作用を有し，例えば，貼薬の形で持続性のあるガン性疼痛治療剤として用いられる．薬理活性のレベルを表す指標としてOEL（詳しくは第4章）というものがあるが，これにより医薬品の活性レベルを知ることができる．フェンタニルのOELは$0.14\mu g/m^3$程度であり，いわゆるOEB＝5（詳しくは第5章）に属する危険・有害性の非常に高い物質である．その効果は，モルヒネの約100倍ともいわれている．このため，概略同等の効果をもたらす用量はモルヒネ10mgに対して，フェンタニルは0.1mg（$100\mu g$）である．ちなみに，モルヒネよりも弱い同様な合成鎮痛剤であるペチジン（pethidine）の75mgにたいして，フェンタニルは$100\mu g$で同等の薬効があるとされている．このように，薬理活性の高い医薬品では同じ効能をえるのに，少ない用量ですむことがわかる．

このような薬理活性の高い医薬品が増えてきている技術的な背景には，分子生物学，短期間で新規な化学物質を探索・選別できる高スループット創薬技術，バイオテクノロジーなどの分野における1980年代後半から1990年代前半にかけての広範な技術進展の成果があると指摘されている[4]．

では，医薬品製造会社において薬理活性が高い医薬品の割合は実際どのようになっているであろうか．例えば，GSK社関係者のインターフェックスでの講演資料によれば，

- OHC-1（OEL=1000～$5000\mu g/m^3$）のものが，11％
- OHC-2（OEL=100～$1000\mu g/m^3$）のものが，11％
- OHC-3（OEL=10～$100\mu g/m^3$）のものが，70％
- OHC-4（OEL=1～$10\mu g/m^3$）のものが，6％
- OHC-5（OEL<$1\mu g/m^3$）のものが，2％

という割合分布になっている（Pam Davison，2009年）．OELの数値が小さくなるほど薬理活性が高いのであるが，$10\mu g/m^3$以下である場合を「薬理活性」があるとするのが一般的であるので，上記のOHC3，4，5が薬理活性がある医薬品とすると，実に8割近くを占めていることがわかる．今後は，OHC4，5に分類される，

よりレベルの高い「高薬理活性」といわれる医薬品が増えていくことが予見される．

医薬品の主成分である原薬を製造する原薬工場において，高い薬理活性をもつ物質を製造する場合，最終的な服用量が少なくてすむということから，製造する量は一般的に小規模である．このため，設備は専用化設備とすることは少なく，同じ設備で複数の製品を処理するような兼用化，マルチパーパス化され，生産形態も連続生産ではなく，特定の期間のみ生産する，いわゆるキャンペーン生産となることが多い．このサイクルは図1.1のように循環して作用していく．今後もこの傾向に拍車がかかっていくものと予想され，典型的な変種少量生産への指向が強くなっていく．この流れの究極は，患者の数が極端に少ない，いわゆる希少疾病用医薬品（orphan drug：OD）の製造プラントとなる．

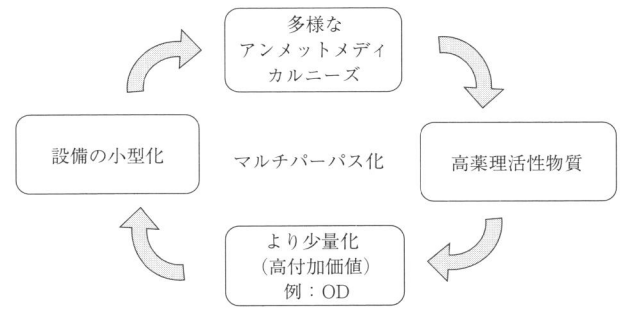

■図1.1 アンメットメディカルニーズに対応するマルチパーパスプラント

1.2 高度な封じ込めが必要とされる背景

さて，医薬品製造分野では，前述のように薬理活性のある（potent），あるいは高い薬理活性のある（high potent）医薬品の割合が増加してきており，今後もこの傾向が強まり，さらに高い薬効を求めて製品開発が進むものと思われる．以下，本書では，このような性質をもつ物質や製品を高薬理活性物質（high potent compounds）あるいは高薬理活性医薬品という（高生理活性物質いう場合もある）．

原薬工場，製剤工場では，このような高薬理活性物質を微細な粉体の形で扱うことが多く，このために製造工程内で粉体が飛散し浮遊することから，次のようなことが課題となっていた．

- 飛散して浮遊する物質が他の製品に混入することによる「交叉汚染の防止」
- 飛散して浮遊する物質を吸い込むことによるオペレータの「健康障害の防止」
- 飛散して浮遊する物質が工場周囲の環境へ拡散することによる「環境汚染の防止」

一つ目の交叉汚染の防止は，品質を第一とする医薬品製造現場での最大の関心事であり，GMP（good manufacturing practice）*要件を満足するために交叉汚染がないことを担保する必要がある．

二つ目のオペレータの健康障害防止は，労働安全衛生マネジメントシステム（occupational safety and health management system：OSHMS）上の大きな課題であり，今後方策を講じていかなければいけない問題である．欧米では，この製造作業者の安全に従来からかなりのウェイトがおかれてきている．

三つ目の外部環境への飛散防止は，社会的な問題に発展する懸念があるので，企業としてはコンプライアンスの観点からも十分に対応する必要がある．

実際の現場にあっては，上記の三つの視点，すなわち交叉汚染防止，健康障害防止，外部拡散防止は共に絡み合うことが多く，すべてを同時に満足するように総合的な検討をする必要がある．

上記のような背景から，薬理活性の高い粉体が飛散して空気中に浮遊することがないように積極的に対処する，いわゆる封じ込め技術（containment technology）が必要とされ，関連する機器開発，薬塵の測定方法などの技術開発が行われ現在にいたっている．欧米ではすでに多くの製薬会社で活性のレベルが高い医薬品の製造がなされてきている．一方，国内の医薬品製造の大手企業や受託企業がこのような製品を手がけようとして動きが出てきたのは最近であり，今後抗ガン剤などを中心にして事例が増えていくことが予見される．

なお，以前より抗生物質（例えば，ペニシリン類またはセファロスポリン類）の製造では気流管理や空調などによる封じ込めが実施されている．これらの製造工場は，法律的に専用の区域での製造が必要とされ，抗生物質を製造エリアの外に出さないことに力点がおかれた封じ込めがなされている．

1.3 医薬品製造と封じ込め技術

この節では，高薬理活性医薬品製造および封じ込め技術を巡る最近の動向と今後の展開について述べる．

1.3.1 取り扱う企業の増加

従来，高薬理活性医薬品の製造は比較的大手企業が中心であったが，最近は，大手企業だけではなく，積極的に独自の技術的特徴をうち出そうとする医薬品製造受

---

*：グッドマニュファクチュアリングプラクティス，適正製造規範，製造グッドプラクティス（ISPE）ともいわれている．

託企業（contract manufacturing organization：CMO）が高薬理活性医薬品の分野に参入してきている．米国ではとくにこの傾向が強いようである．その場合には，やや高レベルなものを指向する傾向にある．

■ 1.3.2　技術の多様化・進化

いままでよりも活性のレベルが高くなってくる傾向があり，そのニーズに呼応する形で新しい考えの技術が開発・実用化されてきている．欧米ではその動きは顕著であり，封じ込めの機器について，いわば次世代型の方式が実際に使用され始めている．今後10年で封じ込めの技術が大きく様変わりする可能性がある．

■ 1.3.3　技術の最適化と複合化

上記のように新しい技術が普及してくると，ユーザにとっての選択肢が増えることとなり，より最適な生産システムの構築が可能となってくる．一方で，現場からの要求は複雑になってきており，単独の技術や一つの方式だけですべてのニーズをカバーすることができない．このため，封じ込めの従来の方式と新しい方式がそれぞれの特徴を活かした形で併存する「ベストミックス」の姿に進むものと考えられる．

■ 1.3.4　案件の多様化

新規建設案件だけではなく，今後は，既存建物設備やその遊休スペースを使った封じ込め改造案件が増加すると思われる．この動きは欧米ではすでに多くあり，各種の設備構築事例が紹介されている．

この場合，空調設備や更衣室も薬理活性の高いレベルに適合するように改造しなければいけない．また，既存の機器を封じ込めできるように改造して使用する場面も増えると思われる．改造案件では現場的に寸法の制約があることが多く，実際の作業のやり易さと封じ込めの確実性を両立させるべく，いろいろな視点からの検討が必要である．

■ 1.3.5　品質リスクマネジメントの普及

ICH-Q9** にみられるような品質リスクマネジメントが今後とも必要とされる．そのさいの評価手法（例：FMEAなど）の適否について，ケーススタディや事例を踏まえて各所で検討されているが，封じ込めの現場では人手による操作が圧倒的

**：International Conference on Harmonisation of Technical Requirements for Registration of Pharmaceuticals for Human Use（日米EU医薬品規制調和国際会議）の略

であり，この特徴を踏まえた議論が必要になってくると考えられる．

■ 1.3.6　洗浄バリデーション評価基準の見直し

高薬理活性物質の洗浄バリデーションは大きな課題である．薬理活性物質を洗浄した後にその残留がわずかでもあると，次の製品に影響を与えるためである．この残留基準をどうするかについては，現在のデファクトスタンダードであるイーライ・リリー社の基準に代えて，新しい提案がなされている．例えば，国際製薬技術協会（International Society for Pharmaceutical Engineering：ISPE）で提唱推進している「Risk-Based Manufacture of Pharmaceutical Products（略称：Risk-MaPP）」などである．現場での毒性学的なデータの整備と相まって，今後議論が必要な事項である．

■ 1.3.7　労働安全衛生の普及

安全・安心についての意識の高まりとともに，製品の品質だけではなく，製造現場でさまざまな化学品に曝露される作業員の健康障害防止が今後重要となる．いわゆる労働安全衛生マネジメントシステム（OSHMS）であるが，国内では現状その普及がいまだ十分ではないとされる．今後は，品質リスクマネジメントの推進とからみ合わせながら，広く展開される必要がある．

■ 1.3.8　国際的な化学物質管理の動向

化学品の分類と表示については，国連が「化学品の分類および表示に関する世界調和システム」（the Globally Harmonized System of Classification and Labelling of Chemicals：GHS）を自国の法規制の中に取り込むように世界規模で求めており，わが国でも整備が進んでいる．さらに，ヨーロッパでは「化学物質の登録，評価，認可および制限に関する規則」（Registration, Evaluation, Authorisation and Restriction of Chemicals：REACH）が施行され，リスク管理措置を明示するように求めている．封じ込めの対象となるハザード物質も多くはこの管理の枠組みの中に入ることになり，今後国際的な動向にも注目していく必要がある．

なお，封じ込めの技術や手法は，医薬品の製造分野や病院の医療施設だけではなく，密閉性を必要とする他の分野にも適用可能である．例えば，嫌気性の物質を扱う場合や，ナノテクノロジーの分野でも必要とされる．後者のナノテクノロジーの分野では，すでに，作業員の健康障害防止のための技術指針が各国から出ている．今後，封じ込め技術を適用する機会が増えることが想定される．

1.4　日本の封じ込め技術の課題

　1.3節で述べたように，封じ込め技術を必要とする場面が今後増えていくことが想定されるが，日本の現状の技術レベルはどうなのであろうか．

　結論からいえば，国内の封じ込め技術の現状レベルは，欧米に比べると遅れているといわざるをえない．例えば，少しデータが古いが2007年に製剤機械技術研究会誌が，A：原薬・製薬メーカ，B：機器・設備・エンジニアリングメーカという二つの大きなカテゴリーに分けてアンケートをとった例がある．その結果によれば，これらAグループおよびBグループからの回答で共通的なことは，日本の封じ込めに関する技術は，国際水準に比べると遅れているという認識が強い，ということである[5]．

　実際のところ，ハザード物質のカテゴリー区分の考え，リスクアセスメント手法の整備，封じ込め設備の設計手法，具体的な封じ込めツールの開発など，ほとんどすべて欧米にて提唱され展開されてきたものであり，封じ込め技術は欧米由来の技術であるといっても過言ではなく，この流れは今後も大きくは変わらないものと思われる．国内で高薬理活性物質を取り扱う事例が増えてきたのは最近のことであり，また，国産の封じ込め技術もいまだ十分ではなく，多くの場合，海外製の封じ込め機器を導入せざるをえない状況である．

　このような中，高薬理活性物質を取り扱う事例が増えることがまず期待することの一つであるが，今後，封じ込め技術が広く普及・展開するうえで課題と思われる事項を幾つかあげる．

　①　継続的に海外情報の調査にあたり，それを国内に啓蒙する活動をしていく必要がある：　海外の技術動向をキャッチアップする場合，インターネットの利用で情報そのものは入手しやすくなっているものの，言葉の問題もありその情報が広く普及しているとはいえず，いまだごく一部に限定されているのが実状であろう．もっと，幅広く知らしめていく必要があると考える．このような活動の一端は，ISPE日本本部が推進してきている．

　②　日本からの情報発信も必要である：　この分野における日本からの発信量は絶対的に少ないと思われる．海外から情報を仕入れるだけではなく，事例紹介などを通して，日本ではこう考えているということを海外に伝えていく必要がある．ナノテクノロジー分野では日本は優位な立場にあるが，生産技術だけではなく，労働安全衛生についても積極的に役割を果たしていくことが望まれる．

　③　国産の封じ込め機器も開発して，使いやすい物を提供していく必要がある：　技術的に確立された海外の製品が手軽に入手できるので，国産にこだわる必要はないのかもしれないが，日本における製造現場は欧米の現場とはさまざまな点で違

いがあることもまた事実である（例えば手の大きさ，腕の長さ，腕力）．海外の技術のみに頼るのではなく，国産の技術，自らの技術を並行して開発検証して，現場で使いやすい道具を作り出していくのが長期的には好ましい．

④　国内での情報の流通を増やし，共有化する必要がある：　例えば，リスクアセスメント手法の適用事例や薬塵測定の結果などを広く公開して，情報の共通化を図る必要がある．特に，薬塵測定の結果はあまり公開されているとはいえない．どのような道具だてを使うと，どの程度の封じ込め性能が得られるのかを公開することによって，技術の進展が促進される．

⑤　人材の育成をはかる：　封じ込めは複合的な領域であり，このため，毒性学に関すること，プロセスおよび現場運用に関すること，機器設備に関すること，建物・空調に関すること，労働安全衛生マネジメントシステムに関することなどについて，幅広く知見と知識をもち，総合的な視点を有する人材（または組織）を地道に育成していく必要がある．機能分離のあまりに，複眼的な視点を欠いたままで設備設計すると，結局現場での使い勝手が悪いものになる．

第2章

封じ込めの基本

　　封じ込めに関する技術的な体系が確立され整備されてきたのは最近のことである．馴染みの少ない封じ込め技術を導入する上では，封じ込めについての基本的な事項をまず知ることが必要である．そこで，本章では，封じ込めの目的，用語の定義，曝露の経路，封じ込めを考えていく上での戦略，最近の大きな流れであるリスクベースアプローチなどについて説明する．

2.1 封じ込めの目的

　高薬理活性物質を扱う製造現場では，製品の品質管理，現場の労働安全衛生，外部環境の保護という三つの側面について，具体的な方策が必要とされる．

■ 2.1.1 製品の品質管理

　製品の品質管理に対しては，GMP 要件としての交叉汚染防止が必須である．
　高薬理活性物質が何らかの経路で他の製品に混入して，その品質に悪影響を与えることがないようにする必要がある．粉体を取り扱った後に行われる接粉部の洗浄作業はこの趣旨から重要なポイントである．高薬理活性品から別の高薬理活性品への切替え時だけではなく，高薬理活性医薬品から一般医薬品に品種切替えする場合もありうる．高薬理活性医薬品のわずかな量の残留でも，次製品の品質，そして最終的には患者の安全に影響を及ぼすので，十分な配慮が必要である．
　また，洗浄だけではなく，更衣を通した汚染にも注意をする必要がある．高薬理活性物質が空気中に浮遊している空間内で作業した場合，作業服にその物質がそのまま付着する．作業服を着替えずに移動すると，更衣に付着した活性物質が移動途中や別の製造室において舞い散ることになり，廊下を汚染したり，製造釜の開口部から他の製品に混じり，交叉汚染が発生する可能性が高くなる．これを防止するために更衣室の設計は重要な事項である．

■ 2.1.2 労働安全衛生

労働安全衛生に対しては，曝露防止が重要である．

薬理活性物質を扱う場面において，その作業に従事する作業員・オペレータの健康障害防止のために労働安全衛生を担保する必要がある．空気中に微粒子の粉体や活性物質が溶け込んでいる溶液から拡散されているガスが，飛散している中で無防備なままで仕事をすると，浮遊している粉体やガスを作業員が吸い込んだり，場合によっては皮膚や粘膜に触れたりすることにより，体内に摂取されることになる．長期的にこのような状況が続くと，作業員の健康障害を引き起こすことになる．このような問題が生じることを防止するための積極的な方策として封じ込めが必要とされる．具体的には粉立ちが少なくなる設備にしたり，取り扱いを密閉した状態で行うなどであり，同時に作業員の保護具などにも配慮することが重要になってくる．

■ 2.1.3 外部環境保護

外部環境保護として，外部環境への拡散，飛散，散逸を防止することが大切である．浮遊する薬理活性物質が製造工程の外に漏れ出て，工程外部の環境および工場の外部にいる人間に悪い影響を及ぼさないようにする必要がある．

このため，建物や空調設備などへの十分な配慮により，浮遊している薬理活性物質を外部には出さないという明確な対策が必要とされる．また，薬理活性物質を扱う製造工程から出てくる各種の排液には活性物質が溶け込んでいる．そのままでは工場の外に出すわけにはいかないので，無害化処理を行うことが必要となる．

従来の現場では，どちらかというと，製品の品質に重きがおかれてきた面がある．労働安全衛生の面では，科学的で，リスクベースアプローチ（詳しくは 2.6 節参照）的な取り組みが少なかったといえる．昨今では，OSHMS の普及・推進の結果として，製品を使う患者の安全だけではなく，作業員の健康確保も重視されるようになりつつある．今後は，品質と労働安全衛生の両方について，バランスのとれた設備設計，運用設計が必要とされる．

封じ込めが必要とされるのは，次のような製品を扱うところである．

- 医薬原薬（active pharmaceutical ingredients：APIs）
- 医薬中間体（chemical intermediates）
- 医薬製剤（pharmaceuticals in final dosage form）
- スペシャリティケミカル（speciality chemicals）
- 農薬（agrochemicals）
- 染料（dyestuffs）

2.2 封じ込めの定義

封じ込めの詳しい定義は次のとおりである(ISPE 日本本部の HP より)[1].

- 封じ込め(containment): 生物学的,薬理学的な高活性,毒性,バイオハザード性を有する物質から作業者や作業環境を保護することを目的とした,作業場への有害物質の侵入を防ぐための物理的手段.通常は,汚染からの製品の保護に加えて用いられる.
- 一次封じ込め(primary containment): クローズドシステムや物理的な隔離の適用により,潜在的に有害な原因物質への曝露から作業者や製品を保護すること.
- 二次封じ込め(secondary containment): 空間のレイアウトや隣接性,フローのパターン,方向性を持った気流,並びに圧力境界などにより,潜在的に有害な物質が外部環境に流出しないよう防止することを目的として,システムや機器の設計を通じて汚染物質を管理すること.

封じ込めは通常二段階で実施され,一次封じ込め,二次封じ込めという表現をする.一次封じ込めは,粉塵が発生する可能性のある作業ポイントにおいて,危険性・有害性が高くて健康障害を及ぼす物質(以下では,ハザード物質ということがある)からオペレータを分離・隔離するためのものである.具体的な手立ては,第7章で解説するアイソレータであり,封じ込めバルブであり,その他の封じ込めデバイスもある.

二次封じ込めは,上記の一次封じ込め機器やデバイスの外側にある空間や建物を,他の製造工程の空間や工場の外部環境から分離・隔離するものである.具体的には,空調設備,室間差圧,更衣室など建物に関することである(図 2.1).

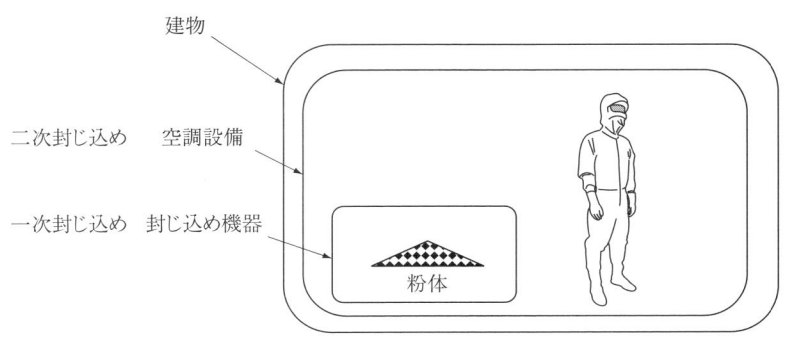

■ 図 2.1 封じ込めの定義

2.3 曝露の経路

労働安全衛生という視点から，作業員が製造現場で薬理活性物質に接触したり，吸い込んだりすることを防ぐ手立てを積極的に講じる必要がある．その場合，活性物質が人体に入っていく経路を遮断することがポイントである．

体内への摂取の経路にはいろいろあり，

- 目などの粘膜や皮膚を経由して体内へ
- 肺呼吸により吸い込むことによって体内へ
- 直接に口に取り込んで（飲み込んで）体内へ

などである（図2.2）．専門用語としては，それぞれ，経皮曝露，吸入曝露，経口曝露ということがある．

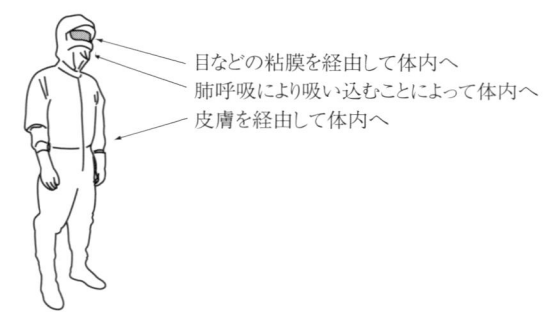

■図2.2　曝露の経路

製造の現場では作業員が薬理活性物質を口から直接飲み込むということは考えにくい．このため，封じ込めの対象とするのは，製造の現場で粉体を取り扱うさいに発生し，浮遊している粉体（airborne particulate）であり，その主たる摂取経路は呼吸と粘膜および皮膚ということになる．

このようにして，空気中に浮遊する粉体をオペレータが吸い込まないように，触れないように，さらには工場外部に飛散しないようにするための諸々の方策を「封じ込め技術」と称している．

製造現場に浮遊する粉体の具体的な大きさであるが，例えば，ジェットミルで粉砕される医薬品では，要求仕様によりさまざまであるが，$3 \sim 5\mu m$（D50）という場合もある．さらには，ナノ粒子を扱う現場では$10 \sim 50nm$程度である．

大気汚染物質（ばい煙など）では$10\mu m$が一つの基準となっているが，最近ではさらに粒径の小さい微少粒子状物質（$2.5\mu m$）が話題となっている（ディーゼルエンジンからの排気ガス規制で対象としている）．ちなみに，身近な微粒子の大きさを

参考までに記しておくと，タバコの煙粒は 0.2～0.5μm，黄砂は 0.5～5μm，インフルエンザ，風疹，マイコプラズマなどの病原体は 5μm 以上，スギ花粉は 25～35μm，小麦粉は 84μm である．身体の一部である頭髪の直径は平均 70μm である．

これらの細かい粒子が体内のどこまで到達するかについては，30μm 程度である花粉は鼻や喉までといわれ，そこに沈着して摂取されて，アレルギー反応を引き起こす．一方，黄砂は上記のようにさらに細かい粒子になって飛来するので，気管，気管支，肺にまで到達し沈着する（インフルエンザやタバコの煙も同様である）．このため，黄砂の季節になると呼吸器関係の症状が出てくる人が増えるとされる．このようにしてみてみると，原薬製造分野での粉砕された粉体は肺の奥深くまで到達する可能性が高く，取り扱う現場で確実に封じ込める必要がある．

2.4 高薬理活性物質とは

薬理活性化合物とはどのようなものをいうのであろうか．
ISPE 日本本部では，活性化合物（potent compound）を次のように定義している[1]．
1. 体重 1kg あたり約 15μg 以下（治療用量 1mg 以下）でヒトに対する生物学的活性を有する薬理活性成分または中間体．
2. OEL が 8 時間加重平均（TWA）として空気 1 立方メートルあたり 10μg 以下である活性医薬品成分（API）または中間体．
3. 選択性が高い（特定の受容体と結合できるか特定の酵素を阻害できる）か，または低用量でガン，突然変異，発育に対する影響または生殖毒性を引き起こす可能性がある薬理活性成分または中間体．
4. 力価および毒性が不明の新規化合物．

薬理活性のレベルを表す代表的な指標として OEL がある．その詳細については第 4 章で述べるが，「薬理活性」がある化合物（potent compound）とは上記の定義のように OEL の値が $10μg/m^3$ 以下の場合をいうのが通例である．さらに活性のレベルが上がった「高い薬理活性」を示す化合物を英語では high potent compound と称することがある．この場合には，OEL の値が $1μg/m^3$ 以下のものをいうのが通例である．最近では，これよりもさらに活性レベルが高く，例えば，OEL の値が $30ng/m^3$ 以下の化合物を，super high potent とよぶことがある．

前記のような詳細な定義がなされているが，ケミカルハザード物質とは，具体的にどのような性質があり，どのような危険・有害性があるのだろうか．化学薬品で，例えば皮膚に付着するとかゆみを起こしたり，粉状になっている物質を吸い込むと

喘息になったり，ガンを発症するような危険・有害性をもっているものは，いわゆるケミカルハザード物質として薬理活性の高い物質であるといえる．

ここでは，GHSにおける「健康に対する有害性」の区分けについての表現を紹介する．GHSでは，化学品の危険・有害性の区分，表示について，世界中で通用するように整理し，その結果を製品のラベルやMSDS（化学物質安全データシート）に反映させることを求めている．

GHSによる区分に従うと，健康に危険・有害性がある物質による病理的な現象とは次のようなものである．

- 生命に危険（致死）
- 生命に有毒
- 皮膚との接触による刺激，炎症
- 眼の損傷，刺激
- 吸入するとアレルギー，喘息または呼吸困難
- 遺伝性疾患
- 発ガン
- 生殖能または胎児への悪影響
- 授乳中の子に害を及ぼすおそれ

一方，化学物質による労働安全衛生に関しては，イギリスが先駆的な役割を果たしてきているが，同国での化学物質コミュニケーションに関する規則である化学物質規則（Chemicals Hazard Information and Packaging for Supply Regulations：「CHIP」チップ）では，ハザード物質が引き起こす病理的な現象を次のように定義している．同規則における英語表記とその筆者訳を合わせて記す．

- very toxic（非常にわずかな量で致死または急性・慢性の障害をもたらすもの）
- toxic（少量で致死または急性・慢性の障害をもたらすもの）
- harmful（致死または急性・慢性の障害をもたらす可能性のあるもの）
- corrosive（接触したときに，生組織を破壊する可能性のあるもの）
- sensitising（過敏症による反応を誘起する可能性のあるもの）
- irritant（生組織を破壊はしないものの，皮膚または粘膜への直截的な，長期または繰り返しの接触により，炎症を起こす可能性のあるもの）
- carcinogenic（発ガン性のもの）
- mutagenic（変異原性（細胞変異を起こしやすい性質）のもの）
- toxic to reproduction（生殖毒性のもの）

ここでは，あまり馴染みのない用語の例として，変異原生（mutagenicity）をもつ物質について少し詳しく説明する．

変異原生とは生物の遺伝子に突然変異を引き起こす性質をいうが，そのような性質をもつものを変異原といい，それらはガンを引き起こす可能性があると考えられている．具体的には，アクリルアミド，アセトアルデヒド，塩化エチル，塩化メチル，ジクロロ酢酸メチル，シランなどの物質である．変異原生が認められている物質の名前については，中央労働災害防止協会が運営する安全衛生情報センターのHPに掲載されている．例えば，2012年3月の時点で，145種類の物質が既存化学物質として名前が挙がっている．さらに，約700種類の物質が新規化学物質として名前が挙がっている．このような物質に対しては，国から「強い変異原性が認められた化学物質による健康障害を防止するための指針」（平成5年5月17日付け基発第312号）が出されており，きちんと封じ込めを行い，健康障害をなくすような対策をとることが要求されている．

2.5 封じ込めを考える上での戦略

イギリスにおけるハザード物質の取り扱いに関する全般的な規則である健康有害物質管理規則（Control of Substances Hazardous to Health Regulations：「COSHH」コーシュ）では，封じ込めの基本的な道筋を次の八つのステップにまとめている[2]．

ステップ1：リスクをアセスメントする
ステップ2：どのような対策が必要かを決定する
ステップ3：曝露を防止するか，適切に管理する
ステップ4：管理手段を確実に維持する
ステップ5：モニタリングする
ステップ6：適切に労務管理をする
ステップ7：事故，障害，緊急事態に備えた計画を立案する
ステップ8：雇用者の教育を徹底する

設備を構築していく上では，上記のステップ1〜3はとくに重要な部分である．次に各ステップを説明する．

＜ステップ1：リスクのアセスメント＞
リスクアセスメントは，封じ込めにおいて基本中の基本とでもいうべき肝要なことであり，「適切にかつ十分に」実施することが必要である．

リスクアセスメントの方法として，ハザード物質の危険・有害性，使用する量，飛散の程度に応じて評価を行うリスクベースアプローチを用いるのが一般的である．

＜ステップ2：封じ込め対策の決定＞

リスクアセスメントの結果により，健康に重大なリスクがあると結論されたときには，完全に曝露をなくすか，または曝露をなくすことが現実的にできない場合にはそのリスクを許容レベルまで低減するような方策を取らなければならない．

＜ステップ3：曝露の防止または適切な管理＞

ここでは具体的な方策が求められる．対策そのものは「封じ込め手段のヒエラルキー」と称される階層（優先順位）になっていることに注目する必要がある．大きくは，曝露を完全になくす，曝露を適切に管理するに分かれる（図 2.3）．

① 曝露を完全に防止する

曝露を完全になくすことができれば，労働安全衛生の点からは最善である．このためには，次のようなことに留意する．

- 工程や手順自体を変更して，当該危険・有害物質が必要とされないように，または発生しないようにする．つまりは，危険・有害物質を使用するニーズ自体および発生源そのものを解消してしまうことである．
- 危険・有害物質をより安全な代替物質に置き換える．つまり同じ性能・機能をもつ，より安全な物質に代えようということである．
- より安全な形態にする．例えば，飛散が起きやすい微粉ではなくて，ペレット状にするということである．

現実的にいえば，上記はプロセス的な変更で粉が発生しないようにすることとな

曝露を防止する	消失	ハザード物質が発生しないようにプロセス自体を変更する
	代替	より安全な代替物質を使う
	変形	より安全な形態とする．例　粉体→ペレット
曝露を防止することが現実的に不可の場合		
曝露を適切に管理する	封じ込め	封じ込め機器を用いる
	換気	発生源での曝露を管理する
	作業管理	作業管理として，オペレータ人数・曝露の程度・時間を管理
	保護具	保護具を使用する．ただし，最後の手立てとして考えよ

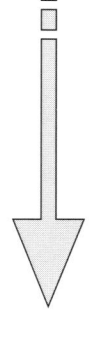

■図 2.3　封じ込め手段のヒエラルキー

り，また，まったく違う安全な代替物質を使うことはプロセスのレシピを変えることでもあり，時間的なリスクもさることながら，投資の無駄にもつながることであり，実施しにくいのが実情である．

② **曝露を適切に管理する**

曝露を完全になくすことができない場合には，曝露を「適切に管理する」ということになる．このためには，いわゆる「封じ込め」設備（一次，二次の封じ込め）を適切に用い，危険・有害物質の放出・開放・拡散を最小にするように作業工程（手順）およびシステムを構築することになる．このような手だての中には，洗浄の手順，メンテナンスの手順の構築も含まれる．なお，対象としては危険・有害物質を含む廃棄物も該当する．

＜ステップ4：管理手段の維持＞

封じ込め手段を採用した後も，それらが適切に維持管理されて，所定の性能が得られていることを継続的に確認しておく必要がある．その過程において，例えば，アイソレータのシール性能が劣化して封じ込め性能に疑義があるような場合には，対応を取る必要がある．

＜ステップ5：モニタリング＞

曝露の状態（空気中に粉体が浮遊している状態）とそのレベルを常に監視しておく必要がある．例えば，製造室内のサンプリングを実施して，活性物質の飛散状況を継続的に把握することが，長期的に必要である．

＜ステップ6：労務管理＞

現場での適切な「労務管理」も必要となる．すなわち，危険・有害物質に曝露される作業員の数を最小にし，その曝露の程度や作業時間を最小にするような管理を行う．また，作業員の曝露量管理を継続的に行うと共に，個々人の健康調査を実施し，そのデータを管理する必要がある．

＜ステップ7：緊急時対応＞

粉体ハンドリングの現場を封じ込めたとしても，思いがけない事態が生じることがある．粉体の入ったプラスチック袋を扱っているときに，袋が破れることもありうる．また，アイソレータを使っているときに，グローブが外れてしまうこともありうる．

このような場合に，従業員はどのように対処し，行動するのが良いかを予め立案

<ステップ8：教育・訓練の徹底>

高薬理活性物質を扱う現場では，危険・有害性物質を扱うという緊張感が必要であり，従業員に対する危険・有害性の情報公開と合せて，適切な運転方法を教育していく必要がある．

2.6 リスクベースアプローチ

封じ込めの道筋の第一歩は，前述のとおりリスクアセスメントである．ではリスクの要因は何であろうか．ハザード物質を扱う領域では，リスクの因子は，物質のハザードネス（薬理活性の程度）と，物質が曝露される度合いの組み合わせとして考えられ，次の式で表される．

$$リスク = F（ハザード，曝露度合い）$$

従来の法規制の考えでは，ハザード物質が特定されると自動的にどのような対応をしなければいけないかが決められていた．いわば，現場の状況，使用状況などにかかわらずに，大くくりに法律の網をかぶせるという具合であった．その中では，取り扱い物質についての量的な視点や性状などへの考慮はなく，ハザード物質の名称が決まれば自ずと方策が決まった状況であった．

しかしながら，実際にはハザードのレベルが高くても量的に非常にわずかであれば死に至ることがないことが知られている．また，逆に，ハザードの程度は低くても，大量に体内に摂取すると死にいたることもある．したがって，人への影響を考える場合には，ハザード物質のレベル（単純にいえば，毒性の有無，大小）に加えて，取り扱う量や物質の性状を総合的に勘案して，リスクを評価していく必要がある．このような考え方によるアプローチがリスクベースアプローチといわれている手法である．

従来は設備してから現場で発塵する量を測定して，それに基づいて対策をとるという，いわば後追い的な対処がなされてきたのであるが，リスクベースアプローチの導入により，上記のような視点を加味してリスクを評価したうえで，具体的な対策の一環として設備を導入する．その上で，現場で発塵飛散量をはかり，その性能を検証するという具合に，予防保全的な考えに変わってきているのである[3]．

なお，化学物質を扱う工場におけるリスクアセスメントおよびリスクベースアプローチの歴史的な経過をまとめると表2.1のようになる[4]．

■表2.1 リスクアセスメント手法の歴史的経過

年代	主な経緯	主な論文
1980年代前期	化学工場における大規模な災害事故に基づいたリスクアセスメントが提案された． 事故が発生する可能性と，発生した場合の重篤度の組み合わせにより，リスクマトリックスを作るという考えが提唱された．	IChemE 1985 AIChE1992
1980年代後期	実験室レベルでのハザード物質の取り扱いにおいて，簡素化されたアプローチ手法が取り入れられた． イギリスにおいて，簡素化されたリスクアセスメント手法が法律として制定された．	RSC1989 COSHH 1988
1990年代前期	ハザードの区分け，R-フレーズとOELsの相関，発ガン性物質のランキングなどについての論文が発表された．	Henry and Schaper 1990 Gardner and Oldershaw 1991 Woodward et.al., 1991
1990年代中期	染料分野，医薬分野など特定な領域での応用展開がなされた． 発ガン性物質についてのハンドリング，設備指針などが提案された(Money 1992b, CIA 1992)． ハザード区分に，R-フレーズを導入した(CIA 1993, CIA 1997)． コントロールとのリンクはしていないが，OEBという用語が提案された(ABPI 1995)． 実際の封じ込めコントロールとのリンクがなされた(Naumann 1996) Naumannの論文が公開される以前には，USA内5社による共同研究プログラムが推移していた(コントロールバンディングに関して)．その結果の一部がNaumannの論文としてでてきた．	Money 1992a,1992b CIA 1992 (発ガン性物質について) CIA 1993(染料について), CIA 1997 ABPI 1995(OEB) Naumann 1996(PB-ECL) TRG 1996 (ドイツ)
1990年代後期	COSHH Essentialsにつながる，三つの論文が発表された． R-フレーズとハザード区分，曝露量，コントロールとの関連などが整理された．	Russel et.al.,1998 Brooke 1998 Maidment 1998
1999年	HSEが改訂版COSHH Essentialsを発刊． その後，2000, 2001年版がでている．	
2001～2002年	ILO Chemical Control Tool Kitの発刊．	

第3章

簡単なトキシコロジー

　取り扱う物質の薬理活性が高いということは，健康な人にとっては逆に危険で有害なことにつながる．封じ込め技術を必要とするもともとの背景がここにある．危険・有害性のある物質を安全・確実に取り扱う上では，MSDS（化学物質安全性データシート）に記載されている情報，とくに健康障害に関する用語を理解する必要がある．一方，これらの用語の多くは，専門性が高く特殊であるために一般には広く知られておらず，なじみが少ない．そこで，本章では，基礎となっている薬学やトキシコロジー（毒性学）から，封じ込めを考える上で最低限必要と思われる用語を選んで簡単に紹介する．

3.1　毒性学の用語

　設備担当の技術者が封じ込めを考える場合にまず最初に戸惑うのが，高薬理活性物質を扱うさいに出てくる特有の専門用語であり，とりわけ，薬学，毒性学で用いられている用語である．化学物質のハザードネスは，毒性学（toxicology：トキシコロジー）から求められるいろいろなパラメータで決められて，MSDS（化学物質安全性データシート）にも表記がなされている．多くの設備担当者が見ることも気にすることもなかったMSDS上の専門用語が封じ込めでは重要な用語となる．ここでは，封じ込めを理解する上で，最低限必要と思われる用語についてのみ紹介する．なお，国際標準化機構（International Organization for Standardization：ISO）やGHSではMSDSという用語に代えて，安全性データシート（safety data sheet：SDS）という用語を用いているが，内容的には同一である．

　用語のさらに詳細な解説は，例えば，日本薬学会や安全衛生情報センターのHPを参照してほしい．

(1) 用量反応曲線

　実験動物などの生体に化学物質を投与して健康への影響が出てくるかどうかを試験することがある．このときの用量（または濃度）と，その化学物質を投与された集団内で，一定の健康への影響が発現する個体の割合を図式化したものが用量反応曲線（dose-response curve：D-R曲線）といわれ，閾値が明確にある場合の模式

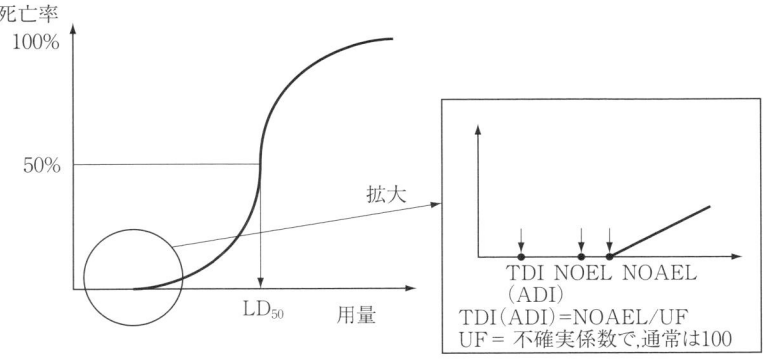

■ 図 3.1　用量反応曲線の例　(閾値がある場合の模式図)

的なものは通常図 3.1 のように表される．一方，閾値を明確に示さないハザード物質も多く，抗ガン剤などはその代表的な例である．

(2) **急性毒性**

- 急性毒性 (acute toxicity)：　1 回または短時間に曝露したときに生体に発現する毒性を急性毒性という．

- 急性毒性試験：　試験対象物質を動物に 1 回投与または短時間曝露したさいに発現する影響を測定する試験をいう．短時間で試験が済むので，データが豊富である．単回投与毒性試験ともいう．

(3) **急性毒性試験で得られる代表的な指標**

- LD_{50} (半数致死量)：　1 回の投与で一群の試験動物の半数 (50%) が死亡するような薬物量を動物の体重 1 kg 当たりで表した値．lethal dose の意．

- LC_{50} (半数致死濃度)：　短時間の吸入曝露 (通常 1 時間から 4 時間) で，一群の試験動物の半数を死亡させる空気中の薬物濃度．lethal concentration の意．

(4) **慢性毒性**

- 慢性毒性 (chronic toxicity)：　長期間にわたり曝露したまたは繰り返し曝露した場合に現れる毒性を慢性毒性という．

- 慢性毒性試験：　試験対象物質を実験動物に長期間 (化学物質の場合には 12 ヶ月以上) 反復して投与した場合に，何らかの毒性影響が認められる量 (毒性発現量) 及び影響が発現しない量 (無影響量，無有害影響量) を明らかにする試験をいう．

(5) **慢性毒性試験で得られる代表的な指標**

- LOEL (最小影響量または最小作用量)：　毒性試験において，有害とはいえない影響も含めて「何らかの」影響が認められる最低の曝露量．lowest observed

effect level の意.
- LOAEL（最小毒性量）： 毒性試験において「有害な」影響が認められる最低の曝露量. lowest observed adverse effect level の意.
- NOEL（無影響量または無作用量）： 毒性試験において,「何ら」影響が認められなかった最高の曝露量. no observed effects level の意.
- NOAEL（無毒性量）： 毒性試験において,「有害な」影響が認められなかった最高の曝露量. no observed adverse effects level の意.

なお，一般に NOAEL ≧ NOEL の関係にある．世界保健機構（World Health Organization：WHO）などの国際機関や欧米先進国では NOEL よりも NOAEL を採用しており，日本でも最近は NOAEL が用いられるようになってきた．

(6) **亜急性毒性**（sub-acute toxicity）

急性毒性（単回投与試験）ではなく，実験動物に連続して化学物質を投与（曝露）する試験で，投与期間は1週間程度から12ヶ月未満とされる試験．亜慢性毒性ともいう．

(7) **許容一日摂取量**（acceptable daily intake：ADI）/ **耐容一日摂取量**（tolerable daily intake：TDI），**一日曝露許容量**（acceptable daily exposure：ADE）

- ADI と TDI： 一生涯毎日摂取し続けても，安全な摂取量が ADI であり，TDI である．ADI は残留農薬および食品添加物に用いられている用語で，これらのものは人が摂取するということが前提とされているので，「許容できる」と表現される．一方，TDI は環境汚染物質などの有害物質に用いられる用語であり，人が摂取するのは望ましいことではなく，許容できるという表現が妥当性を欠くということから，「耐容できる」と表現されている．
- ADE： ISPE-Risk MaPP が提唱している用語であり，医薬品製造現場では摂取というよりもハザード物質に曝露しているという意味があるために，この用語を用いている[1]．

いずれも，NOAEL から安全係数を勘案して次式より求められる．

$$\text{ADI}[\text{mg/day}] = \text{NOAEL}[\text{mg/kg/day}] \times \text{BW}[\text{kg}] / \text{UF}$$

ここで，NOAEL：無毒性量[mg/kg/day]
　　　　　BW：体重[kg]
　　　　　UF：不確実係数　通常は100

なお，上記では通例により UF = 100 としたが，ISPE Risk-MaPP では複合的不確実係数（composite unknown factor：UF_C）として，次式を与えている[1]．

$$\text{UF}_C = \text{UF}_H \times \text{UF}_A \times \text{UF}_S \times \text{UF}_L \times \text{UF}_D$$

ここで，UF_H は大人や子供といった個体差による不確定要因を，UF_A は人やほ

かの動物といった種間の差による不確定要因を，UF_S は亜慢性データから慢性データへ外挿するさいの不確定要因を，UF_L は LOAEL データから NOAEL データに外挿するさいの不確定要因を，UF_D はデータベースの質と完成度による不確定要因を示している．

なお，この UF_C について，Risk-MaPP では，Naumann と Weideman の論文にある設定の根拠を引用している一方で，確実で科学的な合理性があるのであれば，他のファクターを用いてもよいとしている．

このような不確実係数をどのように設定するかは毒性学専門家の判断によるものであるため，透明性が得られるように，ADE を算定するまでの経過について文書化することが製造側に求められている[2]．

(8) 毒物，劇物

毒物，劇物については，薬事法でそれぞれ指定されている．毒物には，塩酸モルヒネなどがあげられる．劇物には塩酸コカインなどがあげられる．急性毒性の指標である LD_{50}（経口ベース）との関係でいうと次のようになる[3]．

- 毒物とは，$LD_{50} \leqq 50\,mg/kg$
- 劇物とは，$50 < LD_{50} \leqq 300\,mg/kg$

(9) **in vitro と in vivo**

- in vitro： 生体外で行う実験
- in vivo： 生体を使って行う実験

3.2 健康障害に関する用語

薬物が人体に作用したときに何らかの影響（健康障害）がでてくることがある．これらの障害の有無が薬理活性物質のカテゴリー区分にさいして必要な情報となる．具体的には，MSDS において，危険・有害性の要約や有害性情報の項に記載されている内容である．

用語の詳細な解説は，例えば，日本薬学会や安全衛生情報センターのHPを参照してほしい．

- 感作性（sensitizing）： いわゆるアレルギー反応．
- 感作性物質（sensitizer）： アレルギー反応を引き起こす物質．アレルゲンと同義．
- 呼吸器感作性物質（respiratory sensitizer）： 吸入することにより，気道にアレルギー反応を誘発する物質．
- 催奇形性（teratogenicity）： 妊娠中の器官形成期の胎児に及ぼす作用，とく

に奇形の発生を引き起こす作用．
- 生殖細胞変異原性（germ cell mutagenicity）： ヒトの生殖細胞の遺伝子に遺伝性の突然変異を生じさせる作用．
- 生殖毒性（reproductive toxicity）： 性的機能と妊娠能力（sexual function and fertility）および胎児の発生・発達（development of offspring）へ有害な影響を引き起こす作用．
- 接触感作性物質（contact sensitizer）： 皮膚との接触によってアレルギー反応を誘発する物質．
- 発ガン性（carcinogenicity）： 人または動物に対して「ガン」を生じさせる性質．国際ガン研究機関（International Agency for Research on Cancer：IARC），米国国家毒性プログラム（National Toxicology Program：NTP），日本産業衛生学会などで化学物質等の発ガン性について定性的に分類されている．
- 発ガン性物質（carcinogen）： ガンを誘発し，またはその発生頻度を増大させる化学物質．
- 皮膚感作性物質（skin sensitizer）： 皮膚への接触によりアレルギー反応を誘発する物質．「皮膚感作性」の定義は，「接触感作性」と同義である．
- 皮膚刺激性（skin irritation またはdermal irritation）： 試験物質の4時間以内の適用で，皮膚に対して可逆的な損傷（炎症性の変化）が発生すること．
- 皮膚腐食性（skin corrosion またはdermal corrosion）： 試験物質の4時間以内の適用で，皮膚に対して不可逆的な損傷（組織の一部を壊死させる変化）が発生すること．
- 変異原性（mutagenicity）： 生物の遺伝子に突然変異を引き起こす性質．
- 変異原性物質（mutagen）： 細胞または生物体に突然変異を発生する頻度を増大させる物質．
- 眼刺激性（eye irritation）： 眼の表面に試験物質を曝露した後に生じた眼の変化で，曝露から21日以内に完全に回復すること．
- 眼に対する重篤な損傷性（serious eye damage）： 眼の前表面に対する試験物質の曝露にともなう眼の組織損傷の発生，または視力の重篤な低下で，曝露から21日以内に完全に回復しないこと．
- 全身毒性（systemic toxicity）： 生体全体へ毒性による影響を引き起こす性質．

第4章

OELsについて

化学物質を粉体の形で取り扱うさいの大きな課題は粉立ちであり，それを吸引することによる健康障害である．空気浮遊する物質の危険・有害性を示す基本的な指標が許容曝露限界（OELs）である．本章では，その基本的な定義，毒性データからの算出の方法，そして，毒性データが不十分である場合の対処方法などについて説明する．

4.1 OELsの定義

空気中を浮遊しているハザード物質の危険性・有害性の程度を表す指標の一つが，OELsである．日本では，許容曝露管理量とか，許容曝露限界と称されることが多いが，本書では，limitsという意味合いを勘案して「許容曝露限界」として以下の説明に用いる．

許容曝露限界を定義すると次のようになる．

「対象となるハザード物質が空気中に浮遊している雰囲気内で，作業員が1日あたり8時間（あるいは1週間あたり40時間）にわたって，一般的な作業負荷で作業に従事した場合に，ハザード物質の平均濃度がこの数値以下であれば，その作業を仮に一生涯続けたとしても，ほとんどすべての作業員に何ら健康上の悪影響が出てこないと判断される限界の濃度であり，具体的には1 m^3 あたりのハザード物質の粉塵量のことをいう」．

上記でOELsと称しているものが，国によっては別の名前で呼ばれている．例えば，米国の労働安全衛生局（Occupational Safety and Health Administration：OSHA）では，PELs（Permissible Exposure Limits）と呼ばれている．また，同じアメリカにおいても，米国産業衛生専門家会議（American Conference of Governmental Industrial Hygienists：ACGIH）ではTLVs（Threshold Limit Values）と，また米国産業衛生協会（American Industrial Hygiene Association：AIHA）ではWEELs

(Workplace Environmental Exposure Levels）と呼ばれている．さらに，イギリスのCOSHHにおいては，WELs（Workplace Exposure Limits）と呼ばれている．いずれも同じ内容をもつ用語である．

OELsは公的な機関などで設定されているものの，すべての化学物質について値が求められているわけではなく，さらに新規化合物の多くではOELsを求めるための基となるデータ自体が間に合わないため，OELsが不明または不確定という場合が多いので留意が必要である．

OELsは次のところで参照できる．

- PELsについては： 29 CFR 1910.1000 Air Contaminants にて（約500種）
- TLVsについては： Guide to Occupational Exposure Values にて（約700種）
- WEELsについては： 2011 AIHA ERPG /WEEL Handbook にて（約110種）
- WELsについては： HSE Publication EH40/2005 にて（約500種）

なお，日本では，日本産業衛生学会が「許容濃度（英文呼称ではOELs）」として，約200種類の化学物質について規定している（日本産業衛生学会での勧告値テーブルには，ケミカル物質のOELsのほか，発ガン性，感作性を誘起する物質の区分けについても提案している）．

個々の化学物質のOELを表示するさいに，数字のほかに8hrTWAのような注記が付くことがある．これは，一日作業時間（8時間）にわたっての時間加重平均（time weighted average：TWA）の濃度値であることを示している．いろいろな作業による曝露があるとしても，それらの8時間加重平均相当濃度が，OEL値を超えないことが必要とされているわけである．例えば，29CFR 1910.1000では，次の計算式を提示している（HSE EH40/2005にも同様な説明がある）．

$$E = (C_a \times T_a + C_b \times T_b + \cdots + C_n \times T_n) \div 8$$

ここで，

E：8時間加重平均相当濃度

C_i：物質iを操作している作業時間T_iでの曝露濃度
  （T_iの時間範囲内では変動しないとして）

T_i：濃度C_iでの曝露が継続している時間（hr単位）

このEが，個々のハザード物質について定められているOELの値を超えていないことが求められる（すなわち，$E \leq$ OEL が必要とされる．4.4節の計算の例を参照）．

時間加重平均値において，長期なのか短期かによって二つの異なる値が使われることがあるので注意が必要である．すなわち，15分間の曝露時間を基にした短期時間加重平均（short term time weighted average：STTWA）と8時間の曝露時

を基にしている長期時間加重平均（long term time weighted average：LTTWA）とがある．

公的機関などで規定されているOELsの数値は，通常長期時間加重平均に基づくものである．個々の物質のOEL数値について厳密に区分けする場合には，
- 短期曝露限界（short term exposure limit：STEL）(15分ベース)
- 長期曝露限界（long term exposure limit：LTEL）(8時間ベース)

という表記をすることもある（例：TLV-STEL）．

例えば，STELは，15分間の曝露における上限値として定義される．

時間加重平均での制限値に加えて，勧告値のテーブルによっては，瞬間的にもこの値を超えてはならないとするシーリング値（天井値）が設定されている場合がある．ただし，すべての物質ではなく，特定のものに限定されている（例えば，29 CFR 1910.1000では，Cとして区別されている）．

4.2　OELsの算出

OELは前項のように，一日8時間作業したときに健康上の悪影響が出てこないと判断される限界の曝露濃度である．このような濃度の中で一日作業したときに吸い込む呼吸量をVとすると，OELと呼吸量Vの積が一日当たりの曝露の総量となる．この総量が許容一日摂取量（ADI）以下であることが必要とされるため，次式が得られる．

$$\text{OEL} \times V \leq \text{ADI}$$

ADIが前記のとおりNOAELなどから算出されることを勘案すると，最終的にOELは次の式で求められることになる．

$$\text{OEL} = (\text{NOAEL} \times \text{BW}) / (V \times \text{UF})$$

ここで，OEL：[mg/m^3]

NOAEL：無毒性量 [mg/kg/day]

BW：体重 [kg]

V：8時間での平均作業負荷での呼吸量 [m^3/day]

UF：不確実係数（通常は100）

各要素について，説明する．

① 体　重：　作業者体重BWは，日本では50〜60 kg，海外では70 kgとしている論文が多い[1,2)]．

② 呼吸量：　一日の作業時間として通常8時間が設定されており，この間に吸い込む空気量がV[m^3/day]とされる．一日8時間での標準的な作業負荷における

大人の平均呼吸量 V は，つぎのように求められる．

$$呼吸量\ V = 最大吸気量 \times 呼吸回数 \times 作業時間$$

日本人の場合には，最大吸気量は 2 L（1 回換気量 500 mL ＋ 吸気予備量 1500 mL）とされる．呼吸回数のデータにはばらつきがある（12 ～ 16 回/分）が，この平均を 14 回と設定して，1 日当たり 8 時間での呼吸量を求めてみると，次のようになる．

$$呼吸量\ V = 2 [L/回] \times 14 [回/分] \times 60 [分/時間] \times 8 [時間/日]$$
$$= 13\,440 [L/日] = 13.44 [m^3/日]$$

国内の論文では，$V = 13.5\ m^3/日$（8 時間）を用いることが多いが，外国の論文では呼吸量 V のデフォルトとして，$10\ m^3/日$（8 時間）としている[1,2]．このため，簡単に表記する場合，OEL ＝ ADI/10 としていることが多い．

③ **不確実係数**： 不確実係数 UF は毒性学上の各種データを取り扱うさいの不確定性を考慮するための係数であり，通常は 100 である．これは，感受性の個人差による安全係数 10，動物と人間の感受性の種による差を勘案した安全係数 10 の両方を考慮したものである．ISPE Risk-MaPP では，この不確定要素について詳細に設定している（第 3 章 毒性学の用語も参照のこと）．

ここで，例えば，OEL ＝ 1 ～ 10 $\mu g/m^3$ というのがどのくらいのイメージかを身近なものによる例で具体的につかんでみよう．例えば，上白糖の小さじ 1 杯は 3 g といわれている．一方，東京ドームの内部空間の容積は 124 万 m^3 である（東京ドームホームページより）．上白糖小さじ 1 杯の重さを，この容積で除すると，

$$3\ g / (1240000\ m^3) = 3000000\ \mu g / 1240000\ m^3 = 2.4\ \mu g/m^3$$

という計算になる．つまり，1 ～ 10 $\mu g/m^3$ というのは，東京ドームの空間に小さじ半分から 4 さじほどの上白糖を均一に飛散させたものである．

4.3 毒性データが不明な場合の対処

毒性データが不明であるために，許容曝露限界 OEL が得られない場合がある．というよりも，そのような状況のほうが多いのが実情である．その背景には次のようないくつかの要因がある．

(1) 化学物質の多さ

全世界で用いられている化合物の数は膨大である．新規の化合物が次から次とでてきているため，時間と手間のかかる毒性データの整備が追いついていないのが実態である．NOAEL の値はもともと慢性毒性試験によるデータから得られるものであるが，試験期間が長期間にわたるため，すべての物質に対しては試験ができていないのである．

欧州内では100000以上の化学物質が使われているが，特定されているOELは，600に過ぎない[3]．このように，化学物質の数の多さに比して，性状，とくにハザードに関する情報（代表的にはOEL値）が判明しているものは極めて少ないということがわかる．

(2) 閾値が明確でない物質の増加

OELの算出においてはNOAELの値が必要であるが，用量反応曲線における閾値がない物質もある（例えば，発ガン性物質や遺伝毒性物質など）．このような場合には，NOAELそのものを設定することができない．

(3) データの未整理

新規化合物や中間体の場合，時間的に十分な毒性データが整備されていないことがある．例えば，新薬開発の初期段階やパイロットスケールでの原薬製造段階においては，毒性データが整備されていないままで，実際の業務に携わることになる．また，原薬製造工程における中間体では，もともと十分な毒性試験データが得られていないことが多い．

このような「データが欠如している」場合にOELを推定する方法として，いろいろな提案がなされているので紹介する．なお，以下に紹介する各種提案の妥当性について，また，得られた値にマージンをどうするのかについて，さらには得られた値をどの段階まで暫定値として扱うのかについては，最終的には個々の製薬会社における判断と運用によるべきである．

■ 4.3.1 LD_{50}からNOAELを求める方法

急性毒性試験に関するデータは，試験期間が短いこともあり入手しやすい．この急性毒性試験によるデータの一つであるLD_{50}と慢性毒性試験によるデータであるNOAELの間で，統計的な手法により相関関係を求める方法がある．この方法としては次の二つが代表的なものである．

• Laytonらによる係数： 小哺乳動物 による経口ベースでのLD_{50}から，慢性試験ベースでのNOAELへの変換係数は，0.0005から0.001であるとしている[4]．

この検討に取り上げられている物質は，化合物41種類（洗濯などで用いられる有機溶媒系の薬品も含む），別の化合物26種類（小動物対象），農薬96種類（DDTなど），TLVの値がすでに求められている物質250種類である．

• VenmanとFlagaらによる係数： ラットによる経口ベースでのLD_{50}から，ラットによる慢性試験ベースでのNOAELへの変換係数は，0.0001であるとしている[5]．

Laytonらは自身の論文中において，このようにして得られる数値は，「暫定的で

「当座の」NOAEL（ADI）を与えるものであること，ADI を決めるためのベストの推算では決してないことを再三強調している．さらに，この方法ではおおむねコンサバティブな方の値を与えるものの，状況によっては係数の取り方を違えて，小さくしたり大きくしたりすることが望ましいと明記している．

■4.3.2 ADI のデフォルト値を用いる方法

物質のハザードに関するデータが少ない場合に，毒性学的懸念における閾値（threshold of toxicological concern：TTC）の概念という手法に基づいて，次のADI の値を用いることが提唱されている[6]．

- 発ガン性を有する可能性がある物質の場合： ADI=1 μg/day
- 薬理活性，高い毒性を有する可能性がある物質の場合： ADI=10 μg/day
- 薬理活性，高い毒性，発ガン性を有するとは思われない物質の場合：
  　　ADI = 100 μg/day

この値は，ISPE　Risk-MaPP においても引用されている数値である．

■4.3.3 コントロールバンディングによる方法

対象物質の毒性データが十分に揃っていない場合，取りあえずの措置として，毒性や活性に幅をもたせてハザードレベルを設定するコントロールバンディングという方法がある．いわば，仮のハザードレベルであり，設備もその仮のレベルでもって設計することになる．医薬品の開発が進行して，毒性試験のデータが入手できるようになって，見直しをかけていくことになる．最終的には，許容曝露限界 OEL として設定され，それ以降はこの値で管理されることになる（第 5 章，第 6 章，第 14 章参照）．

4.4 計算の例

(1) 29CFR 1910.1000 での例

物質 A の OEL（8 hr TWA）が 100 ppm であるとし，作業員はこの物質に次のような時間幅にわたり曝露すると想定する．

- 150 ppm の飛散濃度がある環境で，2 時間
- 75 ppm の飛散濃度がある環境で，2 時間
- 50 ppm の飛散濃度がある環境で，4 時間

したがって，一日の総累計曝露量は，
$$(2 \times 150 + 2 \times 75 + 4 \times 50) \div 8 = 81.25 \text{ ppm}.$$

この値が一日の総累計曝露量であり，規定されている物質 A の曝露許容限界 OEL (= 100 ppm) より小さいので，問題ないと判断される．

(2) HSE EH40/2005 での例

作業員は 7 時間 20 分にわたり作業に従事したが，その間，平均 $0.12\,\text{mg}/\text{m}^3$ の飛散濃度の環境にあった．残り 40 分については，何らの曝露をしていない．

- $0.12\,\text{mg}/\text{m}^3$ の飛散濃度がある環境で，7 時間 20 分 (7.33 時間)
- $0\,\text{mg}/\text{m}^3$ の飛散濃度がある環境で，40 分 (0.67 時間)

したがって，この場合の一日の総累計曝露量 (8hr TWA) は，

$$(0.12 \times 7.33 + 0 \times 0.67) / 8 = 0.11\,\text{mg}/\text{m}^3$$

HSE EH40 では，上記以外にも複数の計算例が示されているので参考になる．

実際の原薬の現場を想定してみると，例えば，粉立ちのする環境内で作業を一日 8 時間にわたって連続して行うことは少ないであろう．また，封じ込めの機器が導入されている場合には，(薬塵測定の結果として) 飛散濃度は基本的には設定 OEL よりも小さい濃度になっていると考えられる．したがって，一日の累計曝露量自体は設定 OEL よりもかなり低い値となることが予想される．

第5章

ハザード物質の区分け

　薬理活性物質の危険・有害性（ハザードネス）は，人体への影響の程度が弱いものから非常に強いものまで，そのレベルはさまざまである．ハザード物質を扱う関係者間での情報伝達が円滑に行われるためには，ハザードレベルを明確な形で区分けし，わかりやすく表示すること，そして共有化することが必要である．しかしながら，現在の状況は区分けを行うさいの基準の差によって多様な区分けが提案されているのが実情である．そこで本章では，それらの事例について説明するとともに，関係者間での認識の相違が生じないようにするために留意するべき点についても触れる．

5.1 ハザード物質の区分け

　化学物質の危険・有害性の程度（ハザードレベル）について，関係者間の認識の共有化を図る必要がある．空気浮遊している粉体を対象として考える場合，前章で説明した OEL を一つの指標としてハザードレベルをいくつかに区分けし，その区分けに応じて個々の物質を分類していこうとする方法が提案されている．

　多くの場合，$10 \sim 100$，$1 \sim 10$，$0.1 \sim 1\ \mu g/m^3$ という具合に，10倍刻みの幅をもつ区分けを設けているが，区分けする幅自体にはいろいろな線引きが可能である．対象物質のハザードレベルはもともとアナログの世界であり，もとより線引きがあるわけではない．もっぱら利用者側（つまりは人間）の便宜のためにディジタル化して区分けを設けようとするものであり，その線引きも多様な考えや基準があって当然である．このため，いろいろな区分けが提案されている．

　なお，上記の例では単純に OEL の値だけで区分けしているが，実際にはこの数値だけで決めているわけではないことにも留意が必要である．発ガン性や遺伝毒性など，想定される健康障害の有無なども加味して区分けされるのが通例である．

　このハザードレベルの「区分け」自体の名称については，各所から提案されておりいろいろである．代表的なものは，次のとおりである．

- Hazard Group（COSHH における用語）
- Band（NIOSH における用語）

- Health Hazard Band（CDC における用語）
- Occupational Exposure Band（OEB）（ABPI における用語）
- Performance-Based Exposure Control Limits（PB-ECL）category（メルク社における用語）
- Occupational Health Categorization（OHC）（セイフブリッジ社 における用語）
- カテゴリー（ファルマ・ソリューションズ社における用語）

本書では，以下断りがない場合には，一般的な名前として OEB（曝露限界幅）という用語を用いて説明する．国内では従来カテゴリーという用語が用いられてきているが，OEB の方がより汎用的になりつつある．

なお，"control banding" という用語が使われるときがあるが，NIOSH の定義を見てみると，物質のハザードの区分け（band）と曝露の度合いにより，コントロール（control）手段を決定するための汎用的な手法という具合になっており，リスクアセスメントのスキームに対する名称である．

5.2 さまざまな区分け

ハザードレベルのさまざまな区分けの例を紹介する．

■ 5.2.1 COSHH における区分

イギリスで化学物質を扱う場合のリスクアセスメント手法について規定しているのが，健康有害物質管理規則 COSHH である．COSHH では "Hazard Group" という用語を用いている．COSHH そのものは法律なので詳細な手続きまでは規定していない．リスクアセスメント手法の具体的な内容は，Technical Basis for COSHH essential にまとめられている[1]．そこではハザードレベルの区分けを Risk-Phrases をもとにして行っている．なお，同書の付録に，Risk-Phrases の一覧表が含まれている．

この Risk-Phrases（または EU-R-Phrases．日本語ではリスクフレーズとも R- 警句ともいわれる）は，化学物質（危険有害性の通知並びに供給のための包装及び容器）規則 CHIP において規定されており，化学物質がもたらす人体へのさまざまな危険・有害性について分類表記したものである．EU の法律では欧州内で用いるすべての化学物質について，Risk-Phrases による表記を MSDS に記載することが義務付けられている．ちなみに，リスクの逆で，安全性を確保するための処置についての表現を取り決めているのは，Safety Phrases（S-Phrases）といっている．

このような方法を採用した背景には，OEL というなじみの少ない数字を用いな

くても，MSDS にあるラベルおよびリスクフレーズを使って，ステップバイステップの手順を踏むことで製造現場，とりわけ中小企業での労働安全衛生を実現しようとした意図がある．

　Technical Basis for COSHH essential でのもともとの区分は，表 5.1 に示すように五つの区分け("ハザードグループ"として A～E)になっているが，この他にグループ S として，皮膚および眼に対する曝露を対象にする区分けがあり，全部では六つということになる．相当する薬塵の濃度レンジについても区分けされている(単位は，液体では ppm，粉体では mg/m^3 である)．グループ A から E になるに従って，活性のレベルが高くなる．

　なお，Technical Basis for COSHH essential を基にして展開されてきた国際労働機構(International Labour Organization：ILO)の ILO コントロールツールキットも，ほぼ同様な区分である(表 5.2)．

■5.2.2　NIOSH における区分

　米国の国立労働安全衛生研究所（National Institute for Occupational Safety and Health：NIOSH）では"Band"という用語を用いており，四つのバンドに分けている．飛散の濃度レンジについては COSHH と同じ数値となっているものの，物質のハザード区分けにおいて，やや大くくりな表現となっている(表 5.3)．

　このハザードの区分け(バンド)と次章で述べる具体的なコントロール(封じ込めの対応策)が一対一で対応している．

■5.2.3　ABPI における区分

　英国製薬産業協会(the Association of the British Pharmaceutical Industry：ABPI)では，"OEB"という用語を用いて，四つの区分けを設定した(表 5.4)[2]．メルク社の提案に先駆けたものであるものの，残念ながら具体的なコントロールとは対応していない．

■5.2.4　メルク社における区分

　同社では，濃度レンジだけではなく，活性物質による健康障害の臨床的な兆候の有無，大小などを基に区分けする"Performance-Based Exposure Control Limits (PB-ECLs) category"を提案している．数値的な指標としては，力価 potency [mg/day]と急性毒性(経口)LD$_{50}$ の値も用いている(表 5.5)[3]．六つに区分けされているが，3 および 3＋という具合に二つに区分けしている部分があるのが特徴である．デフォルトは，PB-ECL = 3 としている．

■表 5.1 Technical Basis for COSHH essential における区分

ハザードグループ	R-警句	説明	総括	参考とするOEL[mg/m³]
A	R36 R38 他であげられていない R-phrases	眼を刺激する． 皮膚を刺激する．	刺激性	1〜10
B	R20 R21 R22 R68/20/21/22	吸入すると有害である． 皮膚に接触すると有害である． 飲み込むと有害である． 有害：吸入したとき，皮膚に接触したときおよび飲み込んだとき不可逆的影響のリスクの可能性がある．	有害性	0.1〜1
C	R23 R24 R25 R34 R35 R37 R41 R43 R48/20/21/22 R39/23/24/25 R68/23/24/25	吸入すると有毒である． 皮膚に接触すると有毒である． 飲み込むと有毒である． 火傷を引き起こす． 重度の火傷を引き起こす． 呼吸器系を刺激する． 眼に重度の障害を与えるリスクがある． 皮膚接触により感作を引き起こすことがある． 有害：吸入，皮膚接触および飲み込むことによる長期曝露により重度の健康障害を生じる危険がある． 有毒：吸入したとき，皮膚に接触したときおよび飲み込んだとき非常に重大な不可逆的影響をおよぼす危険がある． 有毒：吸入したとき，皮膚に接触したときおよび飲み込んだとき不可逆的影響のリスクの可能性がある．	毒性 やけど 重度な刺激 （呼吸，眼） 感作性	0.01〜0.1
D	R26 R27 R28 R40 R60 R61 R62 R63 R64 R48/23/24/25 R39/26/27/28	吸入すると非常に有毒である． 皮膚に接触すると非常に有毒である． 飲み込むと非常に有毒である． 発ガン性について限定された証拠がある． 生殖機能を損なうことがある． 胎児に害をおよぼすことがある． 生殖機能を損なうリスクの可能性がある． 胎児に害をおよぼすリスクの可能性がある． 母乳栄養児に害をおよぼすことがある． 有毒：吸入，皮膚接触および飲み込むことによる長期曝露により重度の健康障害を生じる危険がある． 非常に有毒：吸入したとき，皮膚に接触したときおよび飲み込んだとき非常に重大な不可逆的影響をおよぼす危険がある．	強い毒性 発ガン性 生殖障害	<0.01
E	R42 R45 R46 R49 R68	吸入により感作を引き起こすことがある． ガンを引き起こすことがある． 遺伝性の遺伝子損傷を引き起こすことがある． 吸入によりガンを引き起こすことがある． 不可逆的影響のリスクの可能性がある．	感作性 発ガン 遺伝子-損傷	専門家の助言による
S	R21 R24 R27 R34 R35 R37 R38 R41 R43 R48/21 R48/24	皮膚に接触すると有害である． 皮膚に接触すると有毒である． 皮膚に接触すると非常に有毒である． 火傷を引き起こす． 重度の火傷を引き起こす． 眼を刺激する． 皮膚を刺激する． 眼に重度の障害を与えるリスクがある． 皮膚接触により感作を引き起こすことがある． 有害：皮膚接触による長期曝露により重度の健康障害を生じる危険がある． 有毒：皮膚接触による長期曝露により重度の健康障害を生じる危険がある．	皮膚，眼に有毒，強い毒性	

■表5.2 ILO コントロールツールキットにおける区分

ハザードグループ	EU R-phrase	GHS ハザード区分
A	R36 R38 R65 R66	急性毒性（致死性），全経路，クラス5 皮膚　刺激性　クラス2または3 眼刺激性　クラス2 他のバンドに振り分けられないすべてのもの
B	R20 R21 R22 R33 R67 R40/20/21/22	急性毒性（致死性），全経路，クラス4 急性毒性（全身性），全経路，クラス2
C	R23 R24 R25 R34 R35 R37 R41 R43 R48/20/21/22 R39/23/24/25	急性毒性（致死性），全経路，クラス3 急性毒性（全身性），全経路，クラス1 皮膚腐食性，1A，1Bまたは1C 眼刺激性　クラス1 呼吸器刺激性 皮膚感作性 反復曝露毒性，全経路，クラス2
D	R26 R27 R28 R40　　Car cat 3 R60 R61 R62 R63 R64 R48/23/24/25 R39/26/27/28	急性毒性（致死性），全経路，クラス1または2 発ガン性　クラス2 反復曝露毒性，全経路，クラス1 生殖毒性，クラス1または2
E	R68 R42 R45 R46 R49	変異原性 クラス1または2 発ガン性 クラス1 呼吸器感作性
S	R21 R24 R27 R34 R35 R36 R38 R41 R43 R48/21 R48/24	急性毒性（致死性），経皮のみ，クラス1,2,3または4 急性毒性（全身性），経皮のみ，クラス1または2 皮膚腐食性，1A，1Bまたは1C 皮膚刺激性 クラス2 眼刺激性 クラス1または2 皮膚感作性 反復曝露毒性，経皮のみ，クラス1または2

■表5.3 NIOSHにおける区分

バンド	濃度の範囲	危険・有害性	コントロール
1	1–10 mg/m^3 ダスト 50–500 ppm 蒸気	皮膚や眼に刺激	一般的な衛生基準, 一般空調
2	0.1–1 mg/m^3 ダスト 5–50 ppm 蒸気	一回の曝露で危険	局所排気
3	0.01–0.1 mg/m^3 ダスト 0.5–5 ppm 蒸気	重篤な刺激や皮膚腐食	プロセスを封じ込め
4	0.01 mg/m^3 ダスト 0.5 ppm 蒸気	一回の曝露で致死, 生殖毒性,感作性	専門家の助言による

■表5.4 ABPIにおける区分

OEB	蒸気 [ppm]	ダスト [mg/m^3]
A	10–500	1–5
B	1–10	0.1–1
C	0.1–1	0.01–0.1
D	<0.1	<0.01

■5.2.5 セイフブリッジ社における区分

封じ込めに関するコンサルティング会社である同社の区分けは,"Occupational Health Categorization (OHC)"と称されている.区分けが四つであること,さらに,濃度レンジによる区分けの数字自体が他のものとは異なっていることが特徴である.健康障害に関する臨床的な兆候の大小で区分することは,メルク社のPB-ECL categoryと類似している(表5.6)[4].デフォルトはOHC = 3である.

■5.2.6 ファルマ・ソリューションズ社における区分

日本における封じ込め全般のコンサルティング会社の草分け的存在である同社の区分けでは,"カテゴリー"という表現をしている.OELに加えて,毒性学的な各種の指標(発ガン性,遺伝毒性の有無など)も加味していることに特徴がある(表5.7)[5].

■ 表 5.5　メルク社における区分

区分けの基準	PB-ECL カテゴリー					
	1	2	3	3+	4	5
OEL [mg/m³ 8hr TWA]	>1	0.1–1	0.01–0.1	0.001–0.01	<0.001	<0.001
力価 [mg/day]	>100	10-100	1-10	0.1-1	<0.01	<0.01
急性的(生命へ緊迫)効果の重篤度	低い	低い/中	中	中/高	高	極めて大
医学的処置可能性 medically treatable	あり	あり	あり	あり	あり/なし	なし
医療行為の必要性	なし	なし	必要の可能性あり	必要の可能性あり	あり	緊急にあり
急性毒性データ 経口 LD_{50} [mg/kg]	>500	50–500	5–50	0.5–5	0.05–0.5	<0.05
刺激性	刺激性なし	小から中程度	中程度	大	皮膚腐食性	皮膚腐食性大
感作性	感作性なし	少ない	中	大	極めて大	極めて大
慢性化への可能性 (例:ガン)	なし	なし	可能性あり	可能性高い	大	大
慢性的(寿命短縮)効果の重篤度	なし	なし	低い	中	大	極めて大
累積効果	なし	なし	低い	中	大	
可逆性	可逆性	可逆性	可逆性	緩やかな可逆性	不可逆性	不可逆性
QoLの変化(障害)	なし	なし	可能性あり	可能性高い	大	大
			デフォルト			

5.2 さまざまな区分け

■ 表 5.6 セイフブリッジ社における区分

OHC	区分けの基準
1	皮膚または眼に刺激性がある 低い急性または慢性の全身作用 低い活性（10–100 mg/kg 以上の臨床用量で作用） 可逆的な作用 症状の発症は早い 変異原生物質ではない，生殖毒性物質または生殖発生毒性物質ではない，発ガン性物質ではない OEL は 0.5 mg/m^3 以上
2	中から高い急性の全身毒性（例：心臓または肝臓毒性） 可逆的な全身毒性 中程度の慢性全身毒性　重篤度は低い（おおよそ 1–10 mg/kg の臨床用量で作用） 皮膚腐食 弱い（皮膚または呼吸器）感作性 中程度の吸収性（呼吸または経皮曝露による） 症状の発症は早いかやや遅い 医学的介入の中程度のものが必要とされうる（生命への危険はない） 変異原生物質でない，生殖毒性物質ではない，生殖発生毒性物質ではない，発ガン性物質ではない OEL は 10 μg/m^3 〜 0.5 mg/m^3
3 (デフォルト)	変異原性を呈する 発ガン性を呈する 生殖発生毒性および（または）生殖毒性を呈する 重大な薬学的活性（おおよそ 0.01–1 mg/kg または 10 mg の臨床用量で作用） 感作性物質 職場曝露ルートにて吸収されやすい 不可逆的な作用 重篤で急性な全身作用 重篤で慢性な全身作用 迅速な医学的介入の必要のおそれがある OEL は 30 ng/m^3 〜 10 μg/m^3
4	高薬学的活性（おおよそ 10 μg/kg 以下の臨床用量で作用） 不可逆的な作用 変異原性を呈する 発ガン性を呈する 生殖発生毒性および（または）生殖毒性を呈する 職場曝露ルートにて吸収されやすい 重篤で急性または慢性な全身作用 子孫に重大な感作性を及ぼす（例：喘息患者） OEL は 30 ng/m^3 以下

第5章 ハザード物質の区分け

■表5.7 ファルマ・ソリューションズ社における区分

特性		カテゴリー	1	2	3	4	5	6
OEL：曝露管理濃度 (8時間労働平均)		μg/m³	>1000	100〜1000	10〜100	1〜10	1〜0.1	<0.1
ADI 1日摂取許容量		/人・日	100mg	1mg	0.1〜1mg	10〜100μg	1〜10μg	<1μg
許容付着量(施設)		/100cm²	100mg	1mg	0.1〜1mg	10〜100μg	1〜10μg	<1μg
STEL<3×OEL 短期許容曝露量(15分平均)		μg/m³	>3000	300〜3000	30〜300	3〜30	3〜0.3	<0.3
	薬理活性(力価)	mg/日	>100	10〜100	1〜10	0.1〜1	<0.1	<0.1
毒性	急性経口毒性 LD_{50}	mg/kg	>2000	500〜2000	50〜500	5〜10	<5	<5
	反復投与毒性 (無毒性量)	mg/kg・日	>20	2〜20	0.2〜2	0.02〜2	<0.02	<0.02
	発ガン性 遺伝毒性 異物原性 産業衛生学会 IARC など		なし	なし	発ガン性 疑いあり	発ガン性 疑いあり	発ガン性	発ガン性
	生殖発生毒性 (催奇形性)	妊娠可能な 女性に対し			警告	警告	禁忌	禁忌

5.3 区分けについての留意点

　先に述べたように「区分け」については，世界で共通的なものがあるわけではない．各社各様の考え方が入り込む．実際に，欧米の大手製薬各社，コンサルティング会社，そして日本のコンサルティング会社，公的機関での区分けを，OELの数値を基にしてまとめてみると図5.1のようになる．これを見ると，区分けがばらばらな状況であることがわかる．同じ区分け3でも，例えば，3, 3＋という具合に細分化されている場合もある．

　このため，実際の封じ込め設備を計画するときには，医薬品製造会社はハザード区分けに対する考えをまとめて，区分け表を作ることから始める必要がある（広く流通している区分け表を参照して作成しても良い）．そして，封じ込め設備の設計側（エンジニアリング会社や機器メーカ）との間で，この区分けについて認識を共通

機関，会社	OEL [μg/m³] 区分け
メルク社(1996)	1 / 2 / 3 / 3+ / 4・5
セイフブリッジ社(2005)	1 / 2 / 3 / 4
ファルマ・ソリューションズ社(2007)	1 / 2 / 3 / 4 / 5 / 6
GSK社 (2009)	1 / 2 / 3 / 4 / 5
Roche社	1 / 2 / 3A / 3B / 4
Pharmatek社 (2009)	1 / 2 / 3 / 4 / 5 / 6
Lonza社	1 / 2 / 3 / 4 / 5
Affygility社 (2009)	1 / 2 / 3 / 4 / 5
COSHH (2009)	A / B / C / D

■ 図5.1 さまざまな区分けの例

化しておくことが重要である．その際に，OEB = XX といっても，指標である OEL ではどの範囲のことを指しているのかを数値で確認することが大切である．例えば，某社の区分け表での「区分 4」は，国内で広く流通している OEB = 4 と OEB = 5 の両方の範囲をカバーしている（数値的には，OEL = 0.1 〜 10 μg/m³）こともあるからである．

このような区分けで，もう一つ重要なのは，デフォルトの取り扱いである．第 4 章で述べたように，毒性データが乏しくどの区分けに設定するのかを決められない（または決めにくい）場合がある（とくに，新規化合物の場合や明確な閾値が出てこない場合など）．このようなときには，取りあえずデフォルト値を用いてハザードレベルを設定する．時間の経過に従って毒性データが整備された段階で最終的にOELを確定する．メルク社のシステムでのデフォルトは，PB-OEB = 3（OEL = 10 〜 100 μg/m³）である．また，セイフブリッジ社でのデフォルトは，OHC = 3 （OEL = 0.03 〜 10 μg/m³）であるが，該当のOELの数字が異なっていることに留意がいる．

マルチパーパスの封じ込め設備では，将来どのようなハザード物質を取り扱うのかを想定しにくく，設備設計の初期段階では特定のOEL値を設定できないことが多い．このため，OELの値に幅をもたせて対処することになり，OEB = XX という区分けでもって設計対処している場合が多い．

上記に説明したように，多くの医薬品製造会社がそれぞれ独自の区分けを構築しているわけであるが，アメリカにおけるその経緯を紹介する論文があり，興味深いので以下に要約を記す（文責は筆者）[4),6)]．

『… 従来の評価方法では，OEL の設定，現場でのサンプリング，曝露モニタリングの分析・解析が必要であり，化合物ごとに行われていた．

このサンプリング，分析・解析の仕事は，専門家（industrial hygienist）によって行われていたが，専門的な知識が必要で，また煩雑な業務でもあったので，費用と時間を要していたのが実情であった．

一方，新規な化合物が 1980 年後半から 1990 年初期において爆発的に増加してきたので，いままでの方法で評価するのが現実的にできにくいか，できないような事態が生じてきた．

また，新規化合物のすべてが具体的な毒性学的数値をもっているとは限らず，毒性学データが不明な状態のままで，ラボ，試作，製造の現場で従事するオペレータの健康を確保する必要が生じていた．このような現場の安全の問題に憂慮した 15 の国際的規模の大手医薬品製造会社が 1988 年に集まって協議した．（中略）その中から，このような板ばさみの状況を打破するべく，同じ認識を有していた米国内の五つの製造会社が集まり，現場の問題点を共有し，よりシンプルなリスクアセスメント手法，設備選定を行うための具体的な手法について，ボランティアベースで協議を開始することとした．この五社とは，Syntex, Merck, Eli Lilly, Abbott, Upjohn（現在の Pfizer）であり，いわば「薬理活性化合物を取り扱う場合の安全なシステム」"potent compound safety management system" を構築しようとしたものである．

（中略）2年間の検討の後に，効果的な化合物の区分け，曝露に対するコントロール，化合物ハンドリングシステムの選定などについて，ひな形を構築することができた．

この初期のアプローチにおけるひな形は，米国疾病対策予防センター（the Centers for Disease Control and Prevention : CDC）が規定する微生物分野でのハザード対策手法であり，BSL（Bio Safety Level）がそのひな形を作成するさいに参考とされた．そこでは，四つの区分けに分類されている．（中略）

このボランティアグループでは，各社で共通的に使える統一的なもの "one size fits all" を作ろうと努力したのだが，各社の製造工程の考えが異なり，各社ではそれぞれ独自の区分け，機器選定を設定している状況が判明したため，結局，統一的なものを作成することを断念した．そして，その代替として，汎用的なコンセプト

を確立した上で，各社が自社の状況に応じて修正して取り込めるようなプログラムを構築することにした．なお，なぜ四つとか五つとかの分類になったかというと，毒性学的には無数の区分けができるが，現実的な設備の仕様には，それほど選択肢があるわけではなく，いわば有限の中での選択とならざるを得ない状況があったためである．…』

　このような活動を経て，メルク社からは五つの区分を持つテンプレートが 1996 年に提案された（その後に六つの区分となった）．
　なお，これに先立ち前年の 1995 年には ABPI からも区分についての提案が出された．

第6章

一次封じ込めの計画

　粉体の飛散を抑える上では，粉体を直接に扱う場面において的確に対処することが必須であり，基本である．そのためには，一次封じ込めといわれている封じ込め機器を合理的にかつ最適な形で選定することがポイントである．本章では，このための手順として，世界的にデファクトスタンダードになりつつあるリスクベースアプローチによる手法を紹介する．さらには，最近の技術を踏まえた封じ込め手段の選択肢についても説明する．

6.1　一次封じ込め決定のための手順

　一次封じ込めの具体的な方策としては，物質の危険・有害性の程度に応じて，一般空調から局所排気，封じ込め機器などさまざまな形態が考えられる．

　これら「方策全体の総称」については，従来より下記に示すようにいろいろな名前で呼ばれている．

- コントロールアプローチ（Control Approach）（COSHH, ILO Control Tool Kit での呼び方）
- コントロール（Control）（NIOSH での呼び方）
- コントロールストラテジー（Control Strategy）（IChemE での呼び方）*
- エンジニアリングコントロール（Engineering Control）（ファルマ・ソリューションズ社での呼び方）

いずれも，「コントロール」という用語が含まれていることからもわかるように，浮遊する粉体を最小限にするために制御・管理しようとする意味合いがある．

　封じ込めを実現するための方策（上記の意味での「コントロール」）を決定していく手順として，現状大きく二つの流儀がある．

　その一つは，コントロールバンディング（control banding）といわれているものである．この呼び方は NIOSH によるものであるが，その定義をみてみると，「一

＊：英国化学エンジニア協会（Institution of Chemical Engineers：IChemE）．

つのコントロール手段を，化合物のハザードレベルの区分け（バンド）の一つに対して当てはめるプロセス」となっており，この二つのキーワードを統合して「コントロールバンディング」と称されている[1]．メルク社の PB-ECL カテゴリーなどはこの手法によっており，物質のハザード区分が設定されると，それに応じてコントロールの中身が自ずと決められており，そこでは量的な視点や飛散の度合いについては加味されていない．

もう一つの例は，リスクベースアプローチといわれる手法で，ハザードの区分けとリスクアセスメントの手法を組み合わせて，設備を選定するものである．取り扱う量，飛散の程度などいろいろな要因を織り込んでリスクのレベルを設定し，それに応じて，利用可能な封じ込め手段の中から設備を選定していくものである．現状では，この方法がほぼ国際的にも標準化されつつある．

このリスクベースアプローチによる手法として下記のような提案がなされているが，その手順の流れはほぼ共通である．
- HSE による COSHH essential
- ILO による Control Tool Kit
- ECETOC** による TRA (Targeted Risk Assessment)
- BAuA*** による EMKG(独：Einfaches Maßnahmenkonzept Gefahrstoffe), (英：Easy-to-use workplace control scheme for hazardous substances)

厳密に分けると上記のようにコントロールバンディングとリスクベースアプローチの二つの流儀があるが，ときに上記の二つを合わせてコントロールバンディングということもある．これは，欧米の関係者がお互いの提案や意見をもとにして情報交換し，切磋琢磨した結果として現在，コントロールバンディング手法＝リスクベースアプローチ手法という共通的な認識に至っている背景があるからである．いずれにおいても，定性的なリスクマネジメント（qualitative risk management）の一環としては同等ととらえられる．

なお，コントロールバンディングについては各方面から概説書が出されており，インターネットでも入手可能である[2]．

6.2 リスクベースアプローチによる一次封じ込めの計画

ここでは，リスクベースアプローチ手法による一次封じ込め設備選定の手順の代表例として，COSHH essential の方法について紹介する．同手法の具体的な内容が，

** ：欧州化学物質生態毒性および毒性センター（European Centre for Ecotoxicology and Toxicology of Chemicals：ECETOC）．
*** ：ドイツ連邦労働安全衛生研究所（Bundesanstalt für Arbeitsschutz und Arbeitsmedizin：BAuA）

Technical Basis for COSHH essential にまとめられており，インターネットでも入手可能である．

リスクベースアプローチによる手法の基本となる考えは，リスク＝（物質のハザード）×（曝露の程度）という考えであり，化学物質によるリスクは，物質そのもののハザードのレベルと，それが飛散して曝露される度合いによって決められるというものである．これは，ISPE の Risk-MaPP を始め，世界的にも広く提唱されてきている考え方である．

第2章で述べたように，対象物質のハザードレベルが高くても極く微量しか曝露しない（体内に吸収されない）場合には健康障害は生じないことは知られている．一方，レベルが低くても大量に曝露されると障害が発生することがある．このように二つの要因を複合して考えるのが特徴である．

なお，ILO のコントロールツールキット（Control Tool Kit）やドイツ BAuA の EMKG も手順としては，COSHH essential と同じ内容である．国内では中央労働災害防止協会が提唱している方法も，その基本的な部分は Technical Basis for COSHH essential によっている．

封じ込め設備決定までの基本的な一連の手順について次に詳しく説明する（図6.1）．

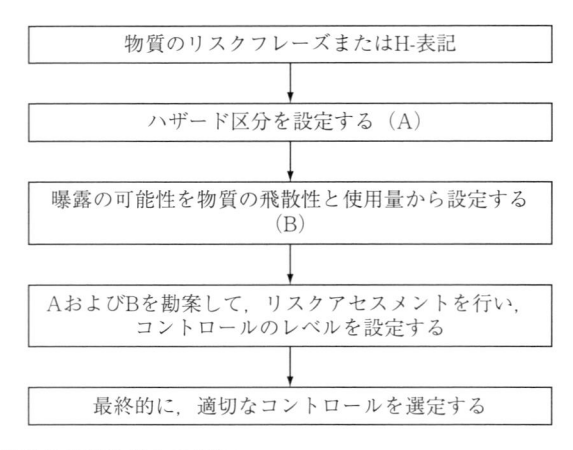

```
┌─────────────────────────────────┐
│  物質のリスクフレーズまたはH-表記   │
└─────────────────────────────────┘
              ↓
┌─────────────────────────────────┐
│   ハザード区分を設定する（A）      │
└─────────────────────────────────┘
              ↓
┌─────────────────────────────────┐
│ 曝露の可能性を物質の飛散性と使用量から設定する │
│              （B）              │
└─────────────────────────────────┘
              ↓
┌─────────────────────────────────┐
│ AおよびBを勘案して，リスクアセスメントを行い， │
│    コントロールのレベルを設定する    │
└─────────────────────────────────┘
              ↓
┌─────────────────────────────────┐
│ 最終的に，適切なコントロールを選定する │
└─────────────────────────────────┘
```

■図6.1　封じ込め方策決定までの流れ

＜ステップ1：物質のハザード区分を設定する＞

まず取り扱う化学物質の危険・有害性から，ハザードレベルの区分をする必要がある．COSHH essential では，先に説明したようにリスクフレーズを用いる．ヨーロッパで扱われるすべての化学物質の MSDS にはリスクフレーズが記載されてい

るので，それを利用してハザードグループを特定することができる．許容曝露限界 OEL や曝露限界幅 OEB がわかっている場合には，それを用いてグループを特定することになる．毒性データが不明な場合には，デフォルト値を用いることが行われている．

ちなみに，ILO コントロールツールキットでは，ハザードグルーピングの順位として，
① EU でのリスクフレーズ
② GHS におけるハザード区分（H-表記）
③ ICSC による危険・有害性区分

となっている．実際には，GHS，国際化学物質安全性カード（International Chemical Safety Card：ICSC）によるハザード区分はすべての物質について表記されていないので，多くの場合リスクフレーズによるものと推察される．

また，中央労働災害防止協会の方法では，MSDS における化学物質の危険・有害性に関する情報からハザード区分を設定するとしており，GHS の区分やリスクフレーズの表記は参考として用いることとしている．

＜ステップ 2：曝露の度合いを設定する＞

曝露の程度を表す曝露度合いは，取り扱う量と粉体自身の性状から決められる．
① **取り扱い量の区分け：** 取り扱う量が多ければ，それだけ飛散のリスクが増すと考える．COSHH essentials での区分は表 6.1 のとおりである．

■表 6.1 取り扱い量の区分け

取り扱い量の区分け	取り扱い量
小	Grams
中	Kilograms
大	Tonnes

現実的には，小（small）には g 〜 kg が，中（medium）には 10 〜 100 kg が，大（large）には 100 kg 以上が相当するとしてよい[3]．

取り扱う量としては，1 日 8 時間の間で取り扱う量と考える．

② **粉体性状による飛散の程度の区分け：** 粉体の性状としてとくに重要なのは，飛散のしやすさである．乾燥している微粉であれば，非常に飛散しやすいと考えられる．一方，顆粒状であればその程度は中程度となる．また，湿潤している状態の粉体（例えば，遠心分離機から出てくる粗精製の湿体）では，飛散の程度は小となる．

このように飛散する程度に応じて危険度が異なるので，どのような飛散程度であるかを「工程毎」に設定する必要がある．

Technical Basis for COSHH essential では，表6.2 のような大まかな記述があるだけである．

■表6.2　飛散の区分け

飛散の区分け	例
低	壊れていないペレット
中	顆粒または結晶
高	微細で軽い粉体

ILO コントロールツールキットでは，表6.3 のような説明文が少し付け加えられている．JISHA もほぼ同様である．

■表6.3　ILO コントロールツールキットにおける飛散の区分け

飛散の区分け	説　明	例
低	壊れていないペレット．粉塵はほとんど見られない．	PVC，ペレット
中	結晶または顆粒．使用時，粉塵が見られるがすぐに沈降し，表面に残る．	洗剤パウダー
高	細かく軽い粉体．使用時，粉塵雲が見られ，空気中に浮遊する（数分間）	セメント，カーボンブラック，チョークダストなど

また，表6.4 のように固形製剤工場での取り扱いを念頭において，飛散の程度の記述を与えている例もある[4]．

■表6.4　固形製剤工場を念頭にした飛散の区分け

飛散の区分け	説　明
低い	成形ペレット品，裸錠（ハード），カプセル，コーティング錠，液剤，懸濁液剤，湿潤された粉体など．
中	裸錠（ソフト），顆粒剤，造粒品（湿式造粒，乾式造粒，湿式ペレット，造粒済み乾燥品，コーティング造粒品，経口顆粒剤），凍結乾燥後の容器に付着した粉体など．
高い	微粉，粉末剤，散剤，細粒剤など．

飛散程度は粉体の封じ込め設計において関心の高いところであり，定量的に把握しようという試みもなされている[5]．しかしながら，取り扱う物質が計画段階で特定できている事例が少ないこと，飛散の度合いを測る装置の種類によって大きく値

が異なることなどから，計画段階では上記のような三つ程度の区分けで十分であると考えられている．

③ 曝露の度合い（exposure predictor solid band：EPS）の設定： 上記の取り扱う量と飛散の程度の二つの因子を掛け合わせるとマトリックス表ができ，曝露の度合い EPS が表 6.5 のように定義される．

■表 6.5　曝露の度合い EPS の設定

取り扱い量	飛散の度合い		
	低い	中程度	高い
小　grams	EPS1	EPS1	EPS2
中　kilograms	EPS2	EPS3	EPS3
大　Tonnes	EPS2	EPS4	EPS4

実際の現場に即して考えてみると，例えば，原薬工場の最終段階である粉砕工程では最も細かい粉体となり，飛散しやすい状態となる．原薬工場で 8 時間あたりでの生産量はトンという例は少なく，中量が主流であると思える．実験室では，さらに量は少量レベルとなる．そうすると，製造工程では EPS = 3 であり，実験室では EPS = 2 となる．

<ステップ 3：リスクアセスメントの実施>
曝露の度合いと取扱う物質のハザードレベルを掛け合わせたマトリックス表から，必要とされるコントロールのグレードを表 6.6 のようにきめることになる．

■表 6.6　コントロールのグレード区分け

ハザード区分	曝露の度合い			
	EPS1	EPS2	EPS3	EPS4
A	1	1	1	2
B	1	1	2	3
C	1	2	3	4
D	2	3	4	4

<ステップ 4：具体的なコントロールの選定>
コントロールのグレードに応じて，利用可能な具体的な封じ込め設備のタイプが表 6.7 のように割り振られている．ハザードのレベルによっては，一般空調だけで

済むこともあるし，アイソレータに代表されるような封じ込め機器を必要とする場合もある．

■表 6.7　コントロールの設定

コントロールアプローチ	タイプ	説　明
1	一般換気	一般換気と作業手順
2	工学的コントロール	局所排気設備（局所的なフードから部分的な囲い込みのフードまで）
3	封じ込め	囲い込みおよび封じ込め（微量の漏洩はありうる）
4	特殊	適切なコントロール手段の選択は専門家の助言による

さて，ここで次のような例題を取り上げてみる．原薬工場における原料秤量小分け工程を考える．取り扱う物質のハザードレベルは OEB = 3（OEL = 10 ～ 100 μg/m^3）と設定する．この物質の MSDS 中に「吸入すると毒性有り」と表記されており，リスクフレーズも明記されているものとする．取り扱う量として，乾燥微粉 10 kg を扱うものとする．

① ハザード区分けは，OEB = 3 ということと，リスクフレーズ R 23 ということから，ハザード区分「C」となる（表 5.1 による）．

② 次に求めるのは，飛散の程度である．この例の場合，10 kg なので取り扱い量としては「中」（表 6.1）となり，性状としては乾燥微粉であるので飛散の区分としては「高」（表 6.2）となる．これら二つから曝露の度合いを求めると「EPS3」となる（表 6.5）．

③ 上記の「EPS 3」とハザード区分け「C」から，コントロールのグレードとして 3 が，具体的なコントロールのタイプとしては「封じ込め」が必要であることが導き出される（表 6.6 および表 6.7）．

COSHH essential の手法ではここまでであり，コントロールとして「封じ込め」が必要とされたさいに，具体的にどのような機器を選んだらよいのかまでは示唆していない．封じ込め機器の選定段階でやや具体性に欠けるのは否めない．

なお，このリスクアセスメントの方式を導入するさいしては，Russel, Maidment, Brooke らによる一連の論文が基盤になっている[6]．これらの論文では，リスクアセスメントの法的位置づけも含めた全体枠組み，リスクベースで封じ込め設備を決定していく具体的な手法（UK スキームと称している）の提案，およびリスクフレーズと OEL との関連付けについての検証がなされた．背景，考え方，アプローチなどを知る点で大いに参考になる．

また，リスクベースアプローチの考えを取り入れている各種手法に共通的なことは，各種製造工程における具体的な個々の作業（unit operation）に応じた「コントロールガイダンスシート（Control Guidance Sheets）」（COSHH での呼称）を用意していることである．COSHH はその先駆けであり，ILO コントロールツールキットなども同様なシートを用意している．

6.3 一次封じ込めの詳細な選定

現状，封じ込めの方策（コントロール）にはその性能に応じて各種グレードのものがある．しかしながら，封じ込めを講じるための手立てとして無限にあるわけでもない．局所排気から始まり特殊な封じ込めに至る有限個の方策しか用意されていないのが現実である．実際に封じ込め設備を構築する上では，封じ込め機器それぞれの性能のレベルを考えて，これらの選択肢の中から最適なものを選ばざるを得ない．

この選択という作業過程の中には，医薬品製造各社の封じ込め機器に対する評価，使い勝手についての意見，封じ込め機器が内包するリスクに対する見方や安全に対するポリシーが入ることになる．実際に封じ込め設備を計画する上では，関係者のあいだで具体的な設備内容（例えば，スプリットバタフライバルブのタイプなど）について十分にリスクアセスメントを行い，その結果を封じ込めコントロール選定表（または機器選定表）という形でまとめるのが良い．この封じ込め機器選定表自体についてはもとより汎用的なものはなく，多くの医薬品製造会社，コンサルティング会社などから，詳細な選定表が提案されてきているのが実情である．

ここでは，先に定義した曝露の度合い EPS と OEL（または OEB）を基にしたコントロール選定表の代表的な例を表 6.8 に示す．これは，国内で広く知られているものであり，EPS とハザードレベルが作る升目が整然と埋められている．ちなみに，他の事例では，一つの升に複数の封じ込め装置が埋め込まれていることが時々あり，そのような場合にはどちらの装置を用いるのかについて悩むことになる．表 6.8 の

■表 6.8 封じ込め機器詳細選定表の例

	OEL；[µg/m³]	EPS1	EPS2	EPS3	EPS4
OEB 1	>1000	一般換気	一般換気	一般換気	局所排気
OEB 2	100〜1000	一般換気	一般換気	局所排気	気流管理
OEB 3	10〜100	一般換気	局所排気	気流管理	封じ込め
OEB 4	1〜10	局所排気	気流管理	封じ込め	厳格封じ込め
OEB 5	0.1〜1	気流管理	封じ込め	厳格封じ込め	厳格封じ込め
OEB 6	<0.1	封じ込め	厳格封じ込め	厳格封じ込め	特殊

場合にはそのようなことはなく，一つの升目に一つの封じ込め装置が対応しているので，選定上明確であるといえる．同表を作成するにあたっては，EPSおよびハザードレベルがもっとも高い右下隅のところに，現時点で実現可能（入手可能）な封じ込め機器のうち，最上位のものを配置して，あとは少しずつレベルを勘案しながら配分していく．

表6.8では，局所排気，気流管理についても区分けがなされ，アイソレータやスプリットバタフライバルブなどの封じ込め装置についても明確な二つ（通常レベルの封じ込めと厳格な封じ込め）に区分けしているのが特徴である．

これに，具体的な装置名を織り込んだ，封じ込めコントロール一覧の例を表6.9に示す．

なお，封じ込めコントロールの選定表については常に最新の技術を取り込んで，見直していくべきものである．というのも，機器メーカ側での開発も継続的に進められているので，新しい技術の開発結果によってはいままでとは評価を変えていく必要が生じるからである．例えば，1996年発表のメルク社の論文はコントロールバンディングの先駆けとなったものであるが，当時利用可能な封じ込め設備が主となっており，現時点からみると少々古くなってきていると感じるのは否めない．そのような事例として，第8章で紹介するフレキシブルコンテインメントがあげられる．メルク社の論文ではこの技術についての評価は低いものとなっているが，当時は，現在のような技術レベルに至っていなかったため低く評価されていたものと推察される．この技術は現在の欧米ではOEB＝4～6に対応する技術として広く用いられており，レベルの高い技術の一つとして含めるべきである．

■表6.9　封じ込めコントロールの具体例

封じ込め性能の区分	封じ込め装置の具体例
一般換気	一般空調排気
局所排気	局所排気 秤量ブース
気流管理	ヒュームフード ダウンフローラミナーブース
封じ込め	パスボックス式アイソレータ 封じ込めバルブ(通常タイプ)
厳格な封じ込め	RTP式アイソレータ バグアウト式アイソレータ 陰圧制御式アイソレータ 高レベル封じ込めバルブ（Vortexタイプ） 高レベルフレキシブルコンテインメント （高薬理活性用結束バンド方式）
特殊	ロボット操作

第7章

封じ込め機器

　一次封じ込めのためのデバイスや機器には，各種のものが提案され，広く使われてきている．その構造，使い方などを十分に理解しておくことは，リスクアセスメントを適切に行う上でも，また封じ込めシステム全体の最適化を検討する上でも必須なことである．本章では，封じ込め機器の代表例であるスプリットバタフライバルブ，アイソレータ（ハードおよびソフトタイプ）を始めとし，各種製造機器の封じ込め対応について詳しく説明する．

7.1　封じ込め機器の概要

　リスクベースアプローチの考えに基づく一連の検討結果として，コントロールアプローチといわれているリスク低減措置をとる必要がでてくる．その具体的な形は封じ込め機器の採用である．その封じ込め機器にもいろいろなレベルのものがありうるが，ここでは広く用いられる次のような封じ込めツールについて紹介する．
- スプリットバタフライバルブ（split butterfly valve：SBV）
- アイソレータ
- ラミナーフローブース
- ラピッドトランスファポート（rapid transfer port：RTP）

このほかにフレキシブルコンテインメントといわれている封じ込めツールがあるが，これについては次章にて説明する．
　封じ込めの目的に使われる上記の各種ツールを大別すると，次の二つに区分けされる．
　① **粉体の移送にかかわるもの**：　原薬工場では反応釜，遠心分離機，乾燥機，充填機などのユニット機器があるが，これらの処理設備はバッチ運転されるので，自ずと粉体の移し替えが発生し，それに伴いモノの出入りが生じる．この移送部分に特化したインターフェイスが必要とされるわけで，具体的な例はSBVである．
　② **粉体の処理にかかわるもの**：　その内部で粉体を処理するアイソレータはこ

の例である．アイソレータの中に，棚段乾燥機，加圧ろ過機，粉砕機，造粒機，打錠機などを組み込んだり，アイソレータの中で秤量小分けや分析作業を行うなどである．

このほかに，特殊な装置自体を封じ込め対応とする場合がある．例えば，固形製剤工場に特有の装置においては，設備自体の運転中に粉塵を発生するものがある（流動層乾燥機，打錠機など）．これらは，アイソレータに内蔵することができない大きさとなることが多いので，封じ込めが必要とされる場合には，装置自体の構造を封じ込め可能なように検討しなおすことが行われる．この場合，粉体の出入りのインターフェイスや洗浄のし易さも含めて大幅な設計変更が必要となる．最近では，これらの装置についても各方面から新しい提案がなされている．

また，別の分類の仕方としては，一部が開放になっているタイプ（例えば，局所排気ブース，ヒュームフード，ダウンフローブースなど），完全に密閉となっているタイプ（例えば，アイソレータなど）の二つに大別することもある．

なお，以降の説明では，機器メーカの写真や説明図などを多く利用させていただいた．詳細は，各機器メーカのホームページやカタログを参照してほしい．

7.2 スプリットバタフライバルブ

粉体移送のインターフェイスにかかわる封じ込め機器の代表的な例は，スプリットバタフライバルブ（SBV）である．オス・メスの組み合わせで用いる一種の接続継ぎ手とも考えられ，ハザードレベルに応じて各種のタイプが複数のメーカから提供されている．

その用途は広く，原薬工場では，アイソレータ出口，反応釜の粉体投入部，コンテナ（intermediate bulk container：IBC）の粉体ノズル部，各種機器の接続部などに用いられる．固形製剤工場では，IBC の粉体ノズル部，各種製剤機器と IBC との接続部などに用いられている．

SBV の原型は 1996 年に現在の GSK 社と PSL 社が共同で開発したものである（PSL 社カタログより）．当時は，CTC（contained transfer coupling）と称されていた．その後，PSL 社のエンジニアが独立して，Buck 社を創設した経緯がある．

7.2.1　SBV の構造

SBV の構造は，名前から推察できるように，バタフライ弁のディスクを厚み方向中央部で分割して，一方をオス，他方をメスとして使うものである．欧州では，α-β バルブ呼ばれることもある（図 7.1）．

7.2 スプリットバタフライバルブ　55

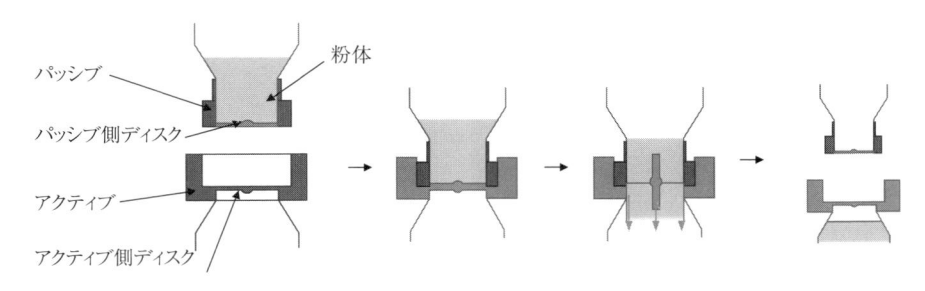

図 7.1　SBV の概念説明図（PSL 社の資料より）

　SBV ではオス・メスの二つの部品があるが，その一方の側にディスクを回転させて開閉するための駆動機構（手動の場合には開閉レバーが該当）が付属する．こちら側をアクティブとか，アクティブバルブと呼ぶ（場合によっては，α 側ともいう）．他方の側は開閉については受身の側となり，パッシブとか，パッシブバルブと呼ぶ（場合によっては，β 側ともいう）．

　前記のように，SBV は一種の接続継ぎ手であり，アクティブ側とパッシブ側の弁体が合体して，はじめて機能するわけである．その弁体合わせ面は金属どうしの面接触となるので，取り扱いには注意が必要である．アクティブ側とパッシブ側の間で通り芯を出すことはもちろんであるが，合わせ面を平行にして，この隙間を均等かつ最小にするような構造となっている．このため，アクティブ側差し込み口近傍にはガイドテーパーが設けられていたり，サイズが大きい場合にはガイドピンが側部に設けられている．弁体合わせ面での傾きの許容値については各社で規定しており，この範囲で取り付け作業が行われる限りでは問題ない．

　SBV の本体は金属製（例えば，ステンレス鋼）であるが，耐食性が必要とされる箇所（例えば，遠心分離機の出側など）では耐食合金製（例えば，高ニッケル合金鋼）とされる．構造上，PTFE コーティングやライニングを施工することは難しい．弁体の周囲に設けられているシールリングは合成ゴムなどのエラストマであるが，エチレンプロピレン（EPDM）ゴムとすることが多い（必要によりフッ素系エラストマとすることもある）．

　パッシブ側はディスクだけであり，不用意な操作で開となることがないようにロック機構が取り付けられている．これにより，パッシブのディスクはきちんと閉の状態を維持でき，移動するときにも心配がない．アクティブ側とドッキングしたさいには，パッシブ側ディスクのロックが外れて，開閉できるようになる．

　さらに，接続して粉を流通させているときに外れて切り離されることがないように，機械的なロックが付属し，このためのレバーハンドルがアクティブ側に設けら

れている．このため，合体された SBV には，ロックのためのハンドルと，弁体開閉のためのハンドルレバーが本体の外部に設けられている．

■ 7.2.2　SBV の選定

　SBV はハザードレベルに対応して各種のタイプが用意されている．SBV は比較的高価であるので，適切なレベルのものを選定することが大切である．選定に関して簡単にいえば，対象物質の OEB と同じ封じ込め性能をもつものを選ぶことである．すなわち，OEB = 3 の物質を扱う場合には，カタログ上で $10 \sim 100 \, \mu g/m^3$ に対応できる性能をもつ SBV を選べばよい．OEB = 4 の場合には，$1 \sim 10 \, \mu g/m^3$ の封じ込め性能をカタログで表記しているバルブを選定すればよい．

　最近では，OEB = 5 に対応するため各社とも高性能の SBV を提案している．切り離し時に接続面に残る粉体を吸引するもの（例えば，Vortex タイプ）など各種ある．

　SBV の切り離しにおいて，ディスク縁の半円周状に粉体が圧密状態で残るのは，SBV の構造上不可避のことである（後述の留意点の項も参照）．したがって，このこと自体をもって，ハンドリングに伴うリスク要因と考えることはできない．メーカ側はリスクレベルに応じた製品を用意しているので，それらの選択肢から選択することになる．圧密状態で残ることについて過剰反応して，例えば，OEB = 3 の物質を取り扱うのに，OEB = 5 向けの集塵機能付きの SBV を使うことはオーバースペックといわざるを得ない．そのような場合，かえって洗浄やハンドリングの煩わしさが出てきてしまうことになり，全体として使い勝手が悪くなる．適切なレベルのものを選択することの重要性がここにある（さらにいえば，集塵機能付きの SBV でも，わずかな粉体の残りは生じうることであり，ゼロリスクにはならない）．

　SBV は利用範囲が広いので，ユーザの要望に添うため各種の付属品が用意されている．そのいくつかを紹介する．

① **耐圧プラグ：**　釜上に投入用の SBV を設ける状況を想定する．釜側に元バルブが設けられる場合には元バルブの上に SBV が取り付けられて，元バルブが釜の運転圧力を受けることになる．一方で，接粉部が増えることを避けるためにこの元バルブをなくし，SBV を直接釜上に取り付けるようにしたい場合がある．このような場合，圧力を保持するために，釜上のアクティブバルブに耐圧機能を有する耐圧プラグを差し込むことで，元バルブをなくすことが可能である．釜上をシンプルにする一つの方策でもある．

② **のぞき窓用プラグ：**　上記の耐圧プラグに代えて，耐圧グラスを用いたのぞき窓用プラグも用意されており，SBV を開とした状態で釜内部を確認することができる．

③ **洗浄用デバイス**：釜上に投入用 SBV を設ける場合，粉体を仕込んだ後に接粉部（SBV 本体，元バルブ，取り付けノズル内面など）を洗い落したい場合がある．湿体を仕込む場合にも，内側に付着したものを釜に落したいときがある．また，SBV を取り外す前に，SBV 内部をウェットダウンしたい場合がある．このようなときに，封じ込めた状態のまま SBV の内部に洗浄用デバイスを導入する必要があり，そのための専用デバイスが用意されている（図 7.2．PSL 社の例）．

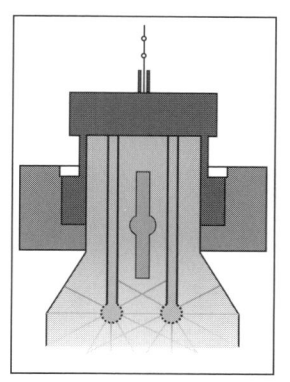

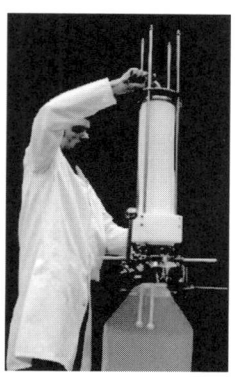

■ 図 7.2　SBV 用洗浄デバイス（PSL 社の資料より）

ストロークを得るために，テフロン製ベローズが用いられているのが特徴で，ベローズの先端部にパッシブバルブを取り付けることができ，アクティブバルブとドッキング可能となる．そして，ベローズの内部には二股に分かれた洗浄配管（先端にはスプレーボールが付いている）が組み込まれていて，ディスクの両脇をすり抜けて，移動できるようになっている．

④ **サンプリングデバイス**：釜や乾燥機などに SBV を設けて，工程中のサンプリングを封じ込めたままで行う場合がある．例えば，コニカルドライヤなどの乾燥機では，途中にサンプリングして乾燥具合を確認する必要があるが，この作業を封じ込めた状態で行う必要がある．前述の洗浄用デバイスと同様にして，サンプリングバッグ（PE 製でグローブなどが取り付けられている）が用意され，その先端部には SBV のパッシブが取り付けられている．バッグ内には，サンプリング作業のための，例えば伸縮式のサンプリングツールやサンプリング瓶などが用意される．

SBV の供給メーカとしては，PSL 社，Buck 社が代表的な例である．欧米ではこの二社以外にも SBV を製造販売しているメーカがあるものの，国内で実績の多い

ものはこの二社のものである．SBV の外観は写真 7.1, 写真 7.2 のとおりである．

このほかに，最近では SBV の開発商品化に乗り出す粉体機器メーカや企業も増えており，例えば斜め式のディスクに特徴がある Glatt 社（図 7.3），ディスク面間にブロー洗浄用ノズルを出し入れできる IMA 社（写真 7.3）などがある．また，高いハザードレベルに対応できる性能を打ち出しているバルブメーカもある（Andock 社）．

SBV はバタフライバルブを基にして開発されたものであるが，最近その概念に基づいてプラスチック製の封じ込めバルブが各種商品化されている．例えば，Buck 社では写真 7.4 のようなバネ式のがま口のイメージである Hicoflex システム

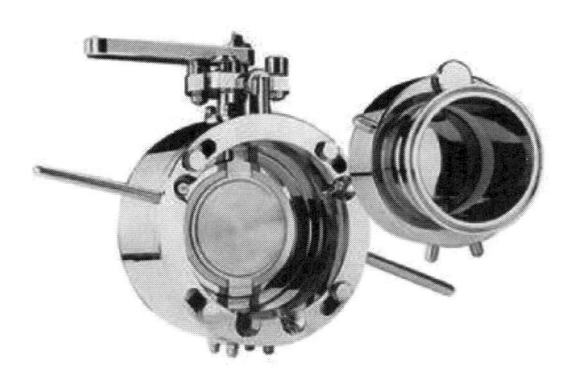

■写真 7.1　PSL 社 SBV の外観（同社の資料より）

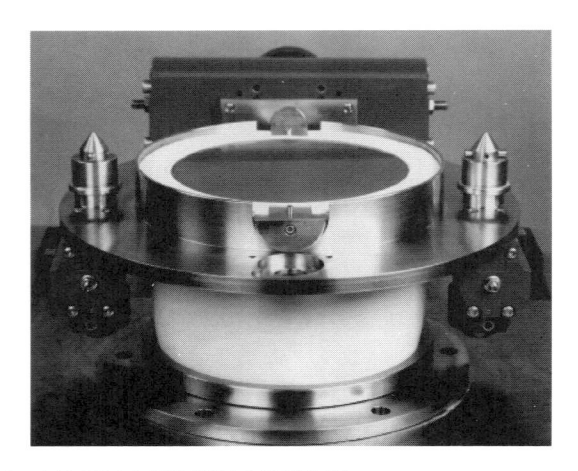

■写真 7.2　Buck 社 SBV の外観（同社の資料より）

7.2 スプリットバタフライバルブ　59

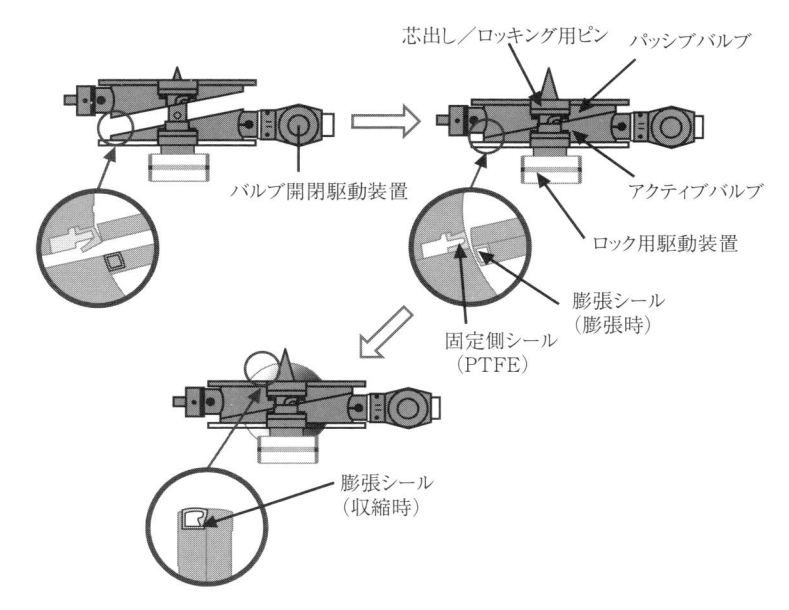

■ 図 7.3　Glatt 社の SBV（同社の資料より）

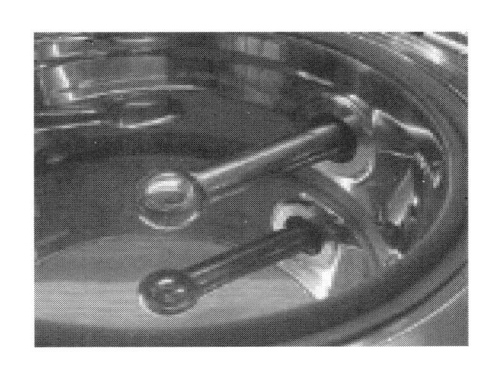

■ 写真 7.3　IMA 社の SBV（同社の資料より）

を提唱している．さらに，Ezi-Dock 社からは，写真 7.5 のようないわばスプリットスライドゲート弁とでもいうべき，フルボアーのプラスチック製封じ込めバルブが提案されている．

　対応できるハザードレベル，サイズ，材質，ガスケット材質，耐圧性能，重さ，付属品の詳細などは各メーカのカタログや資料に照会してほしい．

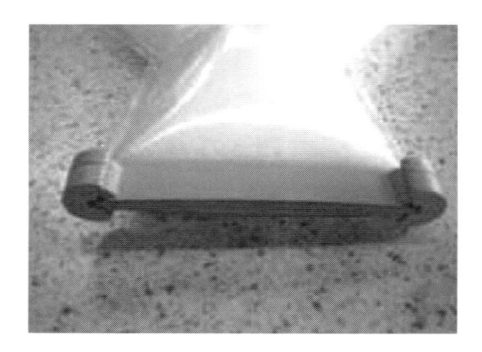

■写真 7.4　Buck社のHicoflex（同社の資料より）

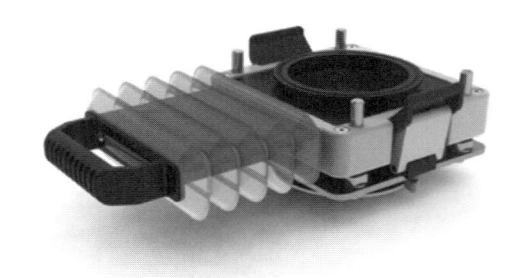

■写真 7.5　Ezi-Dock社のEziFlow（同社の資料より）

■7.2.3　SBV の使い方
SBV の基本的な使い方は，次のようになっている．

- アクティブ側とパッシブ側とに分離されているバルブを相対するように位置決めする．多くは，重量的に軽いパッシブ側を固定側に取り付けられているアクティブ側に押し込んで，結合させる．このときに，最終的にアクティブ側とパッシブ側のディスク面が平行で隙間が均等になるようにする必要がある．このため，ガイドピンやガイド機構（テーパー部分）を用いることになるが，金属部のかじりを防止する上でも，結合動作はゆっくりと行う．また，両者を結合させるときには，それなりの押し込み力が必要となる．
- 粉体の移送時に，一体化したアクティブ側とパッシブ側のディスクが離れてしまわないように，機械的に結合状態を保持するためのロックをかける．これがないと，なんらかの衝撃で外れることとなり，粉体が大量に放出されることになる．ロックの機構は各社で少しずつ異なっている．

- アクティブ側の弁体開閉駆動機構（例えば，ハンドルなど）を動作させて，一体化した弁体を動かし，通路の開閉を行う．
- 粉体の移送が終わったら，アクティブ側開閉駆動機構を閉とする．
- ロック機構を解除する．
- パッシブ側をゆっくりと，衝撃を与えないように切り離す．このさいに衝撃を与えると，付着している粉体が舞うことになる．

■ 7.2.4　SBV のメンテナンス

　SBV のメンテナンスとして，シールリングやOリングの交換が必要となる．その交換時期は各メーカのマニュアルによる．このような交換作業のさいには，ディスク面の保護にも留意が必要となる．金属製の面と面が合体するわけなので，傷つけないように表面を保護する必要があるし，日常の切り離し動作のときにも，接合面での傷の有無について注意を払う必要がある．また，溶剤雰囲気が残っている湿体を扱う場合には，シールリングの膨潤について日常的に目視検査などをする必要がある．

■ 7.2.5　設計・使用上の留意点

　SBV は，特殊な接続継手であるという認識をもつ必要がある．以下に留意点を述べる．

　① **タイプ：**　SBV は基本的には粉体移送用であり，粉頭圧に対しては耐えられるが，高圧での液体の移送用として考えられてはいない．とはいうものの，ウェットダウン処理が必要な場合もあるので，通常，標準型と耐圧型の二つのタイプが用意されている．前者は圧力がかからない状況に用いる．後者は，例えば，真空になる部位や低圧での洗浄液が通る部位で，多少なりとも圧力が作用する場合に用いる．耐圧型では，液体用の差込式カプラと同様に，パッシブバルブの側面にOリングを設けることになる．この抵抗力により，耐圧型パッシブをアクティブ側に押し込むさいにはさらに力が必要となる．

　標準型でよいかまたは耐圧型とするべきかは，工場での運用（例えば，洗浄する必要の有無）で決まるが，その詳細が確定するのは時間的にかなり後になる場合がある．このことも考えて，タイプを選定していく必要がある．

　② **オスメスの取り付け：**　SBV のオスメスをどちら側に取り付けるかということが話題となる．

　一般的にパッシブ側を移動側として，アクティブ側を固定側に配置することが多い．例えば，反応釜にアクティブ側を設け，プラスチック製の容器や袋の先端にパッ

シブ側を設けて，両者を人手で結合して粉体の移送を行うなどである．

SBV のサイズが大きくなると，押し込むための駆動装置を必要とすることになるので，どちら側を押し込む側とするかは全体のシステムを勘案して決めていく必要がある．

IBC に SBV を用いる場合には，IBC の上部または底部にパッシブ側を設けることが圧倒的である．このために，ステーション側にアクティブ側を配備する形となる．

③　**重　さ**：　SBV は金属製であるので，サイズが大きくなるとかなりの重さとなる．とくに，駆動機構が付属するアクティブ側は重たくなる．例えば，サイズ 100 のアクティブは 7 kg 程度であるが，サイズ 200 では 35 kg 程度となり，かなりの重量となる．メンテナンス時などでは，その取り扱いを勘案しておく必要がある．

パッシブ側は，先に述べたように移動側として使うことが多い．このために軽量化が望まれるところであり，実際，金属製のほか，プラスチック製のものも用意されている（ただし，サイズが制約される）．

④　**位置合わせ**：　接続の最終段階では，アクティブ側とパッシブ側のディスク面を平行にする必要がある．この平行度の実現は重要なポイントであり，ほかの大口径の接続継ぎ手と同様に，面の傾きを調整しやすくするための補正機能を一方の側にもたせる場合がある（補正機能部品として多くは，柔らかいゴムの筒を用いる）．

⑤　**押し込み時の姿勢と力**：　SBV はパッシブ側をアクティブ側に押し込んで取り付けることが多い．上方からこの作業を行うことは比較的に容易であるが，取り付けの関係で，下方からこの作業を行う場合には，パッシブの重さも加味されるので面倒な作業となり，サイズが大きいと危険な作業となりうる．このような場合には取り付けのための補助道具を用いることを検討する必要がある．

また，耐圧型の SBV ではパッシブの周囲に O リングを設けており，このために押し込むときにかなりの力が必要となる．下向きの良い姿勢が確保できるとしても，人の手で押し込めるのはサイズ 100 〜 150 程度までとされている．このため，サイズの大きい 200 以上では空気シリンダなどの駆動装置を用いることになる．

⑥　**シールリング半周での粉の残り**：　SBV が上下方向の移送ラインに取り付けられている状況を考えてみる．オスメスの両側のディスクは一つの弁体となって，移送ライン中で開とされるわけである．粉体の移送中においては，ディスクは粉中にさらされており，厚みをもっているディスク上半分には粉体が付着している．粉体の移送が終了して SBV のディスクを閉じる場合，SBV のディスクの周囲にはシール用のゴム部材がリング状にはめ込まれているので，ディスクはシールリングの方へはまり込んでいくことになる．このときに，ディスクの上半分に付着して残って

いる粉体は，シールリングとディスクの隙間で圧密状態となって，挟み込まれつつ外に出てくる．

このため，切り離されたさいに，シールリングとディスクの隙間に挟み込まれた粉体が，シールリングの半周に残って見えることになる．このことは，SBVの構造上不可避のことである．SBVのタイプや対応するレベルによって，ディスク半周に残る量に多少はあるものの，ゼロにはできない（液体用の接続継ぎ手において，「漏れゼロ」とうたっているタイプでも，微量の付着量があることと同じである）．

メーカのインストラクションでは，この部分における残存はオペレータによって清浄化（拭き取り）することを推奨している．静かに取り扱っている状況では飛びにくい（圧密状態のため）といわれているが，衝撃などがあると残った粉体が落ちて飛散する可能性があるので，切り離し直後に拭き取っておくのが必須である．

⑦ **取り付けスペース：** 現場にSBVを取り付けた後に，取り扱う粉体の性状が当初とは異なってくるということが往々にしてあり，このためSBVの所定の性能が発揮できない事態がある．このような場合，SBVの周囲に局所排気を行うための吸い込みリングを追加設置して対応することがある．初期の設計にさいしては，このような状況も想定して，SBVの周囲にスペースを確保しておくことが重要である（写真7.6）．

また，アクティブ側には弁開閉のハンドルのほかに，ロック機構を動作させるレバーが取り付く．このため，反応釜上鏡のノズルにアクティブバルブを取り付ける場合には，そのハンドルやレバーの操作ができるように，ほかのノズルや撹拌モータ取り付けブラケットと干渉しないことを確認しておく必要がある．とくに，小容量の反応釜では釜上のスペースが窮屈なので，事前の検証が不可欠である．さらに，前述のようなSBVの洗浄デバイスを使う場合には，釜上に十分なスペースを用意

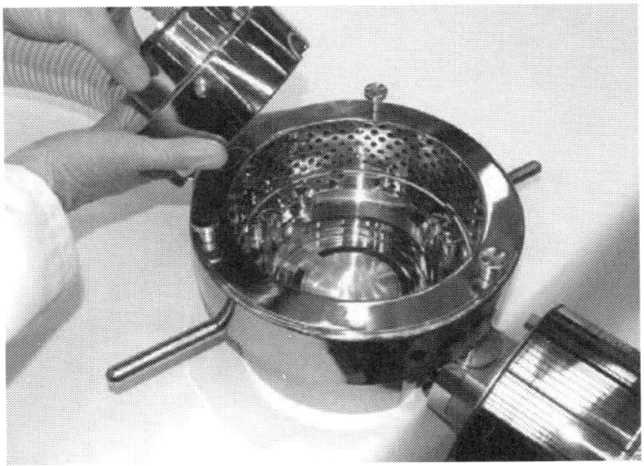

■**写真7.6 SBVに取り付ける局所吸引装置（PSL社の資料より）**

7.3 アイソレータ

ここで述べるアイソレータとは，ゴム製グローブを介して缶体の中で粉体をハンドリングすることにより，危険・有害性のあるハザード物質から作業者を保護するためのものをいう．封じ込めの代表的な機器であり，封じ込めアイソレータ（containment isolator）とも称されている．その用途は広く，例えば，原料秤量小分け用，釜上に設置する原料仕込み用をはじめとして，粉砕機，棚段乾燥機，加圧ろ過器，混合機など設備一式をその内部に収納するものなど各種ある．また，ろ過乾燥機などでの乾燥粉取り出し口に，取り出し作業専用アイソレータを設ける場合もある．さらに，コルベンスケール設備では，ガラス製の反応設備一式をアイソレータ内に収納する場合もある．

なお，医薬品の品質を維持するために，医薬品を人や外部環境から隔離し，遮蔽するための装置としては，その内部が陽圧管理される無菌アイソレータ（aseptic isolator）がある．

7.3.1 構 造

全体は気密性を有する箱状構造の缶体であるが，内部を見ながら操作するために，開閉可能な透明な扉が取り付いている．扉は合わせガラスとする場合や，耐溶剤性のあるフィルムを貼り付けたプラスチック製とする場合がある．扉の周囲には，缶体との間で密閉状態を形成するためのエラストマ製シール部材が取り付けられている．操作面である扉にはゴム製のグローブを複数個取り付けてある．グローブのサイズ，個数，取り付け位置は内部での作業内容を勘案して決められる．グローブ取り付け座は単純な丸型よりも楕円型のほうが作業性がよいとされる．グローブの材質はハイパロンが多い．この場合，使用予定の有機溶剤に対する耐性を確認しておく必要がある．

給排気ラインにはHEPAフィルタが取り付けられる．これらはアイソレータ内部で交換される．また，アイソレータの排気HEPAフィルタに不具合があると，工程室内に高薬理活性物質が放散されるので，アイソレータの排気ラインの直後にもう一つHEPAフィルタをバックアップとして設けることが多い（第8章で説明するバグインバグアウト方式で交換される）．

装置には，次に示すようにいろいろなインターフェイスが取り付けられる．

- 原料や資材などを外部より搬入するための搬入口が設けられる．具体的には

PE製連続チューブを用いるバグインポートやダブルドア方式パスボックスとする．より高度な封じ込めを要する場合には，7.6節にて説明するラピッドトランスファーポート（rapid transfer port：RTP）とする方式もある．将来RTPが必要となる場合に備えて，その台座だけを設けるという場合もある．

- 粉体の取り出しのためには，SBVやPE製ライナを用いるインターフェイスが取り付けられる．その取り付け場所はアイソレータ側面であったり，アイソレータ底面であったりする．
- 内部で発生する廃棄物などを外部に取り出すためのポートが設けられる．通常はPE製連続チューブを用いるバグアウトポートである．

アイソレータの内部には，粉体取り扱い後の内部洗浄を容易にするための洗浄ノズルやハンドシャワーユニットなどが取り付けられる．これらのために，洗浄液供給口と洗浄排液排出口が設けられる．また，内部で用いる小物類の保管場所として，ラックが取り付けられる場合がある．アイソレータ上部には，内部での作業のために照明が設けられる．

封じ込めるということで，缶体の気密性は当然のことながら，グローブ，グローブの取り付け部，扉と缶体とのシール部，フィルタの取り付け部，パスボックスをはじめとする各種インターフェイス部などで気密性が要求される．HEPAフィルタの取り付け部位では，飛んでくる粉がバイパスしないようにする必要があり，完全性試験でこのことを確認する．

■ 7.3.2 選　定

アイソレータには，封じ込めのレベルに応じて各種のタイプがある．

箱状の缶体にグローブが取り付いた単純なものから，ブロワによりその内部を陰

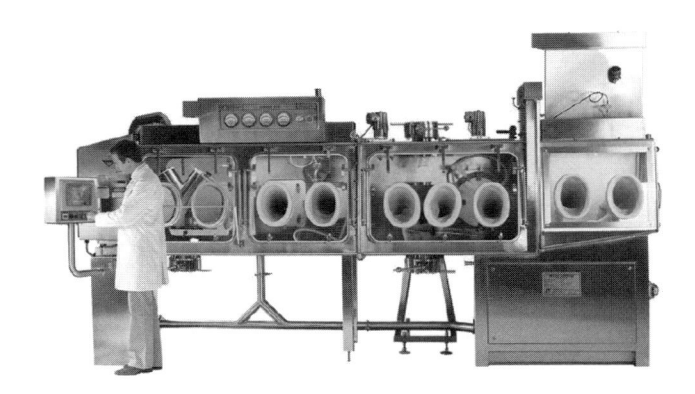

■ 写真7.7　アイソレータの例（PSL社の資料より）

圧とし自動制御されるものまで，いろいろなレベルのものがある．陰圧タイプでも，ブロワに代えてエジェクタで陰圧状態を作るタイプ（陰圧の自動制御は行わない）もある．また，グローブに代えて，ハーフスーツやクウォータスーツを取りつけて作業性をより高めたタイプもある．最近では，ソフトウォールタイプのものもある（7.4節参照）．

内部に複数の装置を内蔵しているタイプの代表的な例が写真7.7である．SBVの取り付け具合などがよくわかる．

■ 7.3.3 使い方

ここでは，ブロワにより陰圧制御されるケミカルハザード対応用アイソレータについて説明する．このアイソレータは，ステンレス鋼製のハードウォールタイプであり，広く用いられているものである．

封じ込めるという目的のためにアイソレータの内部は陰圧とされる（例えば，－50から－150 Pa）．外部にある排気ブロワで供給空気量よりも大きい排気空気量を吸引排出することで，内部を陰圧にしておくものである．このような陰圧自動制御タイプを陰圧アイソレータと称することがある．

アイソレータの運転制御範囲とアラームは，例えば次のようになっている．
- 通常操作時： －100 Pa
- 陰圧不足のアラーム： －50 Pa
- 過陰圧のアラーム： －450 Pa
- 過陽圧のアラーム： ＋100 Pa

陰圧制御アイソレータでは，取り付けられている圧力計とブロワ（インバータ制御）が連動して内部の圧力を制御しているが，ブロワの排気風量は状況によって大きく変わる．例えば，
- 起動直後でグローブによる作業がない待機状況では，$12 \sim 18 \, m^3/hr$
- グローブを用いてアイソレータ内部で作業している状況では，$60 \, m^3/hr$
- 異常状態としてグローブが1個外れた状況では，$300 \, m^3/hr$（グローブポート面での速度 0.7 m/s として）

となる．

上記のように操作状況によってブロワの排気量は大きく変動するので，複数台のアイソレータを用いる場合の排気システムについては留意が必要である．例えば，同時に何台のアイソレータを稼働させるのか，排気系統をどう分割するのかを決めなければいけない．

また，陰圧制御アイソレータでは，ブロワを回し始めて内部が陰圧になるに従っ

て，グローブが内部に張り出していくことになる．このグローブをアイソレータ内で動かすと内部の陰圧が変動する（差圧計で確認できる）が，グローブが大きく動いたとしても一定範囲内での負圧が維持できるようにインバータ付ブロワで運転されている．このため，陰圧自動制御のアイソレータではグローブ自体の操作によって粉塵がリークすることはない（リークがありうるのは内部が陽圧になるときである）．

ケミカルハザード対応用アイソレータ内部の空気清浄度については格別な法規や基準はないのが現状である．実際のところ，アイソレータが設置される製造工程室は多くの場合クリーンルームであり，その室内の空気を吸い込むこと，さらに給気口にHEPAを設けていることにより，内部の清浄度は高い．

■7.3.4 メンテナンス

多くの種類の部品から構成されているアイソレータでは，性能を維持するためにメンテナンスがかかせない．

① 日常的な点検項目として重要なのは，次の項目である．
- グローブの傷，ピンホール，取り付けOリングの緩みなどの有無
- バグアウトポートのPEチューブの傷，ピンホール，取り付けOリングの緩みなどの有無
- アイソレータ缶体の耐圧確認
- HEPAフィルタの差圧の確認（つまり具合）
- 操作面ウィンドウ部での傷や曇りなどの有無
- 十分な照明かどうかの確認
- 各種バルブの円滑な操作の確認

② 定期的に実施するべき項目は，
- アイソレータ缶体のリーク試験
- HEPAフィルタの完全性試験
- グローブのリーク試験
- 圧力計や差圧計の校正試験
- 各種インターロックの確認試験
- エアフィルタや計器用ラインフィルタなどの交換
- 排気HEPAフィルタの交換

■7.3.5 設計・使用上の留意点

アイソレータを使い勝手のよいものにするためには細かい配慮を要する．留意点

を以下に述べる．

① **給排気**：　給気排気をどのようにするかは，全体の空調システムと関係するところが大きいので設計の初期に設定する必要がある．アイソレータをクリーンルーム内で用いる場合に，給気－排気の組み合わせでいうと，室内給気－室内排気，室内給気－室外排気，室外給気－室外排気というケースがありうる．

室内給気－室内排気は，アイソレータが設置されている工程室の空気を吸い込んで，室内空調の排気口の近傍にブロワラインの排気口を設置するものである．一番手軽な方法ではあるが，不活性ガスである窒素ガスをアイソレータ内部で用いるような場合には問題視される．このような場合には，室外へ排気することが行われる．室内給気に代えて，圧縮空気を装置に導入して適宜減圧して，缶体内部に給気するという方式もある．

② **有機溶剤の扱い**：　アイソレータ内で有機溶剤を用いて洗浄作業を行う場合がある．シール部材の種類によっては，有機溶剤に対して耐性がない場合もあるので，どのような種類の有機溶剤を用いるのかを事前に明確にしておく必要がある．また，有機溶媒をスプレー洗浄することは静電気発生の危険性があるので通常は避けるべきである．有機溶剤を用いる場合には，掛け洗浄や拭き洗浄が一般的である．アイソレータ内で有機溶剤を大量に用いる場合，グローブや排気HEPAの材質についてもメーカと事前に協議しておくのが良い．グローブが取り付く扉については，内部で有機溶剤を用いて洗浄することも考えて材料の選定を行う．プラスチック扉とする場合，内面に耐溶剤性のあるフィルムをコーティングすることで対処する．

③ **粉塵爆発**：　アイソレータ内での粉塵爆発に留意しなければいけない場合がある．とくに，粉砕後の微粉を扱うアイソレータでは，窒素ガスを流すなどして粉塵爆発に対して万全の処置をしておく．

④ **酸素濃度計測**：　窒素ガスや有機溶媒を用いるときに，アイソレータ内での酸素濃度計測を必要とする場合がある．アイソレータ内の各所で，所定の濃度になっていることを確認するためには，ポータブルタイプの酸素濃度計を用いるのが便利である．固定式とする場合，計測器具用のノズルをアイソレータ缶体や排気ラインに設けることがある．

⑤ **リーク試験**：　リーク試験を，工場検査時，据え付け検査時，メンテナンス時などで実施する．本体のみならず，HEPAフィルタの完全性試験を実施することが必要である．

⑥ **グローブのリーク試験**：　グローブを装着したままで行うグローブリーク試験については各種提案されてきているが，一長一短あるのが実情である[1]．

⑦ **モックアップテスト**：　グローブによる操作性を確認するために，製作にか

かる前にモックアップ試験を行い，手が届かない場所がないことを確認する．とくに，アイソレータ内部に構造が複雑な機器を組み入れる場合には，機器の取り扱い，洗浄，メンテナンスを含めた運用のすべてを考えなければいけない．アイソレータ内部で分解洗浄を行う場面も想定して，分解作業がしやすいようにグローブの数および配置を決めていくことが重要である．例えば，内蔵されている加圧ろ過器の上蓋を取り外す場合には，ボルト締付け作業のし易さも重要であり，スパナなどの工具を回せるかどうかという点も配慮する必要がある．細かい点では，上蓋の固定方法として，ボルト方式とするかクランプ方式とするかを決めなければいけないので，容器側の設計とも関連する．内部に置く工具の数を少なくする上で，ボルトサイズを統一する場合もある．さらに，上蓋をどのような方法で持ち上げておくかということも検証しておく必要がある．内部で行われる種々の作業において，必要な小物（例えば，小さなボウル，スクープ，ロート，トレイなど）の置き場所を決める必要が出てくる．

　原料秤量小分けのアイソレータなどでは，持ち込んだ原料の袋を内部で一時的に置いておくスペースも必要であり，さらに，秤の設置スペースも確保しなければいけない．

　⑧　**分解作業**：　内蔵している機器を洗浄のために分解する場合，グローブを介しての分解作業やハンドリングがやりやすいように，重さの制限の視点から部品レベルまで設計を見直すことが必要である．これはアイソレータメーカと機器メーカの共同作業による．

　⑨　**横持ち作業時の重さ**：　アイソレータ内で横持ち作業をする場合には，グローブ越しであるということから，扱う重さに制約が生じることを念頭におく必要がある．一般に，アイソレータ内でグローブ越しに横持ち扱いできるのは5kg程度といわれている．アイソレータに出入りする粉体の玉や分解時の部品の重さも，この程度に抑えておく必要がある．

　⑩　**オペレータの身長**：　オペレータの身長によって腕の長さが違うこともあるので，複数のケースを想定する必要がある．必要な場合には，小さな踏み台を用意する．

　⑪　**グローブの仕上り**：　グローブはゴム製品であり，仕上がり寸法が常に一定というわけではなく，またグローブメーカによっては仕上がりが少しずつ異なる．できるだけ操作性の良いグローブを確保することが必要である．

　⑫　**パスボックス**：　パスボックスはダブルドア方式となっており，片側のドアを開けているときには他方のドアは開かないようにインタロックが設計されている．試験時にフェイルセーフを確認しておく必要がある．パスボックスの大きさは，

内部で取り扱うもの（例えば，原料の入った容器）の大きさを考慮しておく必要がある．このため，原料容器の最大寸法を設計の初期に入手しておく必要がある．パスボックスは丸型よりも角型のほうが便利な場合が多い．

アイソレータが稼働し内部で粉体を扱い始めた後に，パスボックスから資材を入れようとするときには，アイソレータ内側のドアを開けるとパスボックス内部が粉体で汚れるので，外側のドアを開けたときに活性物質が工程室内へ出ることになり，運用上留意が必要である．キャンペーン生産期間にわたって，資材を繰り返しパスボックス経由で入れる場合には，上記の汚染を考慮して，パスボックス自体にHEPAフィルタを付けて，陰圧制御することもある（代案としては，プラスチックフィルムによるバグイン方式とすることがある）．

⑬　ドラム缶との連結：　内袋に入っている原料をドラム缶やファイバードラムから直接アイソレータに取り込みたいときがある．この場合の方策として，ドラム缶（またはファイバドラム）に大きめのPE製チューブを被せて，アイソレータとの間を密閉化する方法がある．この作業ができるように，アイソレータ側に，PE製チューブ取り付け用筒を配慮しておく必要がある．なお，アイソレータの周囲でドラム缶をハンドリングし反転するなどの作業が発生するので，周辺にそのためのスペースとドラム缶を持ち上げる支援ツールを確保しておく．

⑭　バグアウトポートの連続ライナー：　バグアウトポートには，通常PE製の連続チューブが取り付けられる．このチューブの破れについては気が付きにくいので，日々の目視検査が重要である．

⑮　排液ライン：　アイソレータ本体の底部は，洗浄水の排出のために勾配を設ける．最下点には排水バルブを設ける．排水バルブの選定においても，活性物質が溶け込んだ排液が通ることを考慮する必要があり，例えば，ボールの裏側が洗いにくいボールバルブは避けた方がよい．

⑯　内部の仕上げ：　アイソレータ内部の仕上げであるが，接粉部は$Ra \leq 0.25 \mu m$（バフ#320相当）とし，それ以外の内面は$Ra \leq 0.4 \mu m$（バフ#200～250相当）というのが一般的である．

⑰　アイソレータの可動性：　アイソレータは移動できるように設計しておくと何かと現場では便利である．背面側の清掃作業なども容易になる．ただ，この場合にはケーブルの仕舞いについて，可動範囲を考慮して施工する必要が出てくる．

⑱　アイソレータ下部スペース：　原料秤量小分け用アイソレータでは，秤量された粉体を別の容器に移し替えることとなる．このため，アイソレータの下部にそのための容器を収納するスペースを設ける必要がある．この場合，容器とのインターフェイスとなるSBV（もしくはプラスチック袋取り付け用筒）をアイソレータの下

側に取り付けざるを得ない．このために，スペース上の制約からSBVの作業性が十分確保できないことが多い．設計の初期に補助道具の要否について十分すり合わせておく必要がある．

　釜に粉体原料を直接投入する仕込み用アイソレータでは，シュートラインの洗浄作業が可能なようにする必要がある．また，釜側にロードセルを設置している場合には，粉仕込みラインに柔軟性のある部品を使うなどして，ロードセルへ影響を与えないように配慮する必要がある．

⑲　**アイソレータ内で用いる小物：**　アイソレータ内での作業にあわせて，内部にいろいろな小物（例えば，小容量のボウルなど）が持ち込まれる場合がある．これらの小物が別の作業の際に邪魔にならないように，アイソレータ壁面に棚を設ける場合がある．これらの点からも，アイソレータ内部ではどのような道具を用いて作業を行うかを事前にメーカに伝えておく必要がある．同様な意味合いで，例えば，原料秤量用の秤をどこに置くかという問題が発生する場合がある．すべてを内部におくことができれば最善であるが，スペースの点から表示器をアイソレータ外部の専用台座に設置しなければならない場合もある．

⑳　**アイソレータの区分け：**　封じ込め機器を選定するさいの「コントロール」の分類に，通常のアイソレータと厳密なアイソレータという言い方をすることがある．例えば，資材や原料の搬入と廃棄物の搬出の二つの作業にあたって同一のパスボックスですまそうとする場合には，内部で汚染された資材（廃棄物など）を外部に取り出す時に内部で飛散した薬塵が資材と一緒に出てしまうことになる（通常のアイソレータ）．他方，資材の搬入はパスボックス経由，廃棄物の搬出はバグアウトポート経由として，物の出し入れをワンウェイ方式として運用する分には，内部で薬塵により汚染された資材は封じ込めた状態で系外に取り出されるため，より厳密な封じ込めが可能である（厳密なアイソレータ）．

　また，陰圧自動制御されるアイソレータは厳密なアイソレータに分類され，陰圧発生機構のないボックスだけのもの（グローボックス）やエジェクタにより陰圧とされるタイプは通常のアイソレータと分類される場合もある．

㉑　**カスタム設計：**　繰り返しになるが，アイソレータは現場での使い勝手の要望を織り込むカスタム設計のものであり，運用について，機器供給側とユーザ側との十分な協議が必要である（モックアップはこの確認の場でもある）．

■7.3.6　アイソレータに関する規格基準

　本書で扱うハザード物質対応用の封じ込めアイソレータ（containment isolator）も，広義のアイソレータのなかの一つの形態であり，その構造，材料，試験方法な

どが各種の規格基準で定められている[2]．

　一方，無菌充填や無菌操作を要する工程で用いられる無菌アイソレータ (aseptic isolator) は，その重要性から，内部の清浄度などについて規定がある[3]．

　なお，最近では薬理活性物質のサプライチェーンの関係上，医療設備（病院など）でも抗ガン剤などの活性物質を無菌状態で扱う場面も増えてきており，調合作業用に，compounding aseptic isolators (CAIs)，compounding aseptic containment isolators (CACIs) と呼ばれているアイソレータが使われ出している．これに関する規格基準も多くの団体から提案されている[4]．

7.4　ソフトウォールアイソレータ

　いままで述べたきたアイソレータは，ステンレス鋼製のいわゆるハードウォールタイプのものである．このタイプでは，隅部に手が届きにくいなどの操作性の課題があることが知られている．一方，使用後の洗浄およびバリデーションを実施すれば，繰り返して使える堅牢性を有している．

　最近，ハードウォールアイソレータの欠点を解消するべく，ポリエチレン製やポリウレタン製のプラスチックフィルムから構成されるアイソレータが使われ始めている．ソフトウォールであるので腕の動きに融通がきき，隅部まで手が届く．また，費用が相対的に廉価である．一方，破れなどのようにソフトウォールであるがゆえの懸念事項もありうる．選定するさいには，総合的な視点から検討する必要がある．

■ 7.4.1　構　造

　ここでは，比較的に用途の多い原料秤量小分け用ソフトウォールアイソレータ（常圧タイプ）に限定して話を進める（図7.4）．

- 秤量小分け作業のための台として，周囲に鍔が立ち上がったパンを用意する．パンの大きさは，原料の袋を置くスペース，粉を取り出す作業のためのスペースのほか，秤の寸法，ドレーン口などを考慮した結果として決める．
- 上記のパンの隅部は，丸みをもっていることが必要である（形状としては矩形ではなく，隅がまるい長方形とする）．これはエンクロージャシール部品を鍔に連続的に取り付けるためである．
- パンの下部には，秤量作業後の粉体を取り出すための口が設けられる．この取り出し口については，SBVを用いる場合やプラスチック製バッグを用いる場合がある．このことは，ハードウォールアイソレータの場合と変わりはない．
- このパンが乗った全体フレームが用意される．このフレームは，必要により，

7.4 ソフトウォールアイソレータ

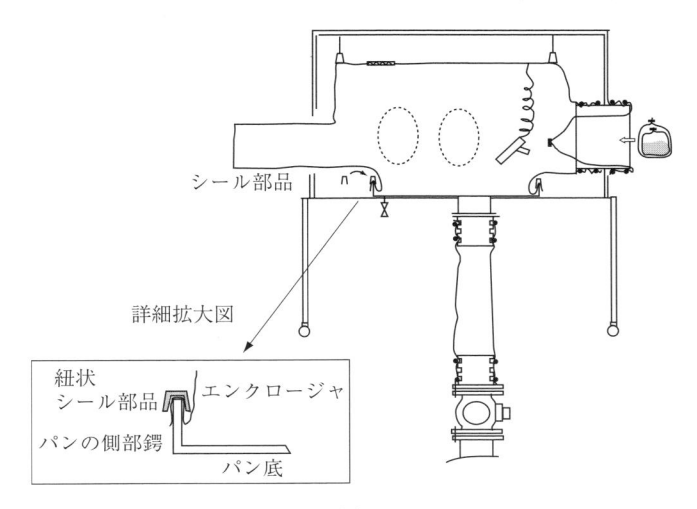

■ 図 7.4 ソフトウォールアイソレータの例

移動式としたり固定式とすることができる．フレームの上部隅などには，ソフトエンクロージャを吊り下げるさいに用いられる吊り紐用金具が設けられる．

- ソフトエンクロージャの底部は，パンの大きさとほぼ同じに製作される．エンクロージャの側面には，資材取り込みのための開口や廃棄物取り出しのための袖部が設けられる．エンクロージャの前面には，グローブ取り付け用のカフスが融着にて取り付けられており，そのカフスを利用してグローブを取り付ける（O リング利用）．上部には，エンクロージャ内外の圧力バランスを取るため，また，内部での粉体扱いによる飛散を防止する意味から面状の HEPA フィルタが取り付けられている（常圧タイプの場合）．さらに，内部の洗浄のために，洗浄ランスなどが上部に取り付けられている．
- エンクロージャの隅部には，吊り紐を通す補強パッド部があり，同部とフレーム側の金具との間で紐を通して，エンクロージャ全体を保持することとなる．
- フレームの側面には，資材，原料などを内部に持ち込むためのバグインポートが設けられる．
- パンの鍔部は 3 mm 程度の厚みをもっており，ここにエンクロージャをかぶせ，その上から，紐状のシール部品を押し込んでシールすると同時にエンクロージャが外れないようにする．この作業を容易にするために，両面テープを利用するときもある．紐状シール部品の内部にはバネ鋼が入っており，このバネ鋼でソフトエンクロージャと鍔を挟み込むようにして使う（図 7.4 詳細拡大部参照）．

■7.4.2 選　定

ソフトウォールアイソレータは，使用する用途に応じたタイプを選定する必要がある．

- ソフトウォールアイソレータには，現在，その内部を陰圧にするものと常圧タイプのものがある．
- 常圧タイプでは，ソフトウォールの一部に面状の HEPA フィルタを取り付ける．この HEPA フィルタは内外の圧力差をバランスさせると同時に，内部で粉体処理した場合に発生する浮遊粉塵を捕捉するものである．エンクロージャ内部で大きな陽圧を生じるようなこと（例えば，急激なグローブ操作など）は避けなければならない．そのような場合には，HEPA フィルタから多少なりともリークがあることを想定する必要がある．
- 陰圧タイプではエジェクタ（またはブロワ）で吸引して内部を陰圧にするものである．ソフトウォールであるので，その陰圧にも制約がある（おおむね－50 Pa 程度）．

■7.4.3 使い方

内部で秤量した後の粉体の取り出しには次のような各種の方法がある．

① 秤量小分けした粉体を内部でいったんプラスチック袋化し，それをパン下部に設ける取出し口経由で外に取り出す．取出し口には PE 製ライナチューブが取り付けられているので，二重袋となる．

② パンの下に SBV のアクティブを取り付けて，この SBV 経由で粉をプラスチックバッグや容器に取り出す．プラスチックバッグや容器には，SBV のパッシブが取り付けられている．

③ パンの下に PE ライナチューブによるシュートラインを設け，シュートライン経由で釜に直接に仕込む（図 7.4 の方式）．

上記の ①および ②の方法の選定は，取り出した後工程でのハンドリング方法を加味して決定される．③の方法は釜上に秤量小分けアイソレータを直接に設ける場合である．釜側ロードセルとの縁切りも容易で，ハンドリングが少なくて済むが，洗浄に加え，釜側元バルブからの圧力漏れをどう考えるかを検討する必要がある．

■7.4.4 メンテナンス

陰圧発生機構を有しないソフトウォールでは次のような点の日常点検が必要である．

- ソフトウォールエンクロージャの破れ，ピンホールなどの有無
- グローブ取り付け用Oリングの緩みの有無
- エンクロージャをパンに挟み込んでいるシール部品の緩みの有無
- バグインポート部での結束バンドの緩みの有無
- 吊り具の緩みの有無
- 吊り部，面状HEPAフィルタ部，洗浄ライン取り付け部での割れの有無

陰圧発生機構を有するタイプでは，ハードウォールアイソレータの項で述べたメンテナンス項目も加わる．

■ 7.4.5 設計・使用上の留意点

ソフトウォールアイソレータでは，用いる材料がプラスチックである点に留意が必要である．

① 内部で有機溶剤を用いる場合には，エンクロージャの耐溶剤性が必要であるので，用いる有機溶剤の種類を確定し，メーカに確認する必要がある．

② エンクロージャを取り外す前には，その内部を濡らして飛散しない状態（ウェットダウン）とする必要がある．

③ グローブの交換は，バグアウト方式を用いて交換するのが一般的である．

④ エンクロージャは上記のようにしてパンに取り付ける場合もあるが，もとより完全な袋として製作する場合もある．

⑤ 秤量作業のために，秤の大きさ，精度確保のための剛性なども考え合わせていく必要がある．また,秤をエンクロージャの外側に置く形式も提案されているが，その場合にエンクロージャ自体により量目が変動する可能性もあり，精度を確保する作業手順も検討する必要がある．

7.5 ラミナーフローブース

ラミナーフローブースは層流状の気流の中で作業することで，オペレータの曝露を低減するものである．自由空間が大きくとれて作業性が良いこと，大きめな機械を設置できることから，従来から，比較的に活性レベルが低い場合の原料サンプリング，秤量小分け，篩（ふるい），充填など多目的に使われてきている．

■ 7.5.1 構　造

天井面に空気の吹き出し口，壁側面下部に吸い込み口があり，この間で空気の流れを形成する．吹き出し口の面積を広くとり，そこから層流状にして空気を吹き出

す．床面においても，吸い込み口へ向かう気流の流れができるので，いわば，エアカーテンの中で作業するような具合になる．この気流の流れによって，オペレータの胸元における気流の流れを確保するものである．オペレータは壁側面での吸い込み口近傍で作業することになる．吹き出し口における流速は，どのメーカにあっても，おおむね 0.1～0.5 m/s である（写真 7.8）．

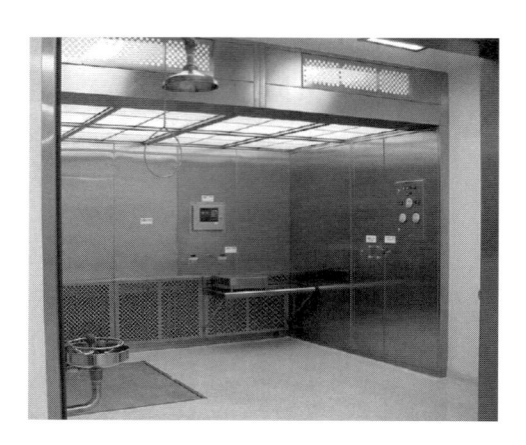

■写真 7.8　ラミナーフローブース（Howorth 社の資料より）

■7.5.2　選　定

選定上大きな区分けは空気の流れであり，全量排気方式と循環方式とがある（それぞれ図 7.5 および図 7.6）．

全量排気方式は，新鮮な外気を取り入れて，その全量を系外に排気するため，より安全で快適な空間を与えるものの，温度湿度をコントロールする必要があるので外調機の運転コストが問題となる．

一方，循環方式の場合には，気流のほぼ 90％ が再び作業エリアに戻ってくるため，活性レベルの高い粉塵の場合や臭いなどを伴う粉塵の場合には，労働環境の点から好ましくない．さらに，熱を放散する機械部分（例えば，循環ファンなど）を通過することになるので，循環される気流の温度が上がっていくことになる（数℃上昇するといわれている）．対策として冷却コイルが気流の通路に設置される場合がある．

7.5 ラミナーフローブース

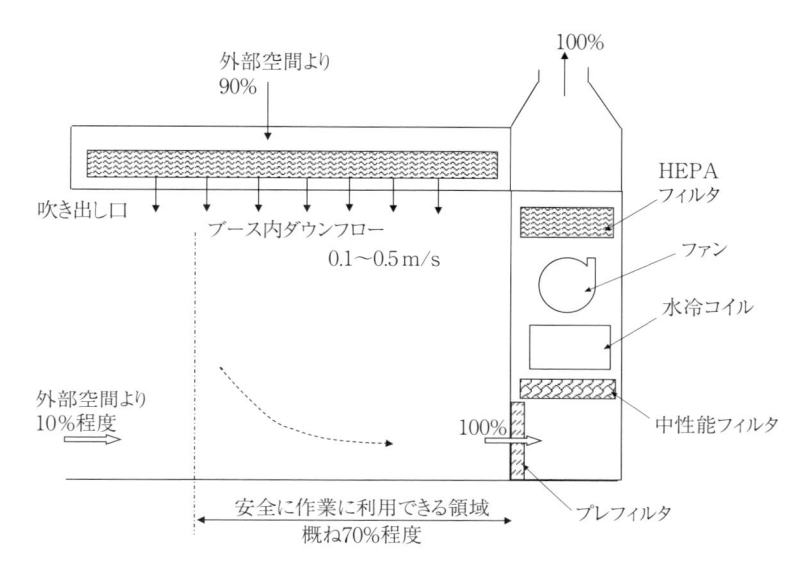

■ 図7.5 ラミナーフローブース　全量排気方式

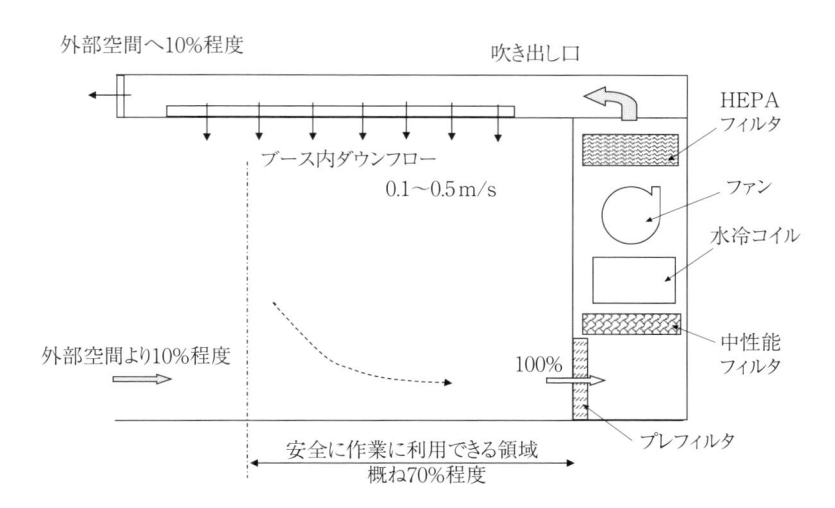

■ 図7.6 ラミナーフローブース　循環方式

■ 7.5.3 使い方

ラミナーフローブースは自由空間が大きくとれるが，有効エリアの関係もあり，作業自体は壁の吸い込み口近傍で行われる．

吸い込み口近くに，作業テーブルなどを配置し，その場所における気流の上流側に作業員が立って作業することになる．粉立ちした粉は吸い込み口へと吸引されるため，気流の流れを意識しておく必要がある．

■ 7.5.4 メンテナンス

吸い込み口には，HEPAフィルタが取り付けられるが，この交換メンテナンスのためにバグインバグアウトできる型式としておく必要がある．

■ 7.5.5 設計・使用上の留意点

ラミナーフローブースは，気流の流れがポイントである．使う場合もその点を十分に考慮しておく必要がある．留意点を以下に述べる．

① ブースの幅は比較的大きな寸法が取れる．奥行き寸法は，気流の流れが上述のとおりであるので，すべてのエリアで封じ込めが実現できるというわけではなく，通常は奥行き寸法の70%程度が有効エリアとされる．

② 排気ラインには，中性能フィルタとHEPAフィルタの組み合わせで，薬塵を捕集するフィルタが設置される．

③ ブース内に設置される各種の備品にあっても，気流を乱さないように工夫しておく必要がある．ラミナーフローを阻害しないように，パンチングプレートを使うなどの配慮を要する．

④ ブースの壁面，床面を構成する材料としては，清掃を容易にするために，通常はステンレスバフ研磨材が用いられる．

⑤ 作業員の立ち位置に注意が必要である．排気口と気流の流れの向きに注意して，作業員自体が気流の流れを阻害することのないようにし，気流の流れが胸元に確保できるように立ち位置を決める．気流に背を向けて立つと，胸元が流れの背面側となり渦ができてしまい，舞い上がった粉塵を吸い込みやすくなる．必要により，例えば，スモーク試験で気流の流れを確認する．

⑥ ラミナーフローブースにおける新しい技術として，作業員の前面にグローブ付きの透明保護スクリーンを設けることも行われている．ブース内の各所で扱えるように可動式となっていることが多い．透明スクリーンによるバリアが形成されることにより，気流に背を向けたとしても，作業員が吸い込む量は格段に減少し，サロゲート物質を用いた試験でも良い結果が出ている．この技術は封じ込めレベルを

高める方策の一つとして，例えば，Extract Technology 社や Howorth 社などから提案されている（写真 7.9，写真 7.10）．

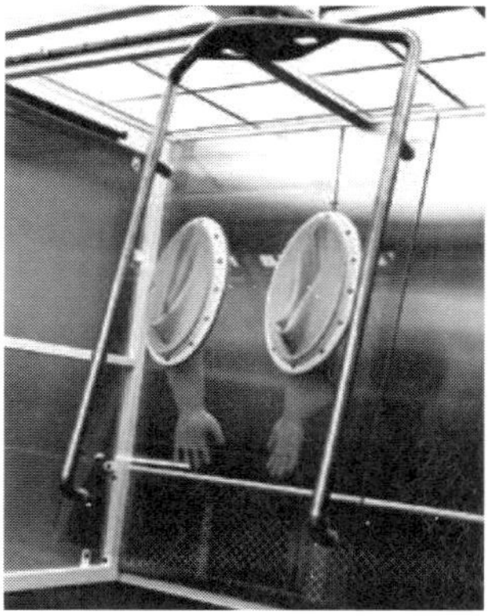

■写真 7.9　グローブ付き遮蔽板の例（Howorth 社の資料より）

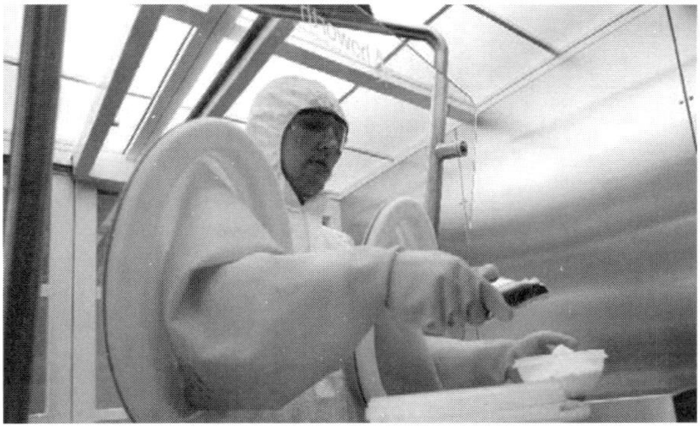

■写真 7.10　遮蔽板の使用状況（Howorth 社の資料より）

7.6　ラピッドトランスファーポート

ラピッドトランスファーポート（rapid transfer port：RTP）は，高度な封じ込めを必要とする場合の搬入・搬出インターフェイスとして用いられる．

■7.6.1　構　造

RTP では，四つの主要な部品が必要とされる（図 7.7）．α フランジと α ドアは，

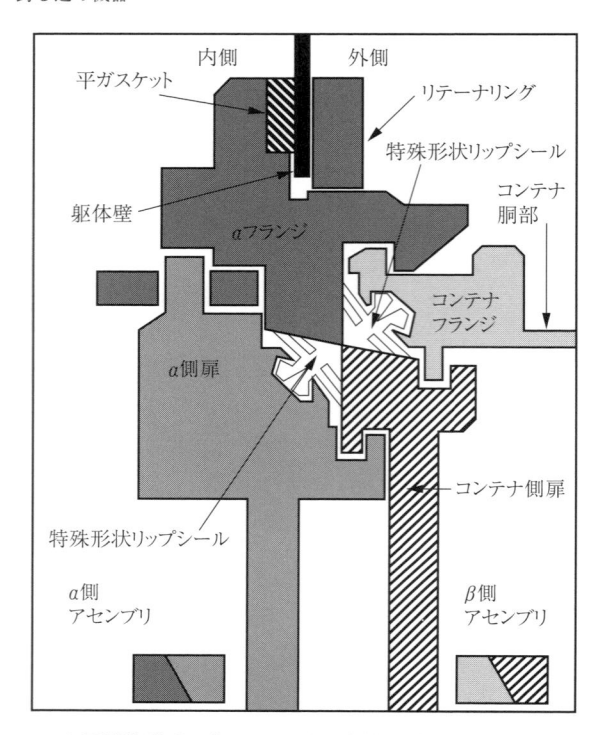

■ 図 7.7　RTPの主要構造説明図（Getinge 社の資料より）

　アイソレータの側壁に取り付けられる．αフランジは，アイソレータに気密性をもって取り付けられている．αフランジには，アイソレータの内側からグローブを介して開閉するためのαドアが取り付けてある．その開閉操作がしやすいように，αドアには取っ手が付いている．αフランジとαドアは特殊な形状のシールで気密性が確保されている．

　アイソレータの外側から資材を持ち込むための特殊なコンテナを用意する．その先端部にはβフランジが設けられ，容器のカバーとしてのβドアが取り付けられている．β側もα側と同様に特殊な形状のシールで気密性を確保されている．コンテナ先端部のβフランジをαフランジに差し込んで，回転させる（60°）．このときに，一方の溝に他方の鍔がはまり込んで，ロックされる．α側とβ側は一種のはめ合い構造となっており，ロックした状態で一体化する．これは，SBVと同じイメージであり，特殊な接続の継ぎ手であるともいえる．β側のコンテナには，金属製・樹脂製容器の他，操作性を高めるためにプラスチック製袋状のものも用意されている（写真 7.11，写真 7.12）．

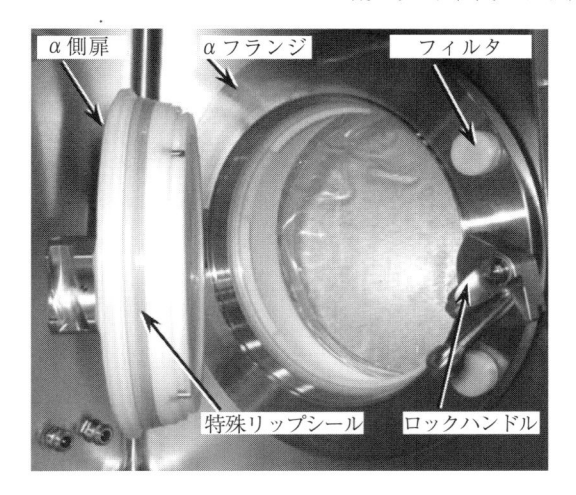

写真 7.11 合体したα-β扉をアイソレータ内側に開けたところ（Getinge社の資料より）

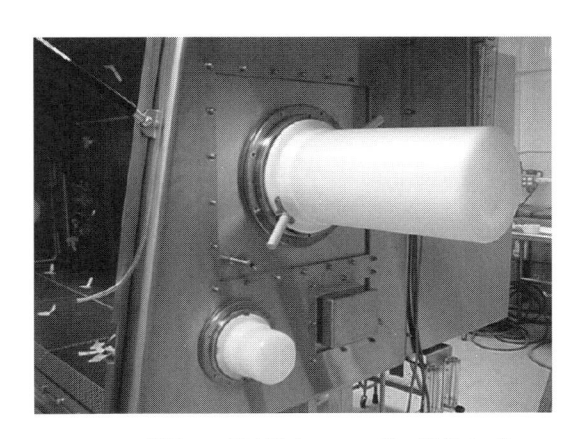

(α側扉、αフランジ、フィルタ、特殊リップシール、ロックハンドル)

写真 7.12 アイソレータ外側のβ側容器（Getinge社の資料より）

7.6.2 選定

アイソレータでは原料などの資材をアイソレータ内部に持ち込むために、ダブルドアタイプのパスボックスが設けられることが多い。この場合、アイソレータが設置されている製造室環境の汚れがそのままアイソレータ内に持ち込まれてしまう可能性がある。ケミカルハザード用アイソレータでは多くの場合、製造室内からの空気を吸い込んでいるため、それで問題となることはない。

しかしながら、場合によってはこのような事態を避けたい場合がある。アイソ

レータが設置されている環境の影響を受けることなしに資材などをアイソレータ内部に持ち込むこと，また逆に，アイソレータ外部に影響を与えることなしにアイソレータから持ち出すことが必要とされる場面がある（とくに無菌工程用アイソレータではそうである）．そのような目的のために，特殊な構造をもつダブルドアタイプの継ぎ手が開発された．それがRTPといわれているものである．

代表的には，ラカレーヌ社（La Calhene）のものが有名である（同社は現在Getinge社に吸収合併され，RTPの商品名をDPTE（Double Port Transfer Exchange）としている）．

■7.6.3 使い方

通常 β 側コンテナの内部には，外部環境により汚染されることが好ましくない資材（または，外部へ汚染物質を出すことが好ましくない資材）が入っている（例えば，滅菌されたキャップなど）．ラボ用無菌アイソレータなどでは，小動物がこのコンテナを経由してアイソレータ内に持ち込まれる場合もある．

コンテナをアイソレータの側壁に回転させて取り付けると同時に，アイソレータ側のドアとコンテナ側のドアが金属接触して密着し，一体化する．

この後に，アイソレータ側のグローブ操作により，密着して合一になった α および β の両方のドアを開けることになる．このようにすることで，コンテナ内部の資材を外気にさらされることなく，アイソレータ内部に持ち込むことができる．廃棄物は逆の方法で，系の外に取り出される（図7.8）．

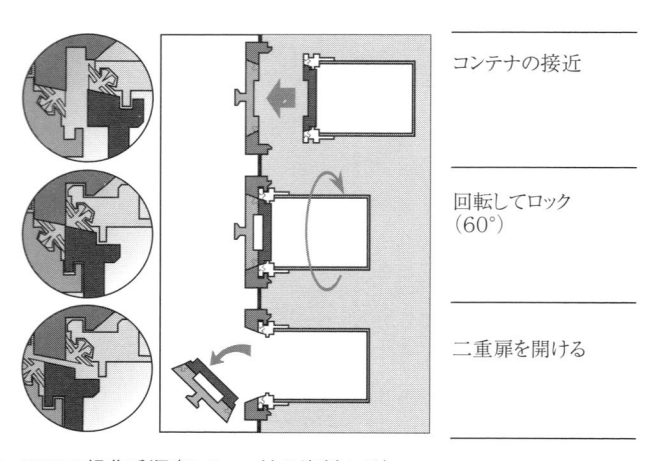

	コンテナの接近
	回転してロック（60°）
	二重扉を開ける

■図7.8　RTPの操作手順（Getinge社の資料より）

■ 7.6.4　メンテナンス

RTPのメンテナンスでとくに重要なのは，そのシール部である．シール部は特殊な形状をしており，そのシールの健全性がシステム全体の清浄性を実現する上で重要な因子である．シール部分の定期的な検査，交換が必要である（無菌用途では，シール部分の滅菌の方法などが確立されている）．

■ 7.6.5　使用上の留意点

特殊な構造をしているRTPを使用する場合の留意点を次に述べる．

① RTPには，従来から「疑惑のリング」といわれている箇所があることに留意したい．

アイソレータ側壁に取り付いている α ドアおよびコンテナに取り付いている β ドアの外側の面は外気にさらされているため，外部環境に由来する汚染がありうる．この汚染された部分が，α ドアと β ドアが合体密着することにより，α ドアと β ドアの間に「閉じ込められたまま」の状態で，アイソレータ側に入り込んでいくことになる．したがって，この α-β 構造のドア部分，とくにはその縁部の密着度が重要なポイントである．密着が悪いと，せっかくRTPを使っても外部の影響をアイソレータ内部に持ちこんでしまうことになる（逆方向も同様である）．

② RTPシステムでは，β ドアおよびそのための β フランジが取り付いた専用の容器を別途に用意する必要がある．さらに同容器に資材を装填する部屋もアイソレータが置かれている工程室とは別の場所とすることが必要なため，全般に設備費用が高額になりがちである．このため，当座の方策として，アイソレータ側に α フランジ（および α ドア）のみを設けておくということも行われている．

7.7　封じ込めされる製造設備

いままでは，粉体移送のインターフェイス部分および粉体ハンドリングのための封じ込め機器について紹介してきたが，製薬工場ではこれらのほかに，工程に応じて特有の製造機器が登場する．ここでは，原薬工場で多く用いられる次の製造機器について，封じ込めを実現する上での，留意事項を紹介する．

- 定置式ろ過乾燥機
- 回転式ろ過乾燥機
- コニカル乾燥機
- 遠心分離器
- 粉砕機

• 充填機

固形製剤工場で用いられる製造機器の封じ込めについては，製造機器自体が特殊な設計・構造のものが多くあり，専業メーカによる詳しい資料がすでにあるので，ここでは割愛する[5]．

■ 7.7.1　定置式ろ過乾燥機

定置式ろ過乾燥機（別名フィルタドライヤ）は，結晶を含む反応液（母液）を脱水・加圧ろ過して，ウェットケーキ化し，ついでケーキを洗浄し，その後ジャケット加熱により乾燥するという多工程を一つの装置内にまとめた多機能機器である．移し替えを少なくできるのでマルチパーパスプラントでよく用いられる．

装置内部には，湿体や乾燥粉体を撹拌し乾燥を促進するための撹拌翼が設けられる．母液をろ過するために，装置の下部にはろ盤およびろ過用スクリーン（例えば，焼結金属製）が取り付けられる．真空下で乾燥するさいの熱源用として，胴体外側やろ盤に加熱用ジャケットを有している（機器の規模によっては軸部も加熱源とされる）．乾燥終了後の乾燥粉体は，装置側部の排出口から払いだされる．

フィルタドライヤでの運用上の大きな関心の一つは，乾燥粉をどれだけ多く装置の外に取り出しうるかということである．高薬理活性製品は付加価値が高いので，できるだけ多く（残りが少なくなるように）取り出したいのが現場の意向である．しかしながら，内部の撹拌翼を下限一杯に降ろしたとしても，スクリーンとの間にはわずかでも隙間が必要なため，自動排出にさいしてはスクリーン面上に薄い層状の製品が残ることは不可避である．

この状態からいかにして多くの粉体を取り出すかが各社のノウハウとなっており，装置に傾斜をつけて払い出しを容易にする，振動を与えながら払い出すなどの工夫が取られている．

封じ込めの観点からいうと，曝露のリスクが最も高いのは，乾燥粉体を取り出す工程である．このため，乾燥粉排出口には，封じ込めた状態で粉を取り出すためにアイソレータが設けられる（写真 7.13）．このアイソレータのモックアップテストでは，スクリーン上にある製品の残りをうまく取り出せるかどうかを検証することが望ましい．排出口の近傍では，掻き出し棒が届かない死角の部分が出てくることがある．そのようなことがないように，モックアップテストにさいして排出口とグローブの位置関係を確認するほか，掻き出し棒の形状を工夫するなどの対処が必要となる．

ろ過乾燥機のサイズが大きくなると，排出口のみでは製品の払い出しが十分に行えないので，排出口に対面する位置に製品押し出し作業用の口および小型のアイソ

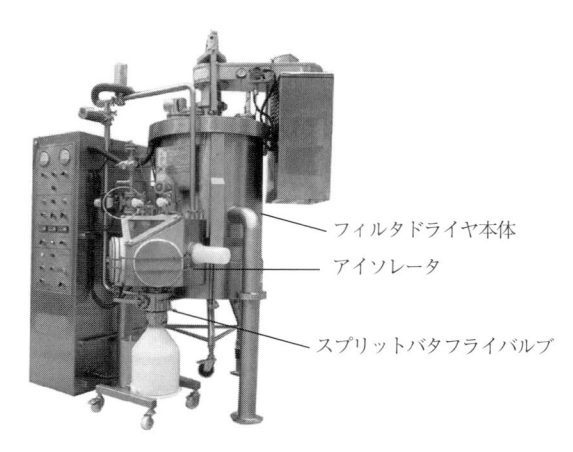

■ 写真 7.13　アイソレータ付きフィルタドライヤ（PSL社の資料より）

レータを複数個設ける場合がある．

　スクリーン周辺部に残っている製品を手で最大限に回収したい場合がある．また，スクリーンの洗浄を封じ込めた状態で行いたい場合もある．これらの作業を封じ込めた状態で行うために，ろ盤部分をすっぽりとアイソレータ内に収納することがある．ただし，アイソレータのグローブで手が届く範囲とする必要があることから，フィルタドライヤのろ過面積に制限がある．

　最近薬理活性のレベルが高くなり，ろ過乾燥機内部の洗浄については，従来のスプレーボールによる洗浄方法では十分に洗えないために，焚き上げ洗浄を採用することも行われている．後者の場合，加熱源と冷熱源を同時に供給できる仕組みを講じておく必要がある．

　ろ過乾燥機の真空ライン側は，粉の飛散がありうるので，HEPAフィルタを取り付けると共に，そのメンテナンス，真空ラインの洗浄についても考慮しておく．

　さらに，インターロックについても注意が必要である．フィルタドライヤの運転時とアイソレータでグローブ操作するタイミングでは，操作条件がまったく異なるので，加圧時・真空乾燥時にはグローブにアクセスできないように物理的な対策を設ける必要があり，グローブにアクセスしているときにはフィルタドライヤ側の撹拌ができないようにするなどの設計が必要である．

■ 7.7.2　回転式ろ過乾燥機

　先に述べたフィルタドライヤは定置式でその内部に撹拌翼をもっているが，回転式ろ過乾燥機ではそれがない代わりに，容器自体を回転させて内部のウェットケー

キに均一に熱を与えている．全体の形状は広口瓶のような形をしており，面積が大きくとれる容器下部にはろ過工程に用いるスクリーンが設けられている．容器上部は乾燥粉体の払い出しがしやすいようにコニカル状となっている．

ろ過乾燥機の容量が小さい場合，コニカル上部の口は，母液の供給口と粉体の取り出し口を兼ねることになる（容量が大きくなると，母液の供給口はコニカル部側面に，粉体取り出し口はコニカル頂部に設ける）．このように，液の供給口と粉体の取り出し口が兼用となっている場合には，その運用において下記のような複雑さを招く．

- 液（母液）の供給のためには，容器の口が上向きになるようにし，液供給口（通常は蓋板上の小口径ノズルを使う）にホースなどで接続する．さらに，その位置のままで，ろ過された液は容器の下部から排出されるので，ろ盤下の排出口にはホースなどを接続する必要がある．
- 乾燥工程中は回転するので，これらのホースは切り離す必要がある．液供給口，ろ液排出口のバルブは当然ながら閉とされる．
- 乾燥途中でのサンプリングは，先ほどの液供給口からとなるので，容器の口を上向きとする．
- 乾燥終了後には，容器の口を下向きにし，排出口に取り付くバルブを開として粉体を取り出す．

高薬理活性物質の乾燥作業にこのようなろ過乾燥機を用いる場合，上記の複雑な工程を考えた封じ込め設備とすることが必要である．すなわち，液体を扱う場合と粉体（サンプリングを含む）を扱う場合の口が共通化されていることに十分配慮して設計する必要がある．

7.7.3 コニカル乾燥機

回転式乾燥機の別の例として，原薬工場での導入事例が多いコニカルドライヤを取り上げる．コニカルドライヤのインターフェイスは，取り出し口とその反対側にあるマンホール口である．多くの場合，マンホール口で湿体を受け入れ，回転途中ではサンプリングを行い，さらに払い出し作業のさいにはブリッジ防止のための突き作業を行うなど，さまざまな作業が行われる．一方の取り出し口は，乾燥粉体の排出専用とされることが多い．コニカルドライヤではグラスライニング施工することが多くあり，その場合のマンホール口は，蓋板の取り付け方法，形状，サイズなどにおいてやや特殊な設計となっていて，通常のSBVをそのまま取り付けることはむずかしい．このために，マンホール側では後述のフレキシブルコンテインメントによる手法が採用されることが多い．取り出し口側はSBVを用いることができ

る．なお，上記の作業や封じ込め手法は，回転式混合機でも同様である．

■ 7.7.4　遠心分離器

遠心分離器には，上排出型，下排出型，横型などの各種様式がある．最近多用されている横型遠心分離器では，湿結晶が下向きの排出口から出てくるので，排出口バルブの下に，SBV や後述のフレキシブルコンテインメントによるプラスチックバッグが用いられる．湿結晶の洗浄工程では，時として酸性溶液を用いることがあり，このため SBV を用いる場合には耐食性のある高級材料を採用することがある（シールリングの材質も高級化する）．

回収された湿結晶は次に精製工程の反応釜に仕込むことになるので，同釜の SBV も耐食性のある高級材料とせざるを得ない．このような連鎖が続く場合には，設備全体での封じ込め機器の費用が大きくなり，全体の封じ込めシステムのあり方を検討しなければいけない場合がある．SBV に代えてフレキシブルコンテインメントの手法を用いる場合には，その取り付け筒をテフロン施工する方法や場合に応じてポリプロピレン（PP）製とすることができる．

遠心分離器では，工程の途中でサンプリングする場合がある．回転ドラムの内側に張り付いているウェットケーキ層からサンプリングするのであるが，高薬理活性物質の場合，ウェットケーキといえどもサンプリング時の封じ込めが要求されることがある．サンプリングにおいても，SBV およびフレキシブルコンテインメントの手法が採用できるが，このような場合，サンプリング口の配置の検討が運用上重要である．

上排出型では，上蓋を含めた機械の上部をフレキシブルコンテインメントで覆うという手法が取られている（第 13 章参照）．

■ 7.7.5　粉砕機

原薬工場では，分離，乾燥工程の後に，粉砕，充填と工程が続く．とくに粉砕工程は，乾燥した微粉の原薬を扱うことになり，また，使用するエネルギーも大きいのでリスクとしては非常に高くなる．このために，十分な配慮が必要である．

粉砕機は，取り扱う粉体の性状，要求仕様（粒度分布など）を勘案して選定されるが，ここでは広く使われているジェットミルについて述べる．ジェットミルは，粉体を高速なガスの気流中に供給して相互に衝突させることで粉砕を行うものである．このために，粉体の供給部（切り出し部）のほか，ガスの供給口と排気口を必要とする．排気ラインの下流には，粉砕された微粉を回収するフィルタが設けられる．

ジェットミルでは，粉体に与えるエネルギーが非常に大きいので取り扱い上でのリスクが大きい．例えば，運転中に閉塞した場合にはシールの弱い箇所から粉体が噴出することもある．運転終了後にはフィルタを含めて分解洗浄する必要がある．以上のような背景から，高薬理活性物質を扱うジェットミルでは，装置全体をアイソレータ内部に収納することになる．

封じ込めの観点から，次のようなことに留意する必要がある．

① 粉砕用の粉体をどのような形で受けいれるかを検討する必要がある．少量の場合には，アイソレータのパスボックス経由で内部に取り込むことも行われる．比較的中・大量の場合には，IBCなどの容器から受け入れも行われる．この場合には，アイソレータにSBVなどの移送インターフェイスを取り付ける．

② 定量的に粉体を切り出しするための機器（オーガなど）が取り付けられる場合がある．このときに，駆動側をアイソレータの外におく必要があり，その軸封部が封じ込めの視点から問題となることがある．

③ 分解洗浄作業を容易にするために，ジェットミルの分解性を良くして，メンテナンス性を高めておく必要がある．グローブで操作することを考えて，部品個々の重さも扱いやすいようにしておく．また，グローブの数・配置はこの分解洗浄作業を勘案して決める必要がある．

④ ジェットミルのほかに，違う機種のミルを併用する場合がある（とくにマルチパーパス工場の場合には，製品粉体の要求仕様が異なることがあるため）．このような場合には，交換の段取りが迅速にできるように，機器をモジュールユニット化して，モジュールごと交換する方式が採用されている．また，閉塞時に備えて，運転予備としてジェットミル本体を別に用意しておく場合もある．アイソレータ内にそのためのスペース（予備スペース）を予めとっておく必要がある．

⑤ ジェットミルの排出ライン側には，大きなフィルタ面積をもつバグフィルタが設置される．フィルタエレメントは定置湿潤（wet in place：WIP）できるようにしておくか，バグアウトできるように設計しておく必要がある．

バグフィルタ下部では粉砕した微粉を収缶するが，その容器をどうするかを予め決めておく必要がある．ハードタイプとするのかプラスチックバッグとするのかについては，次工程の秤量小分け作業を勘案して決める．

⑥ バグフィルタまでのラインの洗浄手順についても事前に検討が必要である．閉じた状態での湿潤化が必要となる．

⑦ ジェットミルまわりには多くのホースラインが設けられるので，この取り扱い作業についてもモックアップ試験時に確認しておくことが大切である．

⑧ 粉塵爆発を防ぐために，アイソレータ内部を窒素ガス雰囲気とする場合があ

る．そのため窒素置換の要領を確立しておく必要がある．
　⑨　ジェットミル以外のミルを用いる場合には，駆動部および軸封部の扱いに注意が必要である．駆動部はアイソレータの外側に設置することになるので，軸の貫通部が出てくる．この軸封部についても，適切な封じ込め設計が必要である．通常運転時のほか，洗浄時の液対策についても考慮が必要である．

■ 7.7.6　充填機

　原薬工場では，粉砕工程や乾燥工程後の乾燥粉は最終的に容器や袋に充填されて製品となる．封じ込めの程度に応じて，次に示すようないくつかの方法が提案されている．
　(1)　**計量充填包装用アイソレータを用いる方法**
　粉砕工程が終了してバグフィルタ下部で回収される微粉は，粉砕機用アイソレータ内でいったん袋化されて取り出される．ついで計量充填包装用アイソレータ内に持ち込まれて，その内部で計量し，別の袋に充填包装される．この方法は，活性の高い場合に用いられる．移し替えに伴う曝露リスクを軽減するために，粉砕機用アイソレータと計量充填用アイソレータを連結する場合もある．
　(2)　**ポリエチレン製連続チューブを用いる充填装置**
　この装置では，オーガによる切出し機構付きの充填装置にポリエチレン製の連続チューブを取り付けるため，完全に閉じた状態で連続的に充填を行うことができる．連続チューブの長さは，袋の大きさにもよるが 30〜40 m である．袋としての仕舞いは，結束バンド方式かヒートシール方式である．事前に外袋をセットしたファイバドラム本体のなかに，連続チューブで形成される内袋が入る形で充填が行われる．装置の上部には切り出し機構が付属する．また，粉体の落下に伴う空気抜きダンパも設けられる（写真 7.14）．
　また，このような連続チューブを用いずに，通常の形態の袋（一方が開口した袋）を用いて封じ込めた状態での充填を行うこともできる．しかし，このためには，後述の図 8.3 に示すようなやや特殊なインターフェイスを必要とする（作業においても少し手間が増える）．
　(3)　**膨張式シールリングを用いる充填装置**
　この装置では空気圧で膨張するエラストマ製のチューブ状シールリングを封じ込め手段として用いる．製品用の袋をこの膨張シールリングに被せて空気圧を供給すると，シールリングは膨張して袋の開口部をシールすることができる．このシールリングを吸い込みブースの上部に取り付け，製品用内袋をあらかじめセットしたドラム缶などをその下に設置する形で使われる．欠点は，膨張シールリングへの空

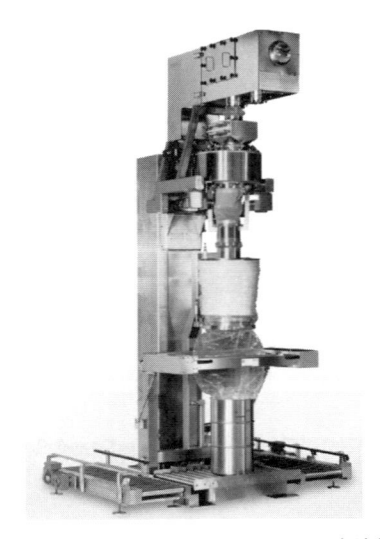

■写真 7.14　連続ライナーによる充填装置
（Hecht 社の資料より）

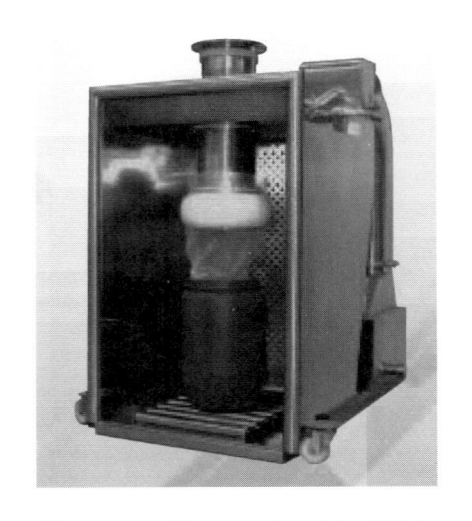

■写真 7.15　膨張シールリング式充填装置
（Extract Technology 社の資料より）

気圧供給を停止すると開口部のシールが切れるので，そこから粉が飛散することである．また，膨張シールリングの表面にも粉体が線状になって残ることである．このために，比較的活性の程度が低い場合に用いられる（写真 7.15）．外側に膨張するタイプだけではなく，内側そして下側に膨張するタイプもある．

7.8　関連封じ込め機器

原薬工場や固形製剤工場では，固定されている製造設備間で粉体を移送するための搬送設備類が使われることがある．
　ここでは，以下について紹介し，封じ込めの観点から，考慮すべき点を記す．
- ガス吸引移送装置
- 粉体移送用コンテナ（IBC）

■ 7.8.1　ガス吸引移送装置

粉体を密閉した状態で移送する仕組みとして，ガスによる吸引輸送システムが広く使われている．駆動の方法は真空ポンプや真空発生エジェクタを用いるものである．輸送中の密度の違いはあるものの，その基本的な仕組みは類似している．
　これらをハザード物質の移送に用いるときの留意点は次のとおりである．

- 粉体を吸い上げる部分での封じ込めができるようにすること.
 例えば，原料粉体が入った袋や容器から原料粉体を吸い上げる工程では，包装形態が多様であるという実状があり，開放系になりがちである．活性の高い粉体の場合には，封じ込めたままでの開封処理，吸い上げ口の取り扱い，廃棄物（原料袋など）の処理ができるような工夫が必要である．
- 吸引装置本体内部のフィルタエレメントについては，封じ込め状態でメンテナンスをできるようにすること.
 目詰まりを防ぐために逆方向にガスを通過させる，いわゆる逆洗ができるようにすることのほか，フィルタエレメント自体を交換するときに，湿潤させるか封じ込めた状態での交換（バグアウト）が可能なようにすることが必要である．
- 移送ラインの定置洗浄（cleaning in place：CIP）が容易にできること.
 移送ラインはホースなどの配管部品を用いることが多い．洗浄をきちんと行えるような仕組みとすることが必要である．吸引装置本体の洗浄も同様である．

このような要件を満足する仕組みの一例を紹介する（図7.9）．PTS（Powder Transfer System）は吸引移送装置のコア部分であり，例えば移送先である釜の上に取り付けられる．加圧された反応釜へ粉体を投入できる特徴がある．フィルタはPTS本体円筒部の上部に平面状に取り付けられる．図の左側にあるのは，移送元側で用いるDCS（Drum Containment System）である．原料の入っているファイバドラムを封じ込めた状態で取り扱うための小型アイソレータである．ファイバドラムとの間の封じ込めにはバグインバグアウトの考えを採用している．移送ラインの洗浄には，洗浄専用の道具を用いることで，ライン洗浄が可能である．

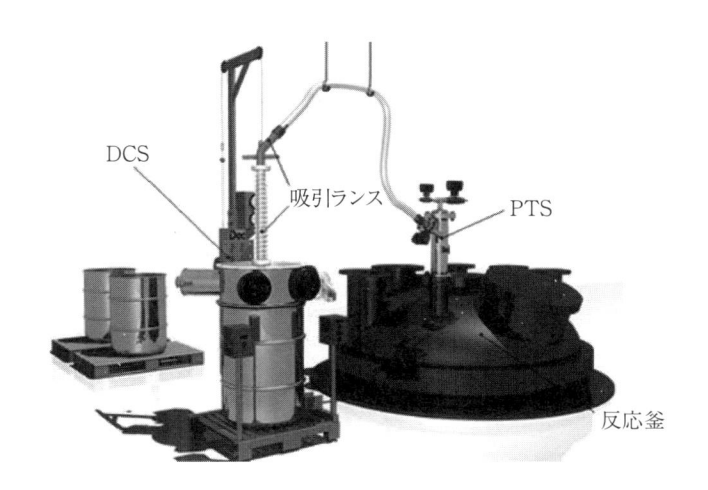

■図7.9　ガス吸引移送装置（DEC社の資料より）

なお，類似のシステムとしてRFT（Ring Filter Transfer）という商品がある（Hecht社）．特徴的なのは，フィルタが円筒状になっていることであり，通過面積が大きくとれることである．このため，円筒の上部に外部からの覗き窓を設けることができる点も特徴の一つである．さらに，RFTでは，ダブルチャンバを用いることにより，常圧下での粉体投入が可能である．

■ 7.8.2　粉体移送用コンテナ（IBC）

原薬工場および固形製剤工場で大量の粉体を扱う場面では，粉体移送用コンテナ（intermediate bulk container：IBC）が用いられる．とくに，ハンドリング量の多い固形製剤工場では，多数のIBCが用いられる．

封じ込めが必要とされる状況で用いるIBCには，粉体取り出し用接続インターフェイスのタイプによって，次の形式がある．それぞれ対応できる活性レベルに違いがあり，特徴を踏まえて選定される必要がある．

- 接続インターフェイスにSBVを用いる形式
- 接続インターフェイスにコーンバルブを用いる形式（代表的には，Matcon社のもの）
- 接続インターフェイスにスライドゲートバルブに類似する特殊設計のものを用いる形式（代表的には，エルベコ社のロエスト方式，国内では日立プラントテクノロジー社のもの）

接続のインターフェイスに絡んで，IBCの設計では次のことに留意する必要がある．

(1) 共通的な留意事項

① 内容物の性状によっては，IBCの躯体の材質をステンレス製とするのか，PTFEライニングとするのかを検討する必要がある．遠心分離機の出口用として湿体も扱うIBCの場合には，湿体に触れる部分をステンレス以外の材質にすることもある．

② 金属製とする場合には，内面の表面仕上げの程度も問題となる．電解研磨が必要とされることもある．

③ 底部からの払い出しを円滑にするために，底部のコニカル部分の円頂角は粒体の安息角を考慮して決められるのが一般的である．ただし，活性物質を扱うマルチパーパスプラントでは，粉体の性状のすべてについて事前に判明していることは少ないので，注意が必要である．

④ 流動性が悪い粉体を扱う場合には，円滑な流動を促進するために，IBCの外

部から振動，衝撃を与えることが行われている（バイブレータ，ノッカなど）．最近では，内部に流動化促進のための特殊な形状をした部品を組み込むことも提案されている（例えば，BUCK 社の Vibroflow）．

⑤　IBC 内面は自動洗浄を行うのが一般的である．この場合，CIP のために SBV を開放すると，内部に残っているハザード物質が飛散して出てくる可能性があるので，十分な検討が必要である．SBV 単体の洗浄で用いるベローズ付専用デバイス（前述）は，寸法の大きい IBC では現実的ではない．このため，上から特殊な洗浄ランスを挿入する方法が採用されている．

⑥　湿体を扱う IBC では，その内壁に湿体が付着して残ることがある．このため，残っている湿体を落しきる手立てが必要である．シャワーボールを IBC 内に設ける，湿体払い出し後にシャワーボールを挿入するなどの方策が採用されているが，湿体を受け入れる工程での操作内容を勘案して要否を決める必要がある．

⑦　IBC から粉体を払い出すときに，その内部が負圧になり，粉体の排出がスムーズにできない場合がある．このため，IBC 上部にベントバルブを設け，その先端に HEPA フィルタを取り付ける方法や，小口径の SBV（アクティブ）を設けておき，均圧が必要なときに，HEPA フィルタ付 SBV（パッシブ）を取り付ける方法などがある．

⑧　IBC から内部の粉体が全量出たことを確認できる秤量の仕組みが必要である．とくにハザード物質の場合には，マンホールなどを開放するわけにはいかないので，重量の変化を検知する何らかの手立てが必要となる．

⑨　IBC の平面寸法は，パレットの寸法を参照して，統一的な寸法となっていることが多い．このために，必要容量は高さ寸法で調整することとなる．IBC の容量が大きくなる場合，背が高くなるので，搬送時の安全確保に留意が必要である．

⑩　IBC 本体ではないが，IBC を輸送する搬送機器や IBC を持ち上げたりするハンドリング機器の選定も重要なポイントである．粉体の飛散付着が少ないように配慮する必要があるし，また，付着する場合を想定して拭き取り作業などが容易にできるようにしておくことも重要である．

⑪　IBC の内側や外側を洗浄してでてくる排液は，薬理活性物質を含んでいるので，失活処理をする必要がある．

(2)　SBV 付 IBC を用いる場合の留意点

①　SBV を IBC に用いる場合，粉体の仕込みと払い出しを同一の口で扱うのか，別々とするのかがまず問題となる．同一の口で出入りを行うためには，IBC の反転装置を必要とする．別々とする場合には，IBC の上部と下部に SBV を設ける必要がある．前後の工程との関係，作業空間の寸法の制約，コストなどを勘案する必要

がある．

② IBC の下部に通常のバタフライ弁を設け，さらにその下に接続インターフェイスとしての SBV を設けることもある．一方，SBV のみとすることもある．この選択は，IBC 全体の安全性についての考え方による．

③ IBC に取り付ける SBV のサイズは一般的に大きいので，人手によりつなぎ込み作業することが難しい．このため，通常は空気シリンダによる接続装置を用いて，SBV を接続・切り離しすることとなり，IBC へ粉体を仕込むための仕込みステーション，および IBC から内容物を払い出しするための払い出しステーションは大がかりなものとなる．このようなステーションでは，芯合わせ機構や芯ずれを吸収するためのフレキシブルジョイントなども必要とされる．

また，仕込み・払い出しステーションとの寸法的な精度を確保する上で，溶接構造の IBC においては SBC を取り付ける座の仕上げ寸法をいかにコントロールするかがポイントとなる．

④ IBC を仕込み・払い出しステーションの SBV から切り離す場合に，SBV の切り離し面に付着残存している粉体に対処する必要がある．

(3) コーンバルブ付き IBC を用いる場合の留意点

① 下部にはコーンバルブを用いるが，上部のインターフェイスについては SBV とする場合と特殊なフタ構造とする場合がある．いずれにあっても，IBC の上と下でハンドリングが異なることになる．

② コーンバルブの特徴はその払い出し性能にある．コーンバルブのリフト調整により切り出し量の調整が可能であり，また，コーンバルブに振動を与えることにより流動化が促進され払い出しを容易にすることができる．このため，流動性の悪い粉体などに適する．

③ コーンバルブが IBC の粉体内にあるので，閉としたときのコーンバルブの座りが問題となることがある．コーンバルブ外縁と IBC 出口の間に粉体が入り込んでしまうこともある．このため，IBC に衝撃が加わる場合に，入り込んだ粉体が漏れ落ちる場合がある．

第 8 章

フレキシブルコンテインメント

最近，封じ込めの新しい技術として，柔らかいプラスチック材料を活用するフレキシブルコンテインメントという手法が提唱されてきており，すでに欧米では活性のレベルが高い分野で広く使われている．本章では，この手法の基本的な考え，具体的な道具，適用事例および導入時の留意点について紹介する．

8.1　フレキシブルコンテインメントが用いられる背景と用途

　前章で説明した多くの封じ込め手段は，金属製のものが多く，いわゆるハードウォールタイプといわれているものである．このために，堅牢ではあるものの取り扱い上の融通性にかけるという面がある．SBV を例に取り上げると，一般に重いので通常時の取り扱いに苦労するし，使用後の分解および洗浄においても手間がかかる．ラインサイズが大きいとなおさらである．また，金属製のアイソレータでは，金属製の壁がグローブの動きに制約をあたえることになり，手が届きにくいところが出ることがある．さらに，品種の切り替え時に内部を洗浄するが，その作業および洗浄バリデーションの負荷も生じる．

　このような背景もあり，欧米では従来の概念によらない新しい封じ込め技術として，「フレキシブルコンテインメント（flexible containment：以下 FC と略記する場合がある）」の手法およびそのための道具が開発されてきており，実用に供されている．

　この手法は，次のような場合に好適な手法として広く用いられている．
- OEB＝4～6 の活性レベルをもつ物質を確実に扱いたい場合
- 取り扱う物質の活性レベルが変動する場合
- 既存の設備を用いる改造案件などで封じ込めを必要とする場合
- 洗浄バリデーションの負担を軽減したい場合

- 封じ込め設備への初期投資を軽減したい場合
- 現場での取り扱い作業を容易にしたい場合
- 封じ込める必要があるものの，その使用頻度が低い場合
- 将来において対象物質の活性が上がることが想定される場合

例えば，取り扱うハザード物質が複数見込まれ，そのOEL（またはOEB）がバラつくような場合や，将来ハザードのレベルが上がるようなマルチパーパスプラントでは，FCは有効である．在来型の接続インターフェイスであるSBVは，そのタイプにより，適用できる活性レベルが異なっている．このため，当初計画していなかったハザードレベルの高い製品を製造しようとするときには，SBVそのものを交換するか，SBVの周囲に局排設備を追加して対応する必要があった．一方で，将来を見越してレベルの高いSBVを用意したものの，実際に適用する物質の活性レベルが低くなる場合には現場的に使いづらいという懸念があった．FCは幅広い活性レベルに対して適用が容易であるので，将来に活性レベルの変動があったとしても，基本的な操作手順を変えずに対応可能となる．

また，薬理活性をもつ製品の生産頻度が少ない場合がある．この場合，初期の設備投資を抑えたい．また，洗浄およびバリデーションの作業を容易にしたいという要望がある．さらに，改造案件では，既存の反応釜や乾燥機などを使いたいというニーズがあるが，その場合，スペース的な制約が出てきて，既存の手法では対応しにくい場面が多い．

FC技術は，これらの要望に応えることのできる手法である．

8.2 フレキシブルコンテインメントの基本的な手法

FCを実現する上でキーとなる二つの要素がある．これらについて，理解を深めておく必要がある．一つ目は，バグイン・バグアウト（bagin-bagout：BIBO）という考えであり，実際FCはこの考えを徹底的に活用するやり方である．二つ目は，バグイン・バグアウトを行う上で，プラスチック製の筒を確実に結束するための専用結束バンドであり，結束工具である．これらを用いて，活性のレベルが高い領域に対応しようとするのがFCである．

まず，バグイン・バグアウトの手順について説明する．

この方法自体は，例えば，アイソレータから廃棄物を取り出すためのバグアウトポートやHEPAフィルタやバグフィルタでのエレメント交換の場面などで以前から広く使われている．要するに，プラスチック製袋の外側から内側のものをつかんで処理し，そしてその袋を閉じて分離しようとするものである．言葉で説明するよ

りも，図 8.1 に示す手順を見てもらえば一目瞭然であろう．これはスーパーやコンビニで使われているレジ袋を使っても実験できるし，日常生活のどこかの場面では無意識で使っている方法でもある．

　手順を説明する前に，まずバグアウトポートについて，一言説明しておこう．アイソレータの側部には，アイソレータ内部から出てくる廃棄物などを外部に取り出すための口が設けられており，プラスチック製の袋（ライナチューブという）がかぶさっている（写真 8.1 右側）．

　ライナチューブとは代表的に低密度ポリエチレン LDPE 製の円筒状のものをいっている．長尺のものを連続ライナ（continuous liner）ともいう．チューブを長尺で製造して折りたたんだ状態で使うもので，多数回の使用にさいして，短いものをその都度交換していく手間を防ぐために有用である．現在では，30～45 m の長さのものが入手可能である．長尺のものを購入して人手で折りたたんでもよいが，ライナメーカ側が自動機械で折りたたんだ状態で出荷しているものを使うこともできる．なお，ライナチューブの厚みは 80～100 μm 程度である．

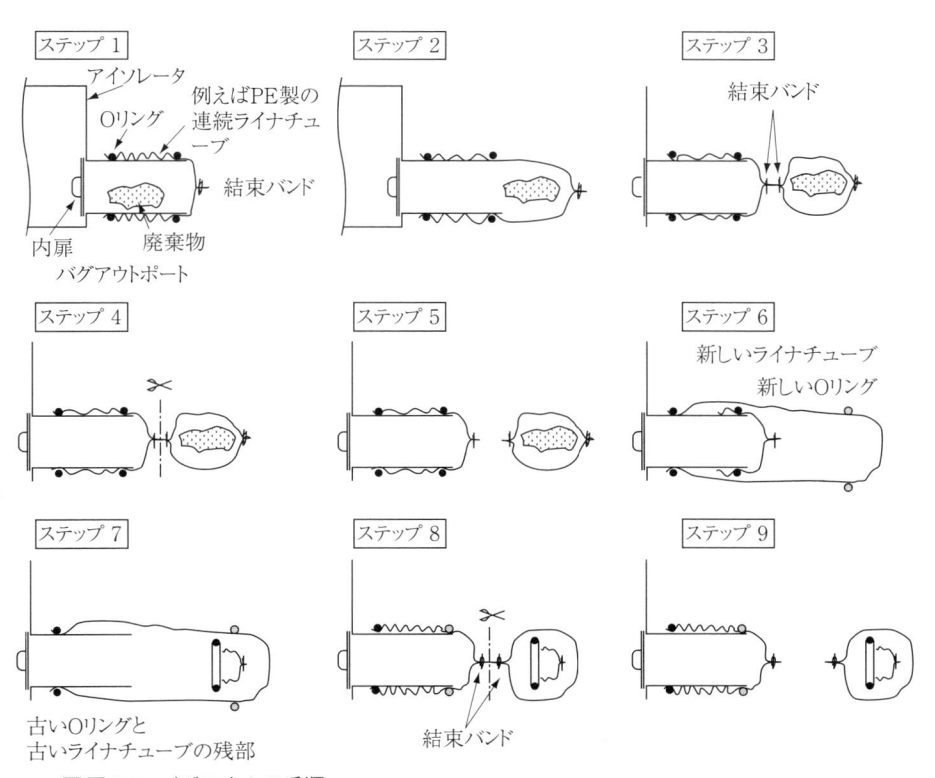

■ 図 8.1　バグアウトの手順

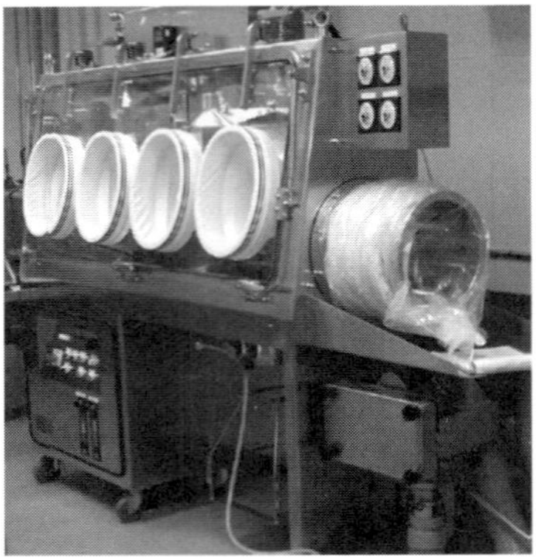

■写真 8.1　アイソレータバグアウトポートの様子

　ここでは，アイソレータ内部で発生した汚染された廃棄物をバグアウトポートを介してアイソレータの外に取り出す場面を想定して，バグイン・バグアウトの手順を詳しく説明する（図 8.1）．

　ステップ 1：　アイソレータの右側に付いているバグアウトポートには，連続ライナチューブ（長尺のために折りたたまれている）がOリングで取り付けられている．Oリングは，バグアウトポートの二箇所（手前側と奥側）に取り付けられている．Oリングはかなりきつめになっており，ライナチューブをシールする力を与えている．アイソレータ内部で発生した汚染廃棄物をアイソレータの内側扉を開けて，バグアウトポートに移す．このとき，アイソレータ側は陰圧状態なので，アイソレータ内部からの粉塵が外に出ることはない．ついで，内扉を閉める．

　ステップ 2：　バグアウトポートから，Oリングが外れないように注意しながらライナチューブを引っ張りだし，廃棄物を内部に収納する．収納に必要な長さの分のライナを引っ張り出すことになる．

　ステップ 3：　内部に廃棄物が収納されたライナチューブとバグアウトポート先端部の中間付近で，ライナチューブを束ねて，結束バンドで二箇所を締め上げる．二つの結束バンドはできるだけ接近させるのが肝要である．理想的には，カッターの刃の厚みの分だけとするのが良い．

　ステップ 4：　二箇所の結束バンドの中間部を専用のカッター類（ナイフなど）で切断する．

　ステップ 5：　廃棄物の入ったライナチューブの袋を分離して，最終的に工程室から取り出す．

　ステップ 6：　このような操作を繰り返していくと，いずれ連続ライナチューブ

の長さが足りなくなる．そこで，新しいライナチューブを取りつけることになるが，このさいにも封じ込めた状態で交換作業を行うことができる．新しい閉じたライナチューブと新しいOリングを用意する．ポートの先端部に残っている前回のライナチューブの残部の上から被せるようにして，新しいライナチューブを取り付ける．バグアウトポートの奥側にあるOリングで，新しいライナの端部を固定する．その後ライナチューブを折りたたむ．

ステップ7：　前回のライナチューブの残部と古いOリングを手で取り外し新しいライナチューブ内に収納する．

ステップ8：　新しいライナチューブの二箇所を結束バンドで締め上げて，その中間部を切断する．

ステップ9：　これで次の廃棄物を受け入れる準備ができたことになる．

このバグイン・バグアウトの手法をより広範囲に，徹底して使うのがフレキシブルコンテインメントの基本的な考えである．

8.3　結束用工具と取り付けインターフェイス

従来のバグイン・バグアウト方式でも，ライナ端をグルグルねじりまわして絞り上げ，そして結束バンド（代表的にはインシュロック）を用いて二箇所で結束して，その中間部をカットするという方式が採用されていた．

従来の方式の場合，幅の狭い結束バンドを手で締め上げるだけなので締め込みに限界があり，十分な締め上げを再現性高く実現するのが難しい状態であった（締め上げにバラつきが生じていた）．また，結束バンドを取り付ける上下の間隔も鋏やカッターを入れるため比較的に大きい状況であった．このために，二つの結束バンドの中央部で切断すると，切断端部の緩みがありうることと，結束部から切断部までのライナがばらけるような具合になっていた．この部分が長いので，ライナ内面に付着している粉体が外部に飛散してしまい，問題とされていた．この背景には，幅が狭い汎用のインシュロックを使わざるを得なかったということもある．

このような状況を解消するために，十分な締め加減を再現性高く実現することができる専用工具および専用の結束バンドが開発されてきている．多くの場合，特殊な形状の結束バンドを専用工具にセットし，ラチェット機構で結束バンドを締めこんでいくことができる．このために，均一で密な締め込みが実現できる．最近は，締め上げの力を管理するためのメータが付属する結束用工具も利用できる．

上下の専用結束バンドの間の距離は最小とされ，専用のカッター類でその間を切断することで，ばらけた部分の長さを最小とすることが可能となっている．このこ

とにより，次のようなメリットが得られる．

- 締め上げ時の作業員による差がなく，再現性が高い．
- 締め上げが強いので，切断端面部は密なコンパクションになっており，飛散が少ない．
- 結束バンドからの出代が最小なので，ばらけた部分からの飛散を少なくできる．

　手順の基本的なところは以上であるが，ライナチューブを二箇所結束しその中間部を切断して分離するということは，SBVと同じ機能をもっているといえる．すなわち，結束バンド端部がいわばSBVのディスク面にあたり，二つの結束バンドの中間部を切断するということがSBVでの分離動作と等しいからである．図8.2は，そのことを説明する模式図である（SBVを左に示している）．このため，FC方式は，SBVが採用できるすべての箇所に適用可能である．

　ライナチューブを用いる場合，それを取り付ける筒のような部品（以下では，取り付けインターフェイスとか，取り付け用筒という）が必要である．この取り付けインターフェイスには各種，提案がなされている．その選択にさいしては，実際の運用を十分に検討する必要があるし，最終的にはコストが絡んでくるので，広い配慮が必要である．運用上の大きな因子は，粉体の移送ラインの口に残ったライナの残部をどう処理するかということである．

　現場によっては一度に取り扱える粉体の量に制約があり，複数回の移送処理を必要とする場面が結構多い．例えば，ある機器（遠心分離機など）から複数回にわたって，粉体を取り出すことがある．この場合，機器の払い出し口に，複数の容器をつなぎ替えて（複数回接続して），機器内部の粉体を複数の容器に移し替えることになる．また，逆に一つの投入口に対して複数の容器をつなぎ替えて，所定量の粉体を投入するような場合がある．要するに，一つの口にたいして複数回の接続があるということである．

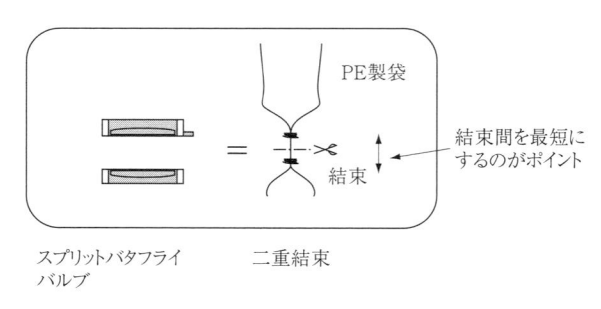

■図8.2　SBVとライナチューブの二重結束

このような複数回の移送が想定される場合，接続口には前回の移送に用いた古いライナがそのつど残っていることになるので，次の移送の前に取り去る必要がある．これは，バグアウト手順の説明図（図8.1）でいえば，ステップ6においてバグアウトポートに残った古いライナチューブのことである．なお，このライナの残部を欧米では，stub（日本語では根っ子）とか，residualと呼ぶ．

このライナチューブの残部を取り除く方法としては次の二つの方式があり，これにより用いる取り付けインターフェイスのタイプとライナの形状が異なってくる．

(1) **取り除き専用の口をもつインターフェイスを用いる方法：**

この代表的な例はHecht社のものであり，同社製品ではLBK，LASといわれているものである．LBK（Liner Filling Headのドイツ語名）は固定機器から移動容器へ粉体を仕込むためのものであり，LBKの下部にライナチューブが取り付く．一方，LAS（Liner Discharge systemのドイツ語名）は移動容器から粉体を取り出して固定機器に移送するものであり，LASの上部にライナチューブが取り付く．粉体が通るライナ部が上下のどちらかに取り付くかが違うだけで基本的な使われ方はほぼ同じである．

LBK（図8.3）を例にして述べると，ライナチューブの残部を取り除くための専用口として，インターフェイスの上部に斜めに取り付けられたノズルがあり，同ノズルから手を差し入れて，古いライナおよびOリングを取り去るものである．このノズルには，連続ライナが取り付けられている．以上のような構造になっているので，粉体移送側のライナチューブは，単純な円筒状のものや袋形状のものが使える．なお，この取り付けインターフェイス自体は金属でできているので，その内側の接粉部については洗浄が必要となる．

(2) **新しいライナチューブ側に袖を設けて処理する方法：**

この代表的な例は，ILC Dover社が提唱しているものである．新しいライナチューブの側部に別のスリーブ（袖状の分岐部）を設け，そのスリーブを用いて移送口のライナ残部およびOリングを取り去り，同スリーブ内に収納してしまう方法である．スリーブ内に収納されたものは，最終的には二箇所結束及びカットの手順により，新しいライナチューブ本体から切り離される．

新しいライナチューブは袖付きのタイプとなるが，その分，取り付けインターフェイスは単純な筒状のものとなる．同社ではこの取り付けインターフェイスをキャニスタ（canister）という（写真8.2(a)，(b)）．複数回の移送に備えて，Oリングの取り付け用溝が多数設けられている．取り付けインターフェイスの内面は接粉部として洗浄が必要となる．

以下では，世界的に主流となりつつある(2)の方式による使い方を主に説明をする．

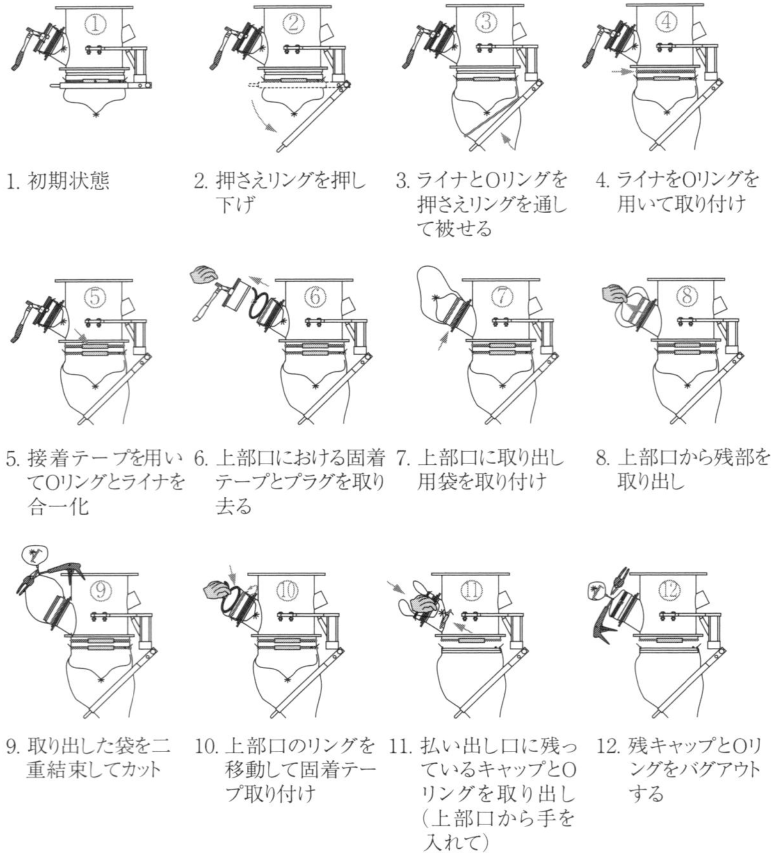

第8章　フレキシブルコンテインメント

1. 初期状態
2. 押さえリングを押し下げ
3. ライナとOリングを押さえリングを通して被せる
4. ライナをOリングを用いて取り付け
5. 接着テープを用いてOリングとライナを合一化
6. 上部口における固着テープとプラグを取り去る
7. 上部口に取り出し用袋を取り付け
8. 上部口から残部を取り出し
9. 取り出した袋を二重結束してカット
10. 上部口のリングを移動して固着テープ取り付け
11. 払い出し口に残っているキャップとOリングを取り出し（上部口から手を入れて）
12. 残キャップとOリングをバグアウトする

■ 図 8.3　LBKの操作手順（Hecht社の資料より）

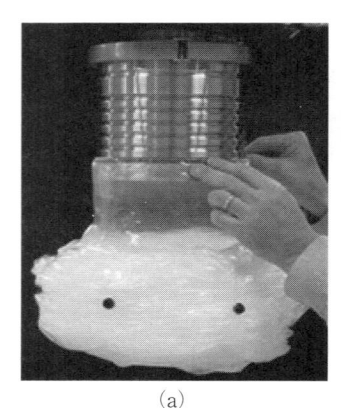

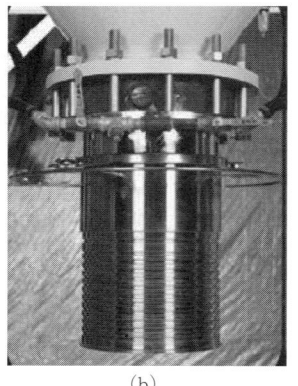

(a) 　　　(b)

■ 写真 8.2　取り付け筒（キャニスタ）（ILC Dover社の資料より）

8.4 供給メーカ

　FCは，専用の結束バンド，締め上げ工具，カッターの三つが揃って，有効な手段となりうる．現在のところ，これらのツールは，海外の数社から提供されている．

　FCシステムの供給メーカとして，世界的に有名なのはILC Dover (USA)である．同社は，NASAの宇宙服を製造している技術を使って，このFCの領域で特徴ある技術と製品を送り出している．

　同社のプラスチックフィルム(LDPE)は，US特許になる特殊な成分をもつものであり，原薬工場で想定しうる多くの溶剤，酸，アルカリなどに耐性があり，さらには静電気対策なども備わっている．また，FDAを始めとして各種機関の承認が得られたものであることも特徴である．

　同社では，このプラスチックフィルムどうしを融着溶接することにより，袖付きライナチューブをはじめとして各種のソフトエンクロージャを製造をすることができる．このため，幅広い状況に応じて，プラスチックフィルムだけを使ったシステムの構成が可能である．製品の詳細を含め，FCの適用事例について豊富な資料を同社のHPで参照できる．また，その技術の基本的な内容を知る上で，米国特許(US Patent 6653377 B1)も有益である．

　先に，取り付け筒(キャニスタ)の例を示したが，この取り付け筒にライナチューブを取り付けようとしている様子を写真8.3に，結束作業の様子を写真8.4に示す．

　写真8.4に見えているILC Dover社の結束バンドは，対象とするライナチューブの口径に応じて3種類用意されている．同社の結束バンドは，上下の二個の結束バンドを専用工具にセットしてから，PE製ライナに取り付ける必要がある．このさ

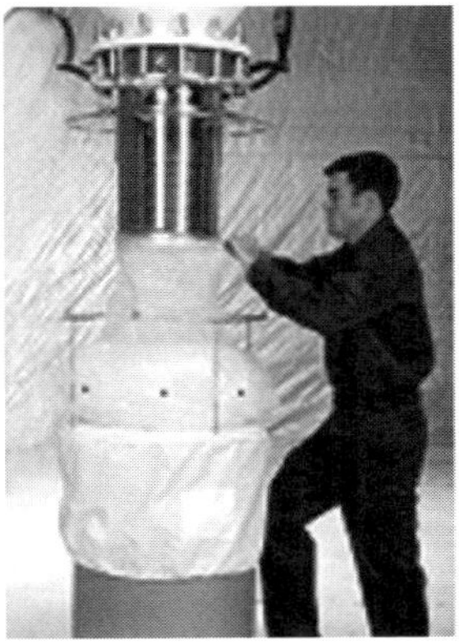

■ **写真8.3　取り付け作業(ILC Dover社の資料より)**

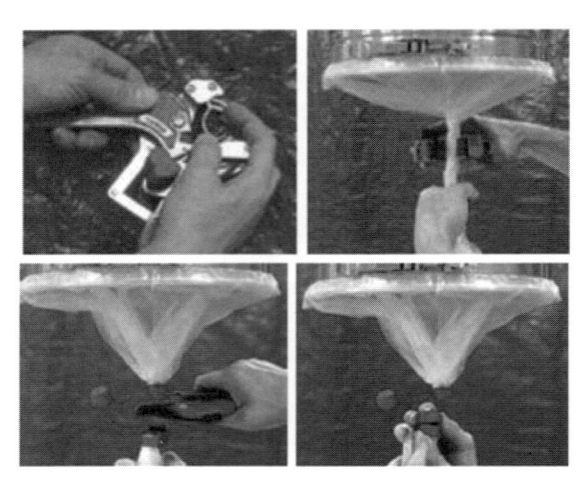

■写真 8.4　結束作業の手順（ILC Dover 社の資料より）

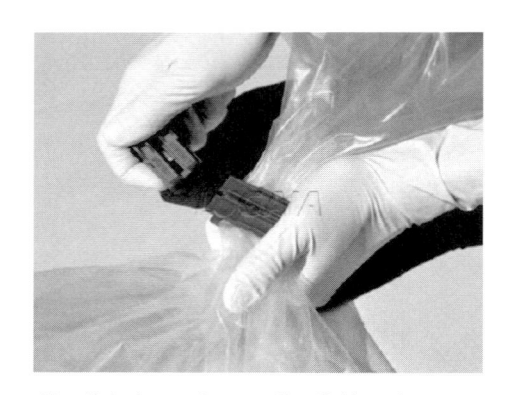

■写真 8.5　Lugaia 社の結束バンド（Lugaia 社の資料より）

いに，結束バンドの開口にライナを押し込みしやすくするために，ライナの径を少し絞り込む作業が必要である．

　なお，このほかの結束バンドおよび専用工具の供給メーカとしては，Lugaia 社（スイス）（写真 8.5），Heaton & Green 社（イギリス）などがある．これらは，オスメスになっている広口のバンドで PE 製ライナをまず人手で挟み込んで組み合わせて仮止めとし，その後に専用工具で最終的な締め付けを行うものある．

　実際の結束作業では，再現性・確実性とともに，作業のしやすさも重要である．導入にさいしては，使い勝手の検証をしておく必要がある．

8.5 具体的な適用例

FC は医薬品工場でのいろいろな場面で応用が可能である．ライナチューブの任意の場所に袖（スリーブ）を取り付けることにより，その応用の範囲がさらに広がる．応用例のいくつかを紹介する（ILC Dover 社の HP にも多様な適用事例が紹介されている）．なお，下記のほか，設備改造用にも広く利用されるので，第 13 章も参照のこと．

■ 8.5.1 原料のサンプリング

原料ドラム缶からの受け入れサンプリングに利用した例を図 8.4 および写真 8.6 に示す．

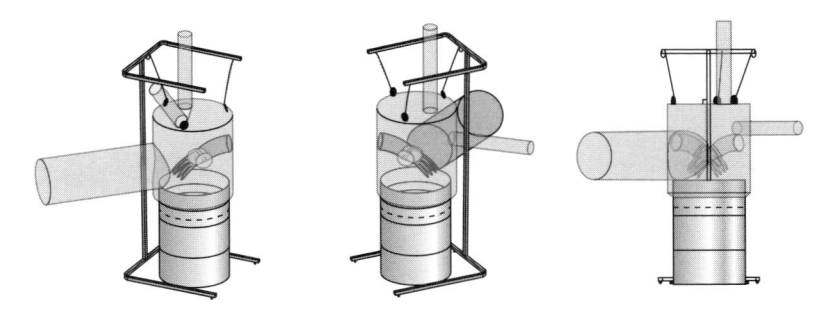

■ 図 8.4　サンプリング作業説明図（ILC Dover 社の資料より）

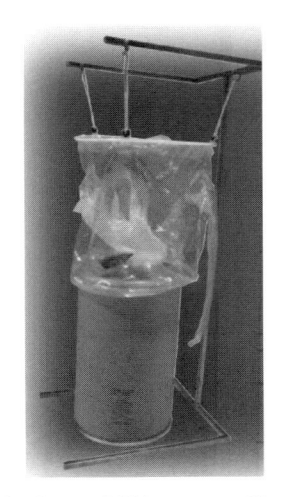

■ 写真 8.6　サンプリング工程への応用（ILC Dover 社の資料より）

活性物質である原料がはいっているドラム缶（またはファイバードラム）よりも，大きめのプラスチックバッグを用意する．このバッグには，メンブレインタイプのHEPAフィルタや操作用のグローブが取り付いているほか，サンプリングに必要なスパーティルやボトルを収容するための袖に加えて，廃棄物収納用の袖が備えられる．

プラスチックバッグをドラム缶などに被せて，その外側をバンド掛け（またはテープ掛け）して外れないようにして閉空間をつくる．その中で，上蓋の開け，内袋の開封，サンプルの採取，ボトルへの充填など一連の操作を行う．サンプリングが終了した後には，内袋を再び結束して，上蓋が取り付けられる．

ドラム缶に被せられているプラスチックバッグは結束バンドで絞りあげられて，中間部を切断することで封じ込めたままで出庫を待つことになる．

■ 8.5.2 原料秤量小分け

原料秤量小分け用としての代表例は，先に紹介したソフトウォールアイソレータである（図 7.4 参照）．

秤量小分け用ソフトウォールアイソレータから釜へ直接投入する方式の場合，釜側に PE ライナ取り付け用の筒を設け，その上部に秤量小分けアイソレータを設ける（移動式でも固定式のいずれでもよい）．秤量アイソレータのパンの下部には，釜側と同様な取り付け筒を設けておき，上下の取り付け筒の間を PE 製ライナチューブで結ぶという方式である．

■ 8.5.3 加圧ろ過機からの湿体取り出し

加圧ろ過器から湿結晶を取り出すさいに，FC を用いることができる．加圧ろ過器ではウェットケーキの上面に割れが生じることがあり，このため，表面のならし作業を必要とするときがある．加えて，ろ過後の製品を完全に取り出すために，容器直胴部を持ち上げて，胴体とろ盤とを分離するときがある．この二つの開放作業を勘案して，上鏡部と胴体の間，胴体と下の受け皿との間で，プラスチックバッグを取り付けられるように設計する（図 8.5，写真 8.7）．

■ 8.5.4 釜底弁

グラスライニング製反応釜の釜底弁は分解洗浄せざるを得ない箇所の一つである．釜底弁シールリング座の周囲には，金属触媒などがへばりついているので，この分解洗浄時に曝露する可能性があり，対策が必要とされることがある．

取り外すさいの作業支援用ジグと組み合わせて，釜底弁の周囲を FC 化した様子

8.5 具体的な適用例　107

■図 8.5　加圧ろ過器からの湿体取り出し

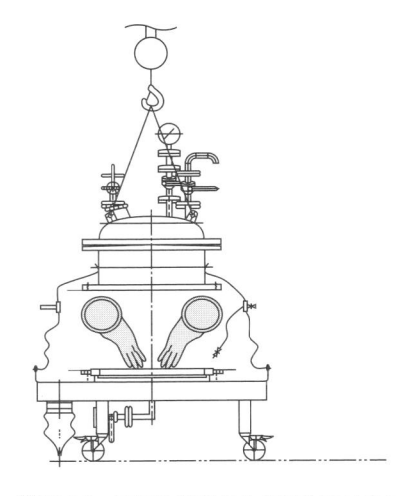

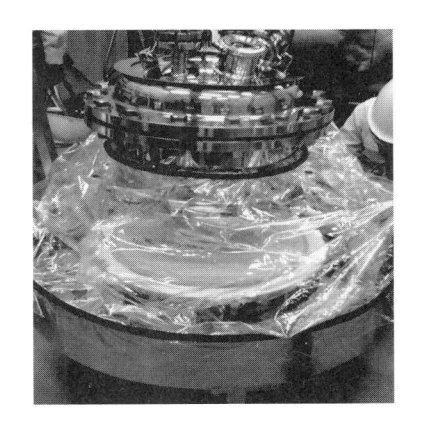

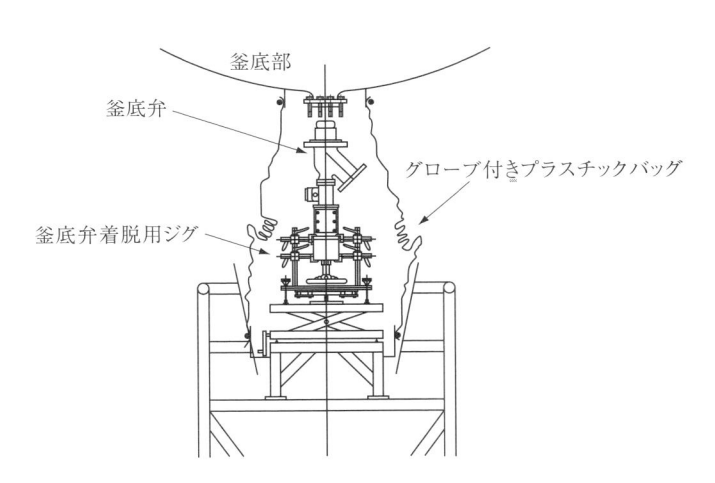

■写真 8.7　加圧ろ過器への適用

■図 8.6　釜底弁の取り出し

を図 8.6 に示す．

■8.5.5　遠心分離機から IBC への移送

　横型遠心分離機から IBC へ湿体を排出するときのイメージを示す（図 8.7）．図では，大量に扱うという想定で IBC を用いているが，排出される湿体の量が少ない場合には，IBC に代えてプラスチック袋そのものとすることも可能である．IBC の上部には SBV にかえてライナチューブを直接取り付けるための特殊な継ぎ手（後

遠心機出口
canister

Ezi-Dock

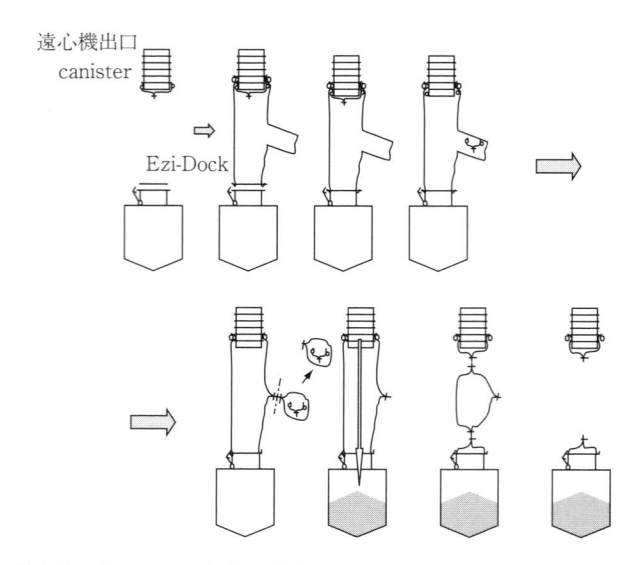

■図 8.7　遠心機から IBC への湿体の排出

述する Ezi-Dock）を用いている．このため，IBC の上部はプラスチック袋で覆われたままで別の工程まで移送される．

■ 8.5.6　ろ過乾燥機からコニカルドライヤへの移送

定置式ろ過乾燥機の排出口とコニカルドライヤの受け口をライナチューブでつないで，直接仕込む例である．ろ過乾燥機では，払い出しのさいに装置全体を傾けて排出を行うことがあるが，排出口に格別なアイソレータを設けることなく，封じ込めたままでの移送が可能である（図 8.8）．

■ 8.5.7　コニカルドライヤでのサンプリング

コニカルドライヤの乾燥工程途中でのサンプリングは，乾燥工程の終了を決める重要な作業である．現場に特有な長尺のサンプリングロッドを用いて作業することが多い（図 8.9）．コニカルドライヤでは，湿体受け入れ，サンプリング，払い出し時の突き作業をマンホール側から行うことが多いが，図 8.9 ではマンホールと反対側にある払い出し口を使った場合を示している．サンプリングバッグの大きさは，サンプリングロッドを収納できる大きさとし，袖部を二箇所設ける．一つはサンプリングボトルを収容するためであり，他の一つは取り出し口にある古いプラスチックカバーを除去するためのバグアウトポートである．袖部分をサンプリングボトル

8.5 具体的な適用例

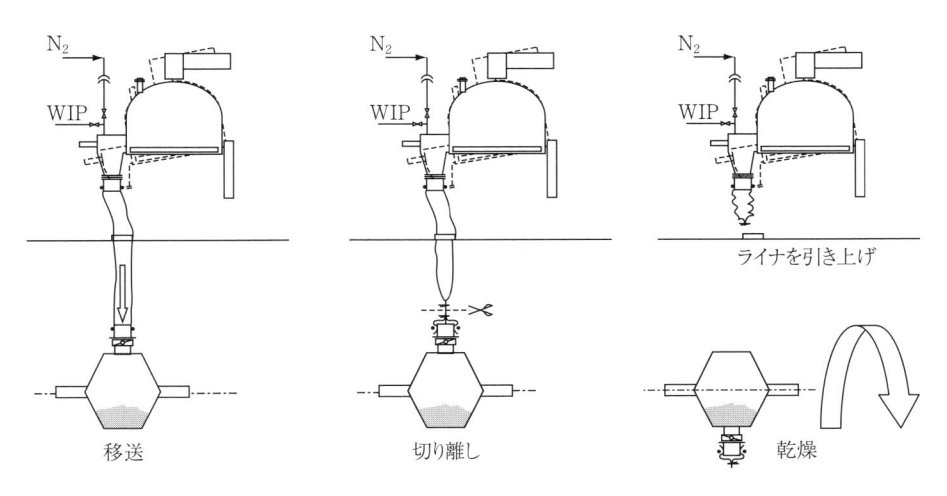

移送　　　　　　切り離し　　　　　　乾燥

■ 図 8.8　ろ過乾燥機からコニカルドライヤへの移送

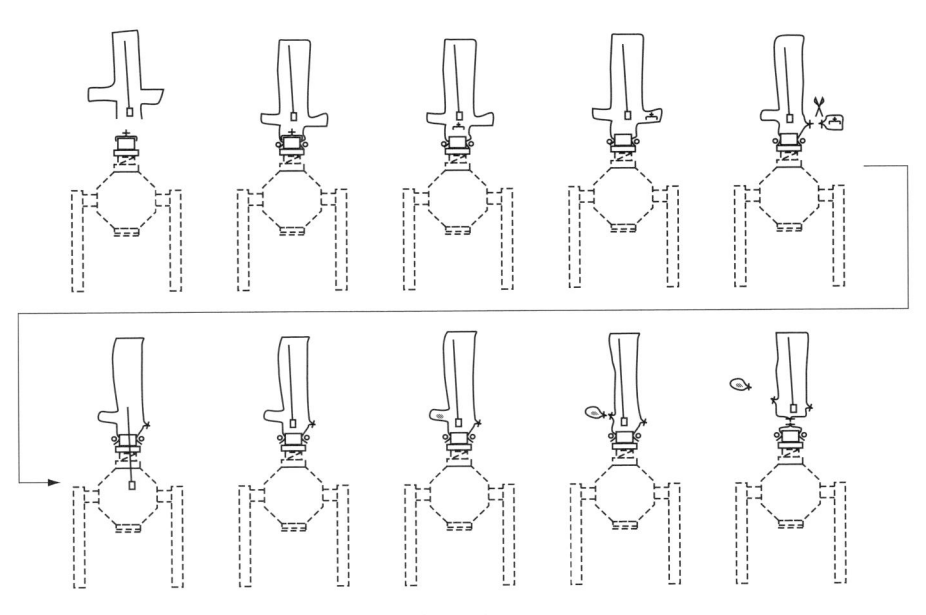

■ 図 8.9　コニカルドライヤでのサンプリング

の代用とすることも可能である．

　なお，マンホール口側から行う場合については，第 13 章を参照のこと．

■ 8.5.8　コニカルドライヤからの払い出し

　図8.10はコニカルドライヤの払い出し口から乾燥粉体をフレコンバッグに取り出すさいの例である．フレコンバッグとの間に中間インターフェイスを設け，その上部はドライヤ払い出し口とつながる．インターフェイス下部は，フレコンバッグの内袋（多くはPE製）と結ぶものである．なお，コニカルドライヤは前記のように，その口にはマンホール側とバルブが取り付いている払い出し口の二つがある．どちらを使うかによって，状況が異なってくることがあることを付記する．

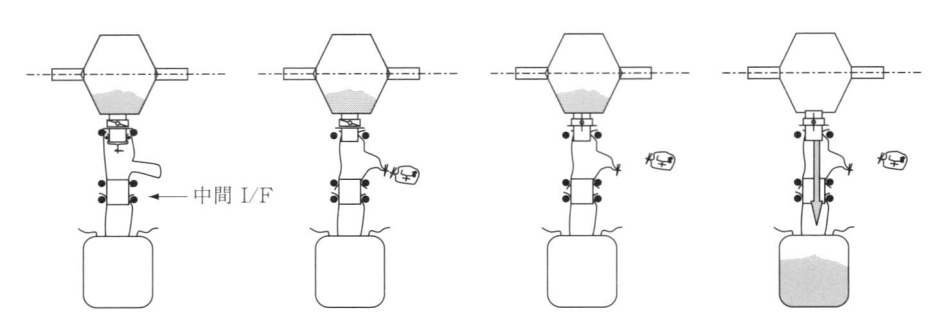

■ 図8.10　コニカルドライヤからの払い出し

■ 8.5.9　その他

　上記のような応用事例に加えて，カートリッジフィルタ交換作業へのFC適用とドキュメントトンネルとしてのFCの適用がある．カートリッジフィルタではエレメントの交換のためにハウジングを取り外す必要がある．このさいに，曝露することになるので，薬理活性の高い液体用のフィルタなどでは封じ込めが必要とされている[1]．また，製造工程で記帳した紙ベースの製造記録を製造工程室外に取り出すさいに，浮遊している活性物質が記録用紙に付着してキャリーオーバーする可能性がある．これが懸念される場合には，ドキュメントトンネルを用いる．

8.6　導入にさいしての経済性評価

　FCを導入する場合には，その特徴を踏まえて得失評価ならびに経済性評価を行った上で，最終的に判断するべきである．

　ハードウォールタイプとの簡単な比較をすると表8.1のようになるが，それぞれの方式に得失がある．これらを踏まえておく必要があろう．

　重要なことの一つに経済性評価がある．というのも，ハードタイプの封じ込め機

■表8.1 ハードウォールタイプとソフトウォールタイプの比較

	ハードウォールタイプ	ソフトウォールタイプ
長所	繰り返して使える 堅牢な壁 実績が豊富 溶剤などに対する耐性がある	初期投資額が一般に低い 融通性が高い 取り扱いが比較的に容易 洗浄は原則として不要
短所	サイズが大きいと取り扱いが大変 初期設備投資が一般に大きい 剛な壁なので融通性が低い 洗浄する必要がある	消耗品扱い（経常的な費用が発生する） 破れに対する一抹の不安 耐溶剤性などで材質が限られる 日本での実例がまだ少ない（欧米では多いものの）

器（例えば，SBVやアイソレータ）に比べると，FCで用いる部品（例えば，PE製ライナなど）は比較的に廉価であるものの，原則として再利用ができないシングルユースのものだからである．シングルユースであるがゆえに，洗浄およびバリデーションが不要であるというメリットが出てくる一方で，消耗品としての経費が発生する．

このため，ソフトウォールタイプではライナチューブ取り付け用インターフェイスの初期費用の他，ライナチューブ，結束用バンドなど，そのつど発生するコスト，そしてこれらの焼却・廃棄にかかる費用など，必要なコストを総合的に勘案する必要がある．

比較対照の一方であるハードタイプについては，初期導入費用，シールリングなどの消耗部品のコスト，洗浄に関連する必要コスト（洗浄溶剤，排液処理費用，洗浄バリデーションに要する人的費用など），ハードタイプを使うための補助道具のコスト，洗浄評価作業に伴うアイドル時間なども総合的に勘定する必要がある．

遠心分離機からウェットケーキを取り出す移送工程について，上記の経済性評価を行った一例をあげる．このケーススタディは次の三つについて検討した（図8.11）．

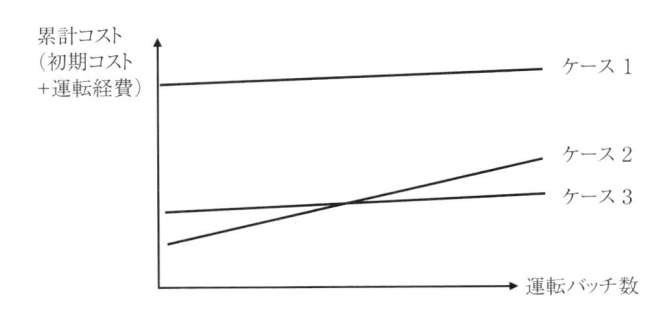

■図8.11 経済性評価の一例

- ケース1：SBVを使う場合
- ケース2：スリーブ付きライナを使う場合
- ケース3：ストレートライナを使う場合

同図の横軸はバッチ回数（使用回数），縦軸は累計コスト（初期費用＋運転経費）である．

一般的に，原薬工場における遠心分離機からの湿体移送ラインは材質が高級化する場合が多い．このため，このケーススタディでは，ハードタイプ機器であるSBVの材質をハステロイとし，サイズは250Aと設定している（ケース1）．

一方，FCでは，移送ラインに用いるPE製ライナの形状として，前述のように二つのタイプが考えられる．一つは，移送ラインの取り付け筒は単純な形式であるが，ライナとしては袖付きタイプを用いる方式（ILC Dover方式．ケース2）であり，他の一つは取り付け筒はやや複雑な形式であるがライナは単純な筒状となるもの（Hecht方式．ケース3）である．

その試算結果をまとめると，ケース3では，初期のインターフェイスの費用が当然のことながら少し高めである．しかし，ライナは単純な形状なのでランニングコストが割安となり，累計コストの直線の勾配が最も小さくなる．ケース2では，インターフェイスが簡単な構造なので初期費用は安いものの，ランニングコストはややかかることとなる．

この二つの直線の交差するところが，ケース2とケース3についての運転バッチ数の限界分岐点となる．今回の試算結果ではSBVを使うメリットはないと判断された．これは高級材料を使ったことによる本ケースの場合であり，すべての場合において，SBVのほうが高くなるということではない．ケーススタディの対象となる個々のシステムによって状況はさまざまである．

8.7 特殊なフレキシブルコンテインメント用ツール

いままで説明してきた各種のツールに加えて，FCを具現化する上で有用なツールを紹介する．

■ 8.7.1 Ezi-Dock

PE製のライナを使う場合，粉体の圧力によってライナが取り付け筒から外れないようにする必要がある．バグイン・バグアウトの項で説明したようなOリングだけでは，このような粉体圧力や微ガス圧に対抗することができない場合があ

る．このため，ライナが外れないように押さえるものが必要となる．

このさいに有効なツールの一つとして，Ezi-Dock 社の継ぎ手を紹介する．サニタリ配管で用いられているヘルール継ぎ手をご存知の方も多いことであろう．Ezi-Dock は，ポリプロピレン PP 製の半割りヘルールであり，その割り部にライナチューブをはさみこむことができる．

すなわち，図 8.12 の外側のリング A とその内側にはまり込むリング B があり，リング B の内側からライナチューブを通し，リング B を巻き込むようにして反転させて，リング A の内側でくぐらせる．リング A と B の間には，ライナがはまり込むだけの小さな間隙が設けられているので，リングどうしをはめ込むことができ，一体化することが可能となる．こうして一体化したリングはちょうどヘルール継ぎ手と同じ形状となる．このため，相手側のヘルール継ぎ手（金属製）とヘルールクランプで結合することができるので，ライナが外れることを防止できる．接粉部はライナ部のみとなり，半割りリングは接粉していないので，再利用も可能である．

Ezi-Dock が使えるサイズは現在のところ，φ 50, 100, 150, 350, 400 mm に限定されている．また，この継ぎ手は移送が一回しかない場合には有効であるが，複数回の移送があるような場面では不向きである（封じ込めた状態での古いライナチューブの取り外し作業がむずかしい）．

なお，最近これと類似の考えによる製品が Andocksystem 社（ドイツ）から提案されている．

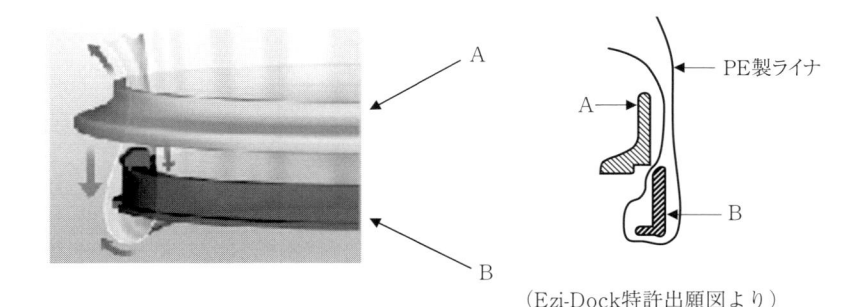

■ 図 8.12　Ezi-Dock の使い方（同社の資料より）

8.7.2　FlecoZip

上記の Andocksystem 社では，別の特殊な継ぎ手システムを提案している．プラスチック筒の先端部に特殊な継ぎ手を融着して取り付け，その継ぎ手どうしを特殊な形状のプラスチック製 zipper を用いて接合させるものである．

8.8 フレキシブルコンテインメントの性能

　FC の具体的な性能であるが，公表されている薬塵測定の資料を基に判断すると，OEB = 4～6 に対応する技術の一つであるといってよい[2]．OEB = 4～5 に対しては，FC の通常のタイプであるシングルウォールタイプで対応可能であり，OEB = 5～6 に対しては，PE 製袋を二重に用いるダブルウォールとする方法や，運用に工夫を加えることで対応可能である．

　OEB = 5～6 に対しては，次のような対処が考えられる．

　(1)　ダブルウォールタイプとする

　直接に接粉する場所において PE 製袋で対処し，さらにその外側にソフトエンクロージャを設けるものである．基本的な封じ込めは内側で行われ，内袋での処理にさいして飛散するものを外側の袋で閉じ込めて対応するものである．

　手間がかかることと，やや特殊な形のエンクロージャとする必要があるが，高い確実性をもつ方法である．ILC　Dover の HP でもナノレベルの封じ込め用として紹介されている．

　(2)　現場的な工夫をする

　筆者が実際に FC を用いて実験をした経験からすると，現場的な工夫をすることでより性能を高めることが可能である．FC でもっとも粉の飛散が起きやすいタイミングは，二箇所結束して，その中央部をカットするタイミングおよびその後である．

　粉が通過した部分での結束部では，結束バンドに折り込まれた袋のひだの内面に粉体が付着して残っている．これが切断作業で外に飛び出して飛散する可能性がある．このため，結束バンド自体に，切断端面を覆う養生キャップが付属しているタイプもあり，切断作業後にただちに，養生キャップを切断端部に取り付けてしまうことができる．キャップにより端部の封じ込めができれば，その後のハンドリングも容易である．

　養生キャップが付属していない場合には，粘着テープなどを切断端部に貼り付けて，断面が露出しないようにすることができる．

　なお，養生キャップを取り付けるという作業自体により，粉が飛散してしまうこともありうる．例えば，キャップの取り付けが上手くいかなくて，胸元に端部を持ってきてしまい，かえって曝露の危険を増すこともある．このような場合もあるので，養生キャップを被せる前に切断端面を軽く濡らして飛び散りを防ぐのも現場的な方策の一つである．

　結束部切断時の飛散をさらに少なくするための現場的な方策としては，

- 切断部近辺のPE袋の外側を精製水などで濡らしておき，その後にカットする（WIPと同様にして）
- カッターの刃面を濡らしておき，切断作業をする
- カッターは使用後にそのつどきちんと粉をふき取る

などがある．

(3) **汚れていない余長部を使う**

PE製袋は多くの場合，取り付け筒にOリングで保持されている．この場合，粉に直接に触れていない余長部がある．この余長部分を粉体移送後に取り付け筒から引き出して結束すると，もともと非接粉部であるので，その内側での粉の付着は非常にわずかである．このようなきれいな部分を結束してカットすれば，飛散する量を極端に削減でき，封じ込め性能が向上する(引き出すときに，多少の粉が浮遊して付着する可能性はある)．さらに，このときに上記のような濡らすなどの現場的な対処を加えることで，より飛散を抑えることもできる．

第9章

二次封じ込めの計画

> 二次封じ込めは，製造工程外部への薬理活性物質の飛散を防止するための方策として，主に建物に関連する内容をもつ．一次封じ込めとは違い，設計のガイドラインが十分整備されているわけではなで，エンドユーザの安全に対する考えによってさまざまな形態を取りうる．本章では，二次封じ込めとして，全体空調システム，更衣室のあり方，個人保護具の失活手段であるミストシャワーについて紹介する．

9.1 総論

　二次封じ込めは，人・物・空気の移動に伴って活性物質が外部に拡散流出し，その結果として交叉汚染および健康障害が発生するのを防ぐのを主たる目的にしている（第2章参照）．

　人と物の動線を分離するなどの一般的なGMP要件に加えて，活性の高い物質を扱う設備として，次のような事項に留意することが必要である．

　① **人の移動に伴う事項**：　作業員の更衣に付着する活性物質が製造エリア以外の環境に流出しないようにする．このために，更衣室における作業員の出入りルート，とくに製造工程室からの退出ルートは慎重に扱う必要がある．さらには，非常時の人の動きも加味しておく．

　② **物の移動に伴う事項**：　活性物質が付着した更衣の扱いかた，製造工程室内部から出る製品や廃棄物の扱いかたについても，外部環境への拡散を少なくする方式を採用する．さらに，製造工程室から出てくる排液（洗浄排液を含む）には活性物質が溶け込んでいるので，製造工程室の外に出すときにはその処理方法，取り扱い方法を取り決めておく．

　③ **空気の移動に伴う事項**：　活性物質が浮遊している空間から排気することになるが，その場合，活性物質の工場設備外への拡散が起こらないようにする．また，再循環して更なる汚染が生じないようにする．

ここでは，二次封じ込めにおいて重要な位置づけである空調システム，更衣室ならびに失活のためのミストシャワー設備について述べる．個人用保護具や呼吸用保護具については，次章にて説明する．

9.2 全体空調システム

二次封じ込めにおいて重要なポイントの一つは空調の仕組みである．空調の仕組み自体としては，例えばセントラル方式，個別方式，これらの組み合わせなどの各種の方式があるが，封じ込めでとくに話題となることが多いのは，次の点である．
- 空調の系統分け
- 循環式とするか全排気方式か
- HEPAフィルタの要否
- 室圧管理
- 換気回数
- 空調ラインの気密性

これらについて以下に説明を加える．

9.2.1 空調の系統分け

高薬理活性物質を扱うハザードエリアへの空調と，ノンハザードエリアへの空調とは系統を分離することが必要である．これは，交叉汚染防止の観点から必要である．さらに，これに関連して，ハザードエリア用空調機械室は，ノンハザードエリア用の空調機械室とは分離される．この場合でも，空気取り入れ口などの配置について，気流の短絡防止を図るように考慮する必要がある．

9.2.2 空調方式の選定

封じ込め設備での空調方式については格別な法規制はないが，いままでの実績を踏まえ，次のような要因を考慮して決める．
- 複数製品をキャンペーン生産で製造するマルチパーパス工場であるかどうか
- 活性のレベルがどの程度であるかどうか
- 製造工程室で引火性の物質を扱うかどうか

メルク社での考えは，コントロールバンディングの思想により，物質のハザードレベルが決まると，空調の方式を一義的に設定するものである（表9.1）．メルク社の空調に関する要求事項をまとめると，次のようになる．

■ 表 9.1　メルク社の空調の考え

	PB-ECL			
	2	3 および 3+	4	5
	100–1000 μg/m³	OEL=1–100 μg/m³	1 μg/m³ 以下	1 μg/m³ 以下
空調	換気回数最低 7 回／時．空気再循環の利用は，曝露レベルが曝露限界値の 50% 以下となるようにフィルタ類が設けられる場合に限定．非生産エリアへの空気再循は不可．	換気回数最低 10 回／時．空気再循環は限定された状況においてのみ．空気の流れは，オペレータの呼吸ゾーンから離れるようにすること．室圧は，周囲のエリアに対して負圧とする．	換気回数最低 12 回／時．空気再循環は不可．空気の流れは，オペレータの呼吸ゾーンから離れるようにすること．室圧は，周囲のエリアに対して負圧とする．エアロック室が製造工程室に対して必要．	換気回数最低 12 回／時．空気再循環は不可．空気の流れは，オペレータの呼吸ゾーンから離れるようにすること．室圧は，周囲のエリアに対して負圧とする．ダブルでのエアロック室が必要．
局所排気(LEV)	LEV を発生源に設けること．ACGIH の基準による．LEV 排気の再循環は認められない．	LEV を発生源に設けること．ACGIH の基準による．排気は，HEPA フィルタを通すこと．	LEV を発生源に設けること．ACGIH の基準による．排気は，HEPA フィルタを通すこと．	LEV を発生源に設けること．ACGIH の基準による．排気は，HEPA フィルタを通すこと．

- 活性物質の区分けに応じて，空調換気回数を違える．
- PB-ECL＝3 および 3+ では，再循環方式は限定された状況でのみ可とする．
- PB-ECL＝4 以降では，空気再循環方式は不可とされ，全排気方式とする．

一方，国内の製造工場で製造工程室内において引火性の危険物を扱う場合，管轄消防署の見解により，全排気方式となる．

上記をまとめると，国内での事例として，次のような場合には空調を全排気方式とすることが多い．

- 活性の高い製品を複数銘柄キャンペーン生産するマルチパーパスである場合
- 対象物質の活性が OEB＝4 以上である場合
- 製造工程室で危険物を扱うような場合

9.2.3　HEPA フィルタ

製造室の排気口には，HEPA（high efficiency particulate air）フィルタを設ける必要がある．これは，製造室に設置されている一次封じ込め設備からハザード物質

が漏れ出たとしても，同じハザード物質を製造室内に閉じ込めて，空調ダクトを経由して外部に流出することを防止するためである．アイソレータのバックアップ HEPA フィルタと同様に，二重に設ける場合もある．

HEPA フィルタには，ハザード物質が付着しているので，バグイン・バグアウト交換方式の仕様とされる．また，フィルタの性能を定期的に確認することも重要で，そのための完全性試験用測定口が取り付けられる．

HEPA フィルタは，0.3 ミクロンの粒子を 99.97 % 捕集することができるものである．この HEPA フィルタを設置することで，その下流の空調ダクトへのハザード物質の漏れはかなり減少するが，ハザード物質の粒径によってはフィルタを通り抜けてしまう場合もある．そのような懸念がある場合には，捕集効率のよりすぐれている ULPA（ultra low penetration air）フィルタを採用する．

製造室の給気口にも HEPA フィルタを設けることがある．空調設備が正常に動いている場合には，給気口から空気が供給されているのでなんら問題はないが，空調がトラブルなどで長期に停止する場合，給気口側からダクトラインを汚染する可能性が出てくる．このリスクを勘案して，給気口にも HEPA フィルタを設けることが行われる．

■9.2.4　室圧の管理

封じ込めを必要とするエリアは閉じ込めるという視点から，外部よりも低い室圧とすることが必須である．一方で，製造エリアとしてはクリーンルーム仕様とすることが多い．クリーンルームの場合には周囲に比して陽圧とする必要があるわけで，封じ込め設備では，これらの相矛盾する要求を満たす必要がある．この解決を図るために更衣室と製造工程室との間にエアーロック（air lock：AL）室（AL 室）を設け，室圧のバランスを取るようにする．

具体的には，封じ込めエリアを最も低い陰圧とし，同エリアからの気流が外に出ないようにエアーロック室，更衣室（一次更衣脱着，ハザードエリア入室時の着衣室および退出時の脱衣室），一般通路との間で，圧力の差を設定する．図 9.1 に，室圧の一例を示している．室圧の山谷のつけ方には，室圧を制御する空調機器の信頼性も絡んで，各種の方式がある．

室間の差圧は，ISPE 原薬ガイドライン Vol.1（第 2 版 2007）にあるように，扉の開閉の点から，5 〜 15 Pa の範囲が普通であり，最大でも 20 Pa 以下とする．

■9.2.5　換気回数

製造工程室の換気回数をいくらに設定するかは，空調の運転費用にも大きく影響

する事項であるが，無菌・滅菌工程とは異なり，ハザード物質を扱う工程室での明確な基準がないのが実情である．

例えば，ISPE 原薬ガイドライン Vol.1 では，「換気回数に関する cGMP の要求事項は存在しない．（中略）一般に 1 時間あたり 4〜25 回である」としている．また，固形製剤ガイドライン Vol.2（第 2 版 2009）では，WHO-GMP を引用して，6〜20 回/時間とすることを推奨している．WHO-GMP では，非無菌・固形製剤・ハザード物質扱いの工程では，6〜20 回/時間としている．

工程室の清浄度に関する GMP 上の要件である at rest（製造装置設置時）で ISO 8（クラス 100 000）を満足するだけであれば，最低回数の換気回数でも達成可能ともいわれている．しかし，封じ込め設備では粉体が漏れ出ることを想定しており，工程室内の浮遊ハザード物質の濃度を低く抑えるために，換気回数を最低回数以上に増やすことが望まれる．メルク社では，表 9.1 に示すようにハザードレベルに応じて，換気回数をかえている．

■ 9.2.6 気密性

空調のダクト自体から高活性物質が漏れ出すこともありうるので，その気密性を高めるためにフランジ継ぎ手や溶接タイプを用いる場合がある．

一方，封じ込め設備では，一次封じ込め設備の導入，工程室の給排気口への HEPA フィルタの設置（必要により二重化）が施され，アイソレータの定期点検，HEPA フィルタの定期的なリークテストが適切に実施されている限りにおいては，空調ダクトラインへの漏れのリスクはかなり低いとされている．気密性が問題となるような場合には，ダクトラインでのダンパー，排気ファンなどについても，漏れを考慮した設計とする必要がある．

9.3 更衣室

医薬品を製造するエリアは，その環境をクリーンルームとすることが多い．この場合，一般作業服からクリーンルーム用更衣に着替えて，製造エリアに入っていくことになる．退出の場合にはその逆になる．

封じ込め機器を用いている場合であっても，わずかな粉の漏れはありうる．例えば，SBV では切り離しのたびに，その端面にわずかな粉の残存がある．このため，ハザードエリア内で作業するさい，浮遊飛散している粉体が更衣表面に付着することが考えられ，その着替えに伴ってハザード物質が製造室外へ飛散し，拡散していくことが懸念される．とくに問題となるのは，製造エリアでの作業を終えて退出す

るときである．このため，脱衣室の空気が一般エリアに流れないように室間差圧を設定して，気流により拡散を防止する必要がある．また，着替えに伴って曝露することを防止するために，クリーンルームウェアを脱ぎ終わるまで，保護具（PPEとしての眼鏡や手袋など）を外さないなどの運用手順も取り決めておく必要がある．

製造工程室でどの程度の粉が更衣に付着するのか，また，脱衣室でクリーンルームウェアを脱ぐ場合にどの程度飛散するのかについて，数値的なデータが開示されている例は少ないし，また，法律による基準もとくにはない．

従来までの実例や各種情報を整理すると，高薬理活性物質の場合は，次のようにするのが一般的である．

- 活性のレベルが OEB = 4 以上である場合には，入退室ラインを分離タイプとする．
- 製造エリアとの差圧の調整には，中間部にエアーロックを用いるサンドイッチ方式として，製造エリアの空気が外部に出ないようにする．
- 脱衣室に隣接する形で，非常時・緊急時対応として，緊急シャワーやミストシャワーを備える．緊急事態が発生した場合には，オペレータはすぐに退避するが，そのときに多くの粉体が付着している場合にはシャワーで湿潤してから脱衣することで，飛散による持ち越しを最小限にする．復旧作業において大量の

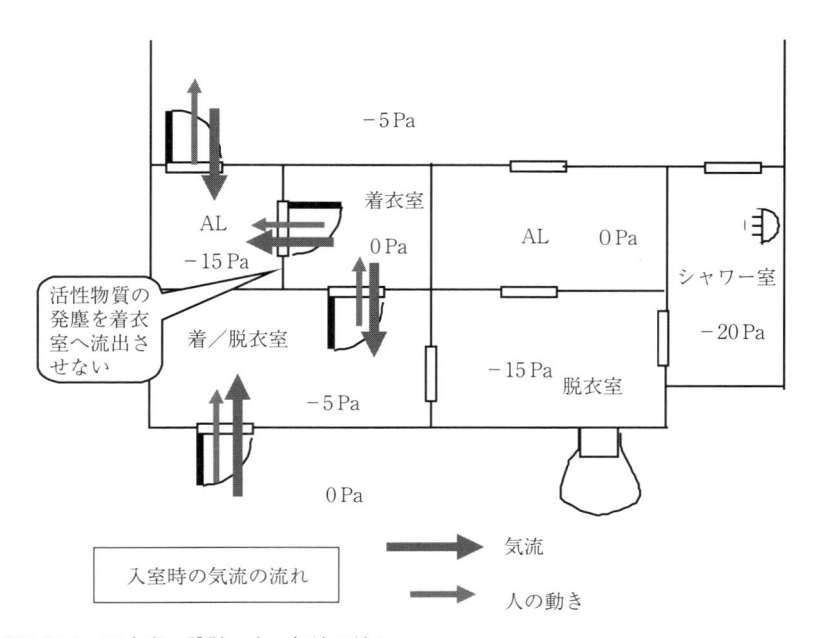

■ 図 9.1　更衣室の設計　人・気流の流れ

粉体が付着している可能性があるため，その退出するさいにもシャワーが用いられる．
- 脱衣室と着衣室の間に，靴用パスボックスを設ける場合がある．
- 使い終わった更衣，眼鏡，手袋などは活性物質が付着しているので，プラスチック袋に収納したのち，その外側を拭き取り，バグアウトポート経由で回収する（最終二重袋化が原則）．

OEB = 4 における代表的な更衣室の構成を図9.1模式的に示す．同図には，室圧の例および気流の流れについても示している．

なお，製造室に入るエアーロック室にクリーンルーム用としてのエアーシャワーを設ける場合がある．その要否には各種意見があることも事実である（ほこりをかえって，まき散らすことになりかねないことから最近はエアーシャワーは使われないことが多い）．

9.4 ミストシャワー

更衣に付着した活性物質が脱衣室で再飛散し拡散することを極力避けたい場合がある（とくに，高薬理活性物質の場合）．このため，通常製造時にあっても，工程室からの退出時にミストシャワーを備えた部屋を経由して脱衣室に入ることがある．例えば，表10.2 に示すセイフブリッジ社のガイドラインにはその旨が記されている．ミストシャワーは，更衣の表面を湿潤状態にして飛散を防止するための設備であるが，湿潤するときにシャワーが強すぎると更衣の裏側まで浸透して，経皮吸収による曝露をもたらしかねない．このため，ほどほどのレベルで更衣を湿らせる必要があり，それ用のシャワー設備とする必要がある．通常作業時にどの程度の浮遊粉体が更衣に付着するのかについてはデータが少ないのが現状であり，ミストシャワー室の設置は，安全側の対処として有用である．最近では，活性レベルが高くなってきているのでミストシャワー室を導入する事例が増えてきている．

濡れ具合は，ミストシャワー室の大きさ（ノズルとの距離），シャワーノズルからの水量，噴霧粒径，噴射時間などの関係で決まる．ミストシャワーの設計指針の一例は次のとおりである．

① ミストシャワー室の大きさを考慮して，シャワーノズルを選定する．噴射ノズルと作業員までの距離はおおよそ400 mm以上離れるようにし，噴霧により濡れすぎないようにする．

平面寸法1500 mm四角の寸法をもつシャワー室では，距離が長いことを考慮して4.5 L/hr程度の流量をもつノズルを使う必要があるが，一方，平面寸法

1000 mm 四角のシャワー室では，距離が短い分，濡れ過ぎを避けるために，流量が 2.5 ～ 3.0 L/hr 程度のノズルで良い（いずれも 1 分程度の噴射を想定した場合で，流量は 1 個のノズルあたり）．ミストシャワー室の大きさには制約が加えられることが多く，上記程度の大きさが一般的である．

ちなみに，緊急用シャワーで用いる ANSI 規格による散水設備での流量は約 80 L/分（元圧 0.2 MPa）とされ，家庭用風呂場で用いるシャワーは約 10 L/分である．

② 経皮吸収防止のため更衣の表面を湿らせはするが，更衣の生地を通って作業員の皮膚を濡らすことのないような水噴射量，粒径とする．

粒径が大きすぎると濡れ過ぎることになり好ましくなく，あまりに小さいと湿らすという目的に合致しない．このため，ファインミストと呼ばれる 10 μm 程度の噴霧径が良い．50 μm 程度の粒径となる噴霧では水滴が大きく，水量が大きくなる．ちなみに，霧雨の粒径は 50 ～ 100 μm，弱い雨の粒径は 100 ～ 500 μm といわれている．

③ シャワーノズルとしては，複数個のノズルを固定して用いる定置式の場合と，固定ノズルに加えて局所用の手動ノズルを併用する方式がある．

定置式ノズルによる場合には，3 ～ 4 個のスプレーノズルで身体の各部を狙った噴射を行う．写真 9.1 のように作業員はシャワー室で身体を回転させ，そのさいに更衣を持ち上げたり，腕を上げ下げしたりすることで，身体全体にミストがあたるようにする．

固定式ノズルにおいても，噴射向き，高さが現場で簡単に調整できるような仕組みとする．さらに，噴射量を調整するためやメンテナンスのために，ノズル自体を簡単に交換できるようにしておく．

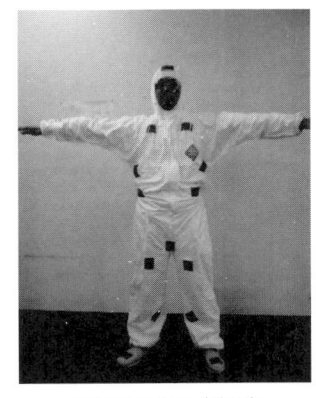

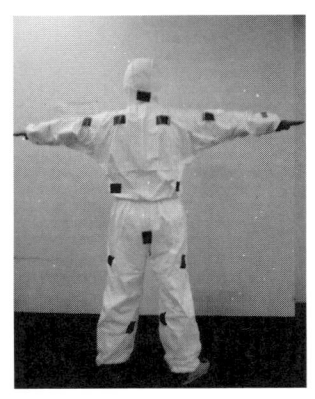

噴射後の様子（前面）　　　　　噴射後の様子（後面）

■ 写真 9.1　ミストシャワーでの感水紙による濡れ確認

局所用の手動式ノズルを併用することで，ミストが届きにくい影の部分（例えば，股間や脇下）への対処が可能となる．一方，身体との距離が近くなることにより濡れやすくなる．また，局所式の手動ノズルを取り扱う煩わしさが生じることにも留意がいる．最終的には使い勝手により選択する方がよい．

　④　噴射時間としては，狭い空間内での動きを勘案して，1～2分程度とするのが良い．イーライ・リリー社での実例を紹介している論文では，1分程度の噴射である．

　⑤　水の管理が不要なシンプルなシステムとする．水が長期間にわたり容器内に溜まることのないようにする．必要により，水を出し切るようにする．水質としては，作業員の口や目にはいる可能性があるため最低限飲料水とするのが良い．

　⑥　ミストシャワー室の床には傾斜付きのパンおよびドレーンラインを設ける．壁材も濡れることを考慮して選定する．

　⑦　更衣自体の生地についても注意が必要であり，裏側への浸透を避けるために，表面に撥水性コーティングしている更衣の方が良い（例えば，タイベックなど）．一般の平織りのクリーンルームウェアでは，裏側への浸透が容易に起こりうるので注意が必要である．

　⑧　実験する場合には，水があたると発色する「感水試験紙」を用いて濡れ具合を可視化できるようにし，身体各所へのあたり具合を具体的に確認するのが良い（写真9.1）．

第10章

個人用保護具と呼吸用保護具

> 個人用保護具は取り扱う活性物質のハザードレベルに応じて適切なものを選択することになる．一方，呼吸用保護具は，防護係数について説明されることが多いものの，それだけでは適切な選択をしにくい状況であった．そこで，本章では，JISにおける防護係数の問題点などを踏まえ，リスクベースアプローチによる呼吸用保護具の選定手法を紹介する．

10.1 個人用保護具

作業員の保護を目的とする個人用保護具（personal protective equipment：PPE）には，安全眼鏡，防護服（タイベックや無塵服），手袋，安全靴などが含まれる．呼吸用保護具を含めることもあるが，ここでは，呼吸用保護具は別に扱う．

クリーンルーム仕様が要求される医薬品製造工程にあっては，作業者自体から汚染につながる塵埃(じんあい)が出ないようにすることが必要である．このため，無塵衣を着用し，マスクや靴カバーを用いることとなる．

したがって，製造工程室がクリーンルーム環境でその中でハザード物質を扱うような場合には，無塵衣（そのレベルはクリーンルーム環境の仕様から選定される）がまず最低限の選択である．その場合，化学物質，とくに液などを扱う場合も想定して選定する必要がある．ハザード物質が眼に障害を与える物質である場合や，皮膚に刺激を与える物質である場合には，PPEの一つとして，ゴーグル，手袋を使用する．

高薬理活性物質を扱う場合のPPEの選定にさいしては，メルク社やセイフブリッジ社の規定が参考になる．例えば，メルク社の資料をみると，活性レベルが高い場合には，二重のグローブとすることが必要とされている（表10.1）．タイベックなどの防護服については，活性物質のレベルに応じて着用の運用規定が違う．

セイフブリッジ社の資料では，活性レベルが高い物質を扱う場合には製造室から

■ 表 10.1　メルク社の PPE 規定

PB-ECL	2	3 (10-100) および 3+(1-10)	4	5
OEL	$100-1000\,\mu g/m^3$	$1-100\,\mu g/m^3$	$1\,\mu g/m^3$ 以下	$1\,\mu g/m^3$ 以下
更衣	すべてのオペレータは効果的なグローブ装着が必要.適切な眼の保護具が必要.	エリアに入るすべてのオペレータは効果的なグローブ装着が必要.適切な眼の保護具が必要.タイベックまたは同等品の外部防護服が必要.防護服は想定されるケミカル物質に対して不浸透性とする.	エリアに入るすべてのオペレータは二重グローブの装着が推奨される.適切な眼の保護具が必要.タイベックまたは同等品の外部防護服が必要.ダブルタイベックが推奨される.防護服は想定されるケミカル物質に対して不浸透性とする.	エリアに入るすべてのオペレータは二重グローブの装着が必要.適切な眼の保護具が必要.ダブルタイベックまたは同等防護服が必要.防護服は想定されるケミカル物質に対して不浸透性とする.

■ 表 10.2　セイフブリッジ社の PPE 規定

OHC	1	2	3	4
OEL	$>500\,\mu g/m^3$	$500\,\mu g/m^3-10\,\mu g/m^3$	$10\,\mu g/m^3-30\,ng/m^3$	$<30\,ng/m^3$
更衣	適切な手袋,実験服,ナイロン製カバーオールまたは使い捨てのタイベック服,安全眼鏡,安全靴を用いる.	適切な手袋,実験服,ナイロン製カバーオールまたは使い捨てのタイベック服,安全眼鏡,安全靴を用いる.	適切な手袋,実験服,ナイロン製カバーオールまたは使い捨てのタイベック服,安全眼鏡,安全靴,使い捨て靴カバーを用いる.	適切な手袋,実験服,ナイロン製カバーオールまたは使い捨てのタイベック服,安全眼鏡,安全靴,使い捨て靴カバーを用いる.
		防護服 (カバーオール,タイベック,実験服など) は,共用エリア (例:キャフェテリア) すなわち製造工程室のドアの外で着用してはならない.	防護服 (カバーオール,タイベック,実験服など) は,製造工程以外で着用してはならない.	防護服 (カバーオール,タイベック,実験服など) は,製造工程以外で着用してはならない.
			清浄,汚染,失活エリアの区分けが構築されるべき.脱衣室に入る前に個人用失活手段を設けること (例:ミストシャワー).	清浄,汚染,失活エリアの区分けが構築されるべき.脱衣室に入る前に個人用失活手段を設けること (例:ミストシャワー).

脱衣室に入る前にミストシャワー室を通ることが要請されている（表10.2）[1]．

PPEの管理として，一般的に次の点に留意することが必要である．
- 各人に専用のPPEなのか，共用のPPEなのかどうか
- 使用済み後の除染・洗浄・滅菌の管理をどうするか
- 更衣の交換頻度，使用期限などの管理をどうするか

10.2 呼吸用保護具

10.2.1 定義と分類

呼吸用保護具（respiratory protective equipment：RPE）は，JIS-T 8001（2006）「呼吸用保護具用語」によれば，「人体に有害のおそれがある環境空気中で呼吸保護の目的で着用する個人用保護具の総称」と定義されている．先に説明した個人用保護具と混同しないように，ここでは口元に用いるマスクなどを指す用語とする．

RPEは，より具体的には，工場，鉱山などの事業場，火災現場，船舶，トンネル，その他の場所にあって，酸素欠乏空気，粒子状物質，ガス，蒸気などの人体に有害性・危険性がある環境の中で作業するときに，作業員の呼吸系統を保護するための道具である．RPEは，医薬品製造の現場だけではなく，ダイオキシン，アスベスト，鉛などを扱う現場や災害の現場で使うものであり，単純な防塵マスクから，防毒マスクや呼吸用ボンベまで広範囲にわたる．

JIS-T 8150（2006）「呼吸用保護具の選択，使用及び保守管理方法」では，RPEとして次のものが上げられている．

- ろ過式（いわゆるマスクであり，口元でフィルタで有害な物質を除去しようとするもの）：
    防塵マスク（JIS T 8151）
    防毒マスク（JIS T 8152）
    電動ファン付き呼吸用保護具（JIS T 8157）
    一酸化炭素用自己救命器（COマスク）（JIS M 7611）
- 給気式（いわゆるエアーラインマスクで代表される，新鮮な空気を送るもの，または呼吸できるもの）：
    送気マスク（JIS T 8153）
    空気呼吸器（JIS T 8155）
    酸素発生形循環式呼吸器（JIS T 8156）
    圧縮酸素形循環式呼吸器（JIS M 7601）
    閉鎖循環式酸素自己救命器（JIS M 7651）

これらから，災害避難時や毒物を扱うときに使われるものを除き，医薬品製造の現場で実際に広く使用されていて，面体内が陽圧になるものを抜き出して整理すると，図 10.1 のようになる．その代表的な例を写真 10.1 に示す．

```
呼吸用保護具 ─┬─ 給気式 ─┬─ 送気マスク    ─┬─ エアーラインマスク ─┬─ 複合式(小型高圧空気ボンベを
             │          │  SAR            │                      │    併用するもの)
             │          │                 │                      ├─ プレッシャデマンド型
             │          │                 │                      └─ 一定流量型
             │          │                 └─ ホースマスク(電動送風機型)
             │          └─ 自給式呼吸器 ─┬─ 空気呼吸器(プレッシャデマンド型)
             │             SCBA          └─ 圧縮酸素形循環式呼吸器
             └─ ろ過式 ─┬─ 電動ファン付き呼吸用保護具PAPR
                        └─ 防塵マスク
```

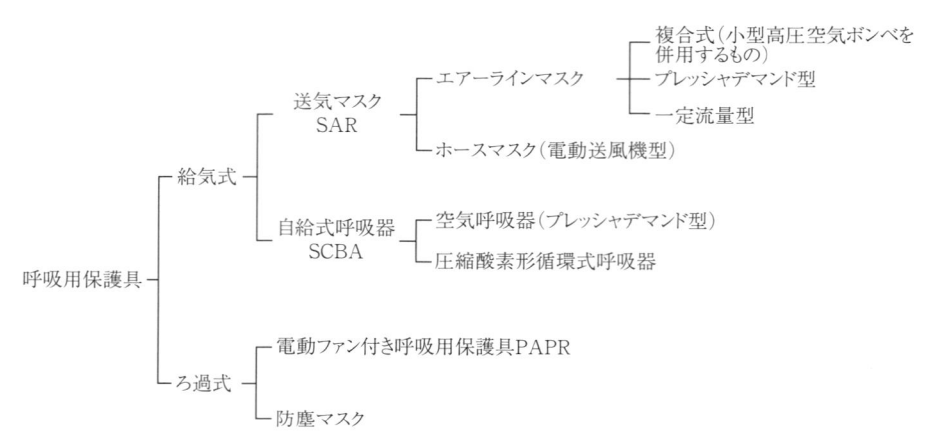

■ 図 10.1　呼吸用保護具の系統図

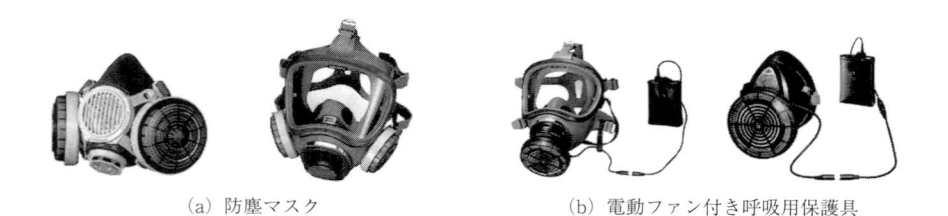

(a) 防塵マスク　　　　　(b) 電動ファン付き呼吸用保護具

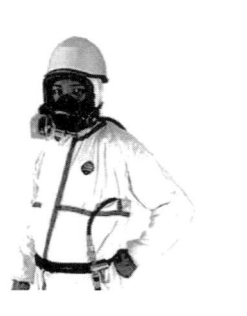

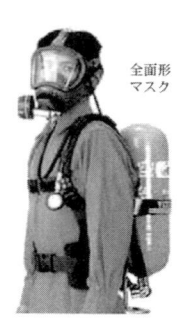

(c) プレッシャデマンド型　　(d) プレッシャデマンド型　　(e) エアーラインマスク
　　エアーラインマスク　　　　　空気呼吸器　　　　　　　　　(一定流量形，フード)*

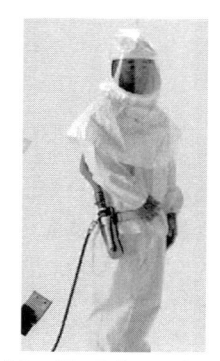

■ 写真 10.1　呼吸用保護具の例（興研㈱および 3M 社カタログ(*)による）

■ 10.2.2　呼吸用保護具の位置づけ

呼吸用保護具は，現場でのいろいろな状況において，主に一次封じ込め手段による適切な対応策がとれなくなった場合に，現場の人間を守る最後の手立て，「最後の砦」(last resort) として位置づけられている（図 2.3 参照）．これは国内外でも同様である．厚労省からの「化学物質等による危険性又は有害性等の調査等に関する指針」（基発第 0330004 号　平成 18 年 3 月 30 日）では，ハザード物質を扱う上でのリスク低減措置の優先順位が示されているが，RPE の使用優先順位は一番最後である．

封じ込め設備に関してよくある質問の一つに，費用のかかる封じ込め設備を導入するのではなく，エアーラインスーツ（スペーススーツ）で代用できないかということがあるが，答えは否である．上記の指針にもあるように，衛生工学的な対策をとって，作業者への曝露低減の対策をはかり管理をしていくことが優先されている．

RPE を含む個人保護具は，非常時など曝露の状況が定常時とは異なる場面での「最後の砦」として位置づけられているわけである（詳しくは 10.2.5 項参照）．

■ 10.2.3　防護係数と指定防護係数

現状，防塵マスクを規定している国の指針は，平成 17 年 2 月 7 日に発行されている厚労省の基発第 0207006 号「防じんマスクの選択，使用について」である．ダイオキシンが発生する廃棄物焼却処理施設の現場，放射性物質を取り扱う現場，鉛などを扱う現場用の防塵マスクが主たる対象となっている．

医薬品製造の現場に当てはめてみると，取り替え式防塵マスク RS 1 ～ RS 3 または使い捨て式防塵マスク DS 1 ～ DS 3 のものを用いることとされる．しかし，この三つの区分のうち，どれを選択するべきかは，必ずしも明確ではない．

さらに，この三つの区分は，粒子捕集効率により区分けされているだけである．この捕集効率はマスク本体自体の性能を規定するものであり，マスクの接顔部と顔面との隙間からの漏れをゼロとする，いわば理想的な状態で装着した場合を想定しているものである．実際に使用する際には必ず隙間が生じるため，その意味で，接顔部からの漏れも考慮した指標である防護係数により選定するのが適切である．

ここで，防護係数（protection factor）は，一般に次式で表される．

$$\text{防護係数} = \frac{\text{環境中（マスク外側）における有害物質の濃度}\quad C_o}{\text{吸気中（マスク内側）における有害物質の濃度}\quad C_i}$$

マスクの外側の濃度が C_o であったとしても，ある防護係数をもつ RPE を適切に装着していれば，マスク内の空間における濃度は C_i 以下となる．

吸気中における有害物質濃度 C_i としては，人を保護する意味から，一定レベル以下にする必要があり，曝露限界管理濃度（曝露許容濃度）とされる．その具体的な数値としては，封じ込め分野での代表的な指標である許容曝露限界 OEL を用いることができる．

防護係数は，使用する前にフィットテストで実測するのが基本（JIS-T8150-2006 の解説による）であり，実際に着用して試験用粉塵が分散された実験室内に入って測定する．しかし，このようにして実測された防護係数は，「着用者個人」の「測定時における値」である．実作業のときには，その作業負荷により，防護係数はより低下する可能性があるため，十分な安全性を見込んでおく必要がある．

このような性質をもつ防護係数は，理論的に出るものでもなく，また，現場で実際の個人ベースでの防護係数を測定することも難しいため，多くの実験や実測データを基にして，理想的な取り付け状態での「期待値」として，「指定防護係数」が定められている．着用者間のばらつきに対して安全側に設定した値である．

指定防護係数（assigned protection factors：APF）は，JIS-T8150（2006）によれば，「実験室内で測定された多数の防護係数値の代表値．訓練された着用者が，正常に機能する呼吸用保護具を正しく着用した場合に，少なくとも得られるであろうと期待される防護係数」と定義されている．

指定防護係数は，各国の規格によって異なる数字となる場合があるので留意が必要である（10.2.4 項参照）．

■10.2.4　JIS における防護係数の問題点

RPE の選択については，先述のように JIS-T 8150（2006）によることが多い．しかしながら，同規格における問題点がいくつかある．

①　JIS 規格にある指定防護係数は，他国の規格から借用したものであり独自のものではない（さらに，国内で実測で求められた数値でもない）．

②　指定防護係数の数値そのものに幅をもたせている場合があり，その使い分けについての説明が不十分である．

例えば，電動ファン付き呼吸用保護具では，全面型で 4 ～ 100 とあるだけであり，それ以上の詳しい説明はない．

③　最新の諸外国の規格改正に追随していないので，数値的なズレが生じている．具体的には，OSHA 29CFR1910.134 が 2006 年 8 月に最終的に採用した指定防護係数の改訂がこの JIS には取り込まれていない．

指定防護係数について，JIS-T8150（2006）と，諸外国の規格との比較をしてみると，表 10.3 のようになる．

例えば，エアーラインマスク（一定流量形でフード形）の場合，JIS の値は，OSHA の旧版 1998 年版（実質的には 1987 年版）の値と同じで，最近の OSHA の 2006 年版と比べると，格段に小さい値となっている．同様な差がでているところは，
- エアーラインマスク　一定流量形　全面形
- 圧縮空気形　プレッシャデマンド形　全面形
- 電動ファン付き呼吸保護具　フード形
- 防塵マスク　全面形

などである．

JIS における数値のズレが生じている背景は，OSHA の最新の改訂が取り込まれていないことによるものである．一方で，そのアメリカ国内においても，ごく最近まで，指定防護係数についての混乱があったことはよく知られている．従来から，アメリカ国内における指定防護係数については，OSHA（NIOSH）と ANSI の二つの流儀があり，定義も若干異なっている（データの解釈の差であると説明されていた）．一方の ANSI Z88.2-1992 が発行された後，他方の OSHA 1998 年版では，指定防護係数は改訂の対象とはせず，当面は NIOSH が 1987 年に出した数値によるものとしたのである．このために，1992 年以降，同じタイプの RPE に対して，ANSI と OSHA とで APF の数値が異なる状況が続いていたのである．最終的に，OSHA は，2006 年 8 月に指定防護係数の改訂に関して最終決定書 Final Rule を発行した（29CFR1910.134-2006）．そこでは，大筋では，ANSIZ88.2-1992 と同じ数値を採用し，これで，防護係数に関する米国内の不整合な状況が解消したという経過がある．

■10.2.5　封じ込めの現場における RPE

RPE の選定を行う上では，JIS-T8150（2006）「呼吸用保護具の選択，使用および保守管理方法」にあたることが多いと思われるが，同規格は災害の現場，火事の現場など幅の広い状況における使用を対象としているため，医薬品製造の製造現場ではやや使いにくいというのが現実である．

では，どのようなときに，RPE が必要とされるだろうか．必要とされる場合を次に示す．

① 薬塵測定において封じ込め性能が検証・確認されている（いわば合格している）封じ込め機器を用いている状況では，環境中における濃度は曝露限界設定値（代表的には OEL）より小さくなっており，防護係数的な意味合いからすると 1 以下になっていることになる．このため，RPE は，社内規定などで安全を見込んで特別に定められていない限りは，必要とされないことになる（ダミー粉体と実粉体の差

132　第10章　個人用保護具と呼吸用保護具

■表 10.3　各国の指定防護係数の比較

呼吸用保護具の種類			面体等の種類	JIS T8150 2006 指定防護係数	OSHA 29CFR 1910.134 Jan 8 1998 注1 APF	OSHA 29CFR 1910.134 APF Final Rule Aug 24 2006 APF	ANSI Z88.2 1992 APF	HSE Respiratory Protective Equipment at work A Practical Guide
給気式	送気マスク supplied-air respiratory (SAR)	エアーラインマスク	半面形	50	1000	50	50	
		プレッシャデマンド形	全面形	1000	2000	1000	1000	
		エアーラインマスク	半面形	50	50	50	50	20
		一定流量形	全面形	100	50	1000	1000	40
			フード形	25	25			40
			フェイスシールド形	25				
	ホースマスク 送風機形		半面形	50				
			全面形	100				
			フード形	25				
			フェイスシールド形	25				
	自給式呼吸器 self-contained breathing apparatus (SCBA)	圧縮空気形 プレッシャデマンド形 陽圧形	半面形	50				
			全面形	5000	10000	10000	10000	2000
		圧縮酸素形 循環式	半面形	50				
			全面形	5000				
ろ過式	電動ファン付き呼吸用保護具 powered air purifying respirators (PAPR)		半面形	4～50	50	50	50	
			全面形	4～100	50	1000	1000**	10～40
			フード形	4～25	25	1000	1000**	10～40
			フェイスシールド形	4～25				
	防塵マスク		半面形	3～10	10	10	10	4～20
			全面形	4～50	10～50*	50	100	4～40

＊：フィルタとして，N-100，R-100，P-100を用いる
＊＊：高効率フィルタ利用（通常のフィルタでは100）
注1：OSHA 1998年版ではAPFを当面は改訂せずとし，APFはNIOSHが1987年に出した値のままとした．

をどのように見込むかにより判断する）．

② 封じ込め機器は，通常運転時には密閉された状態で運転されるが，部品交換などでどうしても開放状態にせざるをえないときがある．封じ込め機器の設計では，開放する前にはWIPをして粉体を湿潤状態とし，飛び散るのを防ぐ処置をするのが一般的であるが，これもできない場面がありうる．その場合，装置内部から高活性の粉体が曝露する状態が短時間とはいえ生じることになる．このようなコントロールされていない状況にあっては，最後の砦としてRPEを装着する必要が生じる．

③ 封じ込め機器の経年変化により，例えば，シール部材のへたりなどで密閉性能が劣化していく場合がある．通常は，定期的な封じ込め性能のモニタリングにより，そのようなことは事前に察知できるので，密閉性能が低下した場合にはRPEを装着する必要が生じる．

④ 設備した封じ込め機器について所定の性能が出ない場合がある．この場合には，環境中に曝露限界量以上の粉塵が存在することになるので，RPEを装着する必要が生じる．

⑤ 非常事態が生じ，大量の粉体が製造エリアに曝露し，飛散する状況が発生することも考えられる．このような事態が発生したら，オペレータは速やかに退避をする必要がある．そして，復旧のために，RPEを装着して，製造室に入室することになる．このときに備えてRPEについて適切な選択をしておく必要がある．その場合にあっても，製造環境内に使われている物質の量，性状は，計画の段階で事前に情報が得られているので，適切な選択が可能である．

上記をまとめると，医薬品製造の現場では次のようになる．

- 一次封じ込め設備によって機器からの漏れがコントロールされ，薬塵測定で環境中の濃度が所定の設定値以下になることが判明している場合，また，それが常時，担保されている場合には，安全マージンを見込む社内規定などの定めがない限りは，合理的な判断として，RPEは必要ではない．
- 常時の運転でWIPができない状況で機器を短期的に開放せざるを得ない場合や，封じ込め機器が所定の性能を得ることができない場合に，RPEが必要とされる．
- 非常時からの復旧作業のために，大量に飛散している環境内での作業を必要とする場合には，RPEが必要とされる．

RPEを選定する場合には，上記のような一時的な開放や非常時の状況を踏まえて選定を行うわけであるが，この場合でも，粉体の性状はMSDSで，量はレシピで判明していることにより，リスクベースでのRPEの選定ができる．

■ 10.2.6 リスクベースアプローチによる RPE の選定

リスクベースアプローチによる RPE の選定手順の一例を以下に紹介する.

イギリスの COSHH では封じ込め機器を選定する場合と同様な手順で，薬理活性物質の危険・有害性(ハザードネス)，量，性状などから，RPE を選ぶ手法を提唱しており，その要約が COSHH Essential Technical Basis 2009 に記載されている[2]. このガイドラインの基となった文献も合わせて参照してほしい[3].

その手順は次のようになる.

① 取り扱う物質のハザードネスを特定し，ハザード区分を明確にする.
② その場面で取り扱う量を把握し，特定する.

■ 表 10.4　COSHH における RPE 選定表

ハザード区分	該当するOEL $\mu g/m^3$	量	飛散程度 低い	飛散程度 中程度	飛散程度 高い
A	1000〜10000	小	-	-	-
		中	-	APF=4	APF=10
		大	APF=4	APF=10	APF=20
B	100〜1000	小	-	APF=4	APF=4
		中	-	APF=10	APF=20
		大	APF=10	APF=20	APF=40
C	10〜100	小	-	APF=4	APF=4
		中	APF=10	APF=10	APF=20
		大	APF=20	APF=20	APF=40
D	<10	小	APF=10	APF=20	APF=40
		中	APF=20	APF=40	APF=40
		大	APF=20	APF=40	APF=2000
E	専門家助言による	小	APF=10	APF=20	APF=40
		中	APF=20	APF=40	APF=40
		大	APF=20	APF=40	APF=2000

APF	呼吸用保護具の種類
4〜20	防塵マスク（半面型）
20	エアーラインマスク　一定流量形（半面型マスク）
40	防塵マスク（全面型） 電動ファン付き呼吸保護具　PAPR（全面型マスク，フード） エアーラインマスク（全面型マスク，フード） エアーラインマスク　一定流量形（全面型マスク，フード）
200	エアーラインスーツ
2000	自給式呼吸器SCBA

APFは，BS EN529 による

③ 取り扱う粉体の性状（飛散のしやすさ）を特定する．
④ ハザード区分，量，飛散程度の掛け合わせから，適切な RPE を選定する．
この手順は，封じ込め機器の選定におけるそれと全く同一である．

表 10.4 は，Technical Basis for COSHH essential に掲載されている RPE 選定表に，該当する OEL のレベルを記載したものである．物質のハザード区分，量，飛散の程度から，必要な APF の数値が得られる（同表には，いわゆるエアーラインスーツは出てこないことにも注目してほしい）．

■ 10.2.7 コントロールバンディングの手法による RPE 選定事例

先にリスクベースアプローチによる RPE の選定について述べたが，参考までにハザードレベル区分に基づいた RPE 選定の事例として，セイフブリッジ社の選定表を紹介する（表 10.5）．取り扱い量，飛散の程度については，コントロールバンディングの思想から，勘案されてはいない．製造工程におけるモニタリングによる判断について言及していることに注目してほしい．

■表 10.5 セイフブリッジ社の RPE 規定

OHC	1	2	3	4
OEL	$> 500\,\mu g/m^3$	$500\,\mu g/m^3 - 10\,\mu g/m^3$	$10\,\mu g/m^3 - 30\,ng/m^3$	$< 30\,ng/m^3$
	証明されたダストミスト対応の面呼吸具を装着する．または，ダスト発生が高い操作においては，より高いレベルの呼吸具を装着する．曝露のモニタリングにより OELs 以下であることが示されたならば，呼吸具は不要である．	HEPA カートリッジ付きパワー付き空気清浄呼吸具（PAPR）を用いる．または，空気供給式の呼吸具（SAR）を用いる．ただし，モニタリングの結果が，より低いレベルでの呼吸具で適切であることを示す場合には，この限りではない．	製造工程でのモニタリングにより呼吸具が不要であると判断されるまでは，HEPA カートリッジ付きパワー付き空気清浄呼吸具（PAPR）を用いる．	製造工程でのモニタリングにより呼吸具が不要であると判断されるまでは，HEPA カートリッジ付きパワー付き空気清浄呼吸具（PAPR）を用いる．

■ 10.2.8 RPE の管理

RPE の管理・保管については，JIS T 8150 に詳しい．その要点をまとめると，
- 個人専用の呼吸用保護具は，必要により洗浄する．
- 共同使用するものは，着用者が替わるたびに洗浄と消毒をする．
- 使用限度時間（使い捨て式防塵マスクの場合），または保存年限（その他の呼吸用保護具の場合）が交換時期に達しているときには廃棄する．

- 洗浄や消毒にあたっては，RPE の材料をいためるおそれがあるものは使用しない．

いずれにしても，RPE の廃棄基準を定めておくのが望ましい．また，洗浄や消毒の手間を削減するために，可能な範囲で使い捨てタイプのものを使用するのも方策の一つである．

10.3 ナノ分野における呼吸用保護具の取り扱い

ナノテクノロジーによる粉体が今後の医薬品に使用されていくことが想定される．ナノ物質を扱う分野での封じ込めについて，とくに呼吸用保護具の取り扱いについては，参考になるところが多いので以下に紹介する．

ナノ物質の毒性データについては十分な情報が得られていないのが実情であるが，一方では実際の製造が先行している．このような状況を勘案して，労働安全衛生上の観点から，「ナノマテリアルに対する曝露防止等のための予防的対応について」（基発第 0331013 号：平成 21 年 3 月 31 日）が厚生労働省から通達されている．

同通達では，曝露防止という視点からの対策として，次のことを要求している．
- 製造・取り扱い装置の密閉化．
- （上記ができない場合）局所排気装置（囲いこみ式フード）またはプッシュプル型換気装置の設置．除じん装置として，HEPA フィルタまたはこれと同等以上の性能を有するフィルタを使用すること．
- （上記ができない場合に）呼吸用保護具の適用．ただし，密閉化等，局所排気装置等の設置等の曝露防止の対策を講じた場合であっても，作業者のナノマテリアル等への曝露のおそれがないことが確認できないときには，有効な呼吸用保護具を使用すること．

封じ込めという視点では薬理活性物質を取り扱う場合と同様の対策が必要とされていることがわかる．

前述の通達では，ナノ物質を取り扱う製造現場での呼吸用保護具の選定について指針をまとめている．それによれば，一般の製造事業場を対象とする場合，次の三つの段階に応じて，用いる呼吸用保護具の指定防護係数を定めている．なお，引用されている指定防護係数は，JIS-T8150（2006）のものである．

A：曝露がほとんどないことが予想されるレベルでは，指定防護係数 10 以上の RPE を用いる．

例えば，製造工程が密閉化されていたり，無人化・自動化されている場合，ナノ物質が樹脂などに練り込まれた状態で使用されて飛散しない場合などである．

B：曝露が少ないことが予想されるレベルでは，指定防護係数 50 以上の RPE を用いる．

例えば，局所排気装置またはプッシュプル型換気装置を設置する場合である．

C：曝露が多いことが予想されるレベルでは，指定防護係数 100 以上の RPE を用いる．

例えば，労働衛生工学的な設備対策が講じられておらず，高濃度での曝露が予想される特殊な作業を行う場合（装置のクリーニング作業，製品回収など）である．

試験研究機関では，取り扱う量が少ないので，上記の A および B については指定防護係数 10 以上，C については指定防護係数 50 以上の RPE を用いるものとしている．ここでは，量を一つのパラメータとして取り込んでおり，リスクベース的なアプローチといえる（ナノ物質は飛散しやすいことは織り込み済みと推察できる）．

医薬品製造現場で導入されているようなサロゲート物質を用いた薬塵測定を実施することも難しい（そもそもサロゲート物質の粒径にナノレベルのものがない）と思われるので，封じ込め機器自体の性能評価もしにくい．さらに，実粉体であるナノ物質の曝露濃度を直接に測定することも困難を伴うと思われる．製造工程が密閉化（封じ込め）されていたり自動化されている場合であっても，より安全側に立って，指定防護係数 10 以上の呼吸用保護具を着用するように選定されている．

第11章

付帯設備

薬理活性物質を扱う設備では，製造作業に付随して各種の廃棄物が生じてくる．これらには，包装資材，洗浄液，溶剤ペーパーなどが含まれる．これらは，活性物質を拡散させないためにも適切に対処することが必要である．そこで，本章では，廃棄物の扱い，失活設備，局所排気などについて説明する．

11.1 廃棄物の扱い

製造工程室から生じる廃棄物の取り扱いには留意が必要である．例えば，アイソレータ内で発生した廃棄物（原料が入っていた瓶や紙袋・プラスチック袋など）は，アイソレータのバグアウトポートを経由することでプラスチック袋に収納される．その外側を吸引清掃，ふき取り清掃を実施した後，さらに別の袋や容器に収納することが行われる（二重袋の原則）．直接工程作業にかかわらない隣接した準備室などで，二重袋，容器の外装をさらに清掃し，ラベル表示を行った後，パスボックス／パスルームを介して一般域に搬出する．パスボックスの代わりに，バグアウトポートでも良い．なお，メルク社の基準でも，廃棄物は二重袋としてラベルを貼付することとなっている．

または前述のラピッドトランスファーポート RTP をもつ容器で，原料などを持ち込み，使用済みの廃棄物を同容器に収納して処理する場合もある．この場合でも，RTP をもつ容器を別の袋に収納して，外側を吸引清掃，ふき取り清掃を実施した後，ラベル表示を行って，パスボックス／パスルームを介して，一般域に搬出する．

なお，パスボックスは管理区分が異なる二つの部屋の間で，機材や物を受け渡すさいに使われる装置で，両側に二つの扉が設けられている．両方の扉が同時に開かないようにインターロック機能が設けられる．

11.2 パスルーム

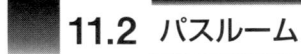

パスルームはパスボックスと同様の目的のために使われる部屋であり，大規模な機材や資材を出し入れするためのものである．

ハザード物質を扱う工程室に物資を出し入れする場合には，ハザードエリアからの高薬理活性物質が一般エリアへ拡散することを防止する必要がある．このため，通常はエアーロック室または前室付きエアーロック室を設け，室間差圧を設定し，気流を確保することで対処する．

11.3 失活タンク

活性物質が溶け込んでいるプロセス排液や洗浄排液などはいったん別の専用槽（失活タンク）に送られ，失活処理（酸またはアルカリなどによる中和処理をして活性のない安全な状態にすること）をした後に最終処理される．失活処理をすれば，一般の排液処理へ回せる．

活性物質を含む排液のラインは専用とし，一般の排水ラインとは分離しておく．また，漏洩がないような配管構造としておくことが望まれる（漏れた液が乾くと，活性物質が濃縮された状態で粉体化し，飛散の可能性があるため）．また，洗浄排水の最終リンス液など活性物質がふくまれていない状態の場合には，失活タンクの容量を小さくするため一般の排水ラインへ排出することもある．この場合，切り替えを行いやすくするために，コネクタ付きのホースや切り替えバルブを用いるのがよい．

失活タンクは多くの場合，設備全体の最下部に設けられ，地下ピット内などに設置される．失活タンクを地上に設置する場合には，その容量を含め，地上階での排液処理を考えておく必要がある．失活タンクで中和処理して無害化されたものは，ポンプで汲み上げられ排出される．

11.4 局所排気など

原薬工場では，局所排気設備や真空ラインを必要とする機器（例えば真空乾燥装置）を用いる場合がある．この場合の排気ラインでの留意事項は次のとおりである．

① 各種ブース（例えば，洗浄ブース）からの排気ラインや局所集塵ラインはいったんヘッダ配管に集合され，HEPAフィルタを通過させたのちに，最終的なスクラバなどの除害装置へ配管される．

②　アイソレータの排気口は通常ダブル HEPA となっているので，そのままスクラバへつながるラインとつなぐことができる．

③　真空で運転される機器では，活性物質が外部に拡散することがないように，粉体，溶媒ミストを捕集できるフィルタを排気ライン中に適宜設ける．乾いた粉体用には，HEPA 相当の性能をもつフィルタが用いられる．例えば，粉砕機では粉砕後の粉体を捕集するラインにバグフィルタが用いられる．また，遠心分離機，ろ過乾燥機などの排ガスラインには，湿体に付着している有機溶媒からのミストを捕集するために，カートリッジフィルタが 2 段に設けられる．

④　上記のバグフィルタやカートリッジフィルタのエレメントは，安全な状態で交換作業できるように配慮する必要がある．例えば，湿潤用スプレーの配置などにより，湿潤した状態で取り出すことができるようにシステム構成を設計しておく方法もある．または，フィルタエレメントを閉じた状態で取り出し，新しいエレメントに交換することができるようバグアウト方式とする方策もある（第 8 章参照）．

⑤　集塵系ラインの再循環は認められない．また，活性物質のリークを防ぐという視点からは，集塵配管はシームレス配管・フランジ継ぎ手が望ましい．

第 12 章

封じ込め設備エンジニアリングにおけるポイント

　封じ込め設備では，薬理活性が高いハザード物質を取り扱うため，本来的にリスクが内在している．このため，設備設計を行う上では，従来以上に幅広い視点での検討が必要である．その場合，運用手順を含めた現場運用に関する知見，洗浄にかかわる知見，粉体取り扱いに関する知見など，複合的で包括的なアプローチが望まれる．本章では，主として設備を設計する側からの視点に立って，封じ込め設備をエンジニアリングする場合の留意点について，原薬工場での筆者の経験を踏まえて説明する．

12.1　封じ込めエンジニアリングの全般

　封じ込め機器には標準仕様の機器もあるが，原薬工場などでは運転の事情に即した仕様の封じ込め機器とすることが多い．その設計にあたっては，本来の運用手順に加え，現場の寸法制約，作業操作性，洗浄のし易さなどを総合的に勘案していく必要がある．このためには，要求仕様の十分な理解，仕様の重み付けの確認，現場的な実際の運用の詰めなどが必要となる．リスクアセスメントは，これらのことを認識する上でも絶好の機会を与えているともいえる．

　封じ込めエンジニアリングの実際にあっては，バッチプラントでの現場作業や運用に関する知見，洗浄に関する知見，粉体の取り扱いに関する知見，機械装置に関する知見などが必要とされる．このため，プロセス的な部分と機械的な部分の両方の知識を要するいわば複合領域となり，さら下記も勘案した包括的アプローチが必要である．

- 取り扱う物質の許容曝露限界などの諸データ
- 取り扱う物質の性状，量，形態，包装のあり方（原料，製品）
- 運用上の考察（現場的な制約など）
- 設備全体の様相（建物，工程室のレイアウト，動線）
- 空調設備
- 更衣のルール

- 非常時対応
- 定置洗浄 (CIP), 定置湿潤 (WIP) の考察
- メンテナンス上の考察

対象物質が薬理活性物質であるために，通常では明示されるデータ（例えば，安息角，嵩比重など）が揃わない場合があり，類似のデータで代用せざるを得ない場合もある．このような物性値がないことによるリスクも想定しておくのが望ましい．

12.2 取り扱う物質のハザードの把握

封じ込め設備の設計にあたって，取り扱う物質の特性，とくに毒性学的なハザードレベルについてきちんと把握する必要があり，それがリスクアセスメントの出発点となる．

毒性学的な物性値，例えば，OEL 値が明示されている場合には，それを用いる．その場合でも，どれだけの余裕度を見込んで設計用の OEL 値とするかは，協議しなければいけない事項である．設計用の OEL という意味合いで，設計曝露レベル (design exposure level：DEL) という用語を用いる場合もある．

取り扱う物質の物性値が明確でない場合には，区分けの箇所（第5章）で述べたように，幅をもたせてバンドとして取り扱う．Risk-phrase や GHS の区分けも参考になる．また，メルク社の PB-ECL にあるような，人体への影響や兆候など総合的な所見でもって，活性レベルを設定する必要もある．

なお，現場での薬塵測定のさいは，封じ込め性能目標値 (containment performance target：CPT) を別途に設ける必要がある（第15章参照）．

12.3 封じ込め機器の選定表

封じ込め機器については，第7章において，構造，特徴，使う上での留意事項などを述べた．エンドユーザである医薬品製造会社側では，これらを踏まえて封じ込め機器に対する見立て，換言すれば封じ込め性能についての評価・見解をまとめておく必要がある．これが，リスクベースアプローチによる封じ込め機器選定の最終段階で用いる封じ込めレベルに応じた機器選定表につながる（第6章）．

そして，その機器選定表に基づいて，エンジニアリング会社・機器メーカなどと選定作業を進めていく必要がある．

このような選定表には汎用のものがあるわけではなく，個々のユーザの経験，意見などが入ることになる．そのような選定表が用意されていない，または，用意し

にくい場合には，医薬品製造会社はメーカやエンジニアリング会社と協議の上，共通認識をつくり上げていくことが肝要である．

封じ込めの必要レベルは物質の性状，量などにより工程ごとに異なるので，封じ込め機器のタイプも違ってくる．各工程を俯瞰して，設備全体としての一貫性をもたせることも必要である．

12.4 最適な封じ込め設備の構築

さて，個々の封じ込め機器の特徴，使い方などを把握し，封じ込め機器選定表が作成できたとしても，実際の設備構築の場面では複数の選択肢の中から，全体のシステム構成をどのように最適化するか，首尾一貫した設備をどのようにして構成していくかということで悩むことも多い．

ここでは，設備の最適化を検討していく上で，どのような観点での考察が必要なのか，その概要を述べる．実際の現場では，原薬工場，製剤工場などによる差もあるし，また工程によっても考え方に違いが出てくることもある．さらには，優先順位の設定いかんによっても結果が相違してくることが想定される．このため，以下に説明するのは一例に過ぎないということをあらかじめ認識してほしい．

ここでは，代表的に，原薬工場において，原料を秤量して反応釜に仕込むまでのシステム構成を題材に取り上げ，留意事項などを記す．

取り上げる工程の流れとしては，原料が入った容器から原料を取り出す → 秤量して小分けする → 小分けしたものを釜に投入する，という一連の流れを考える．また，リスクベースアプローチによる封じ込め設計の結果，コントロールとして「厳格な封じ込め」が必要とされた状況を想定する．

この場合には，表6.9にあるように，封じ込めバルブ（SBV），封じ込めアイソレータ，フレキシブルコンテインメント（FC）という選択肢がある．

この工程での具体的な封じ込めの方式として，
- 秤量小分けアイソレータを専用に設け，釜との間では別途の移送システム（SBVなど）を用いて釜に仕込む方法（図12.1(a)）
- 秤量小分けアイソレータを専用に設け，移送システムを経由して，個々の釜上に設けられる仕込み専用の小型アイソレータにて仕込む方法（図12.1(b)）
- 秤量小分け仕込み用アイソレータを個々の釜上に設ける方法（図12.1(c)）

などがある．

アイソレータにあっても，ハードタイプ・ソフトタイプの選択肢がある．移送システムとしては，SBVを使うこともできるし，FCを使うこともできる（第8章で述

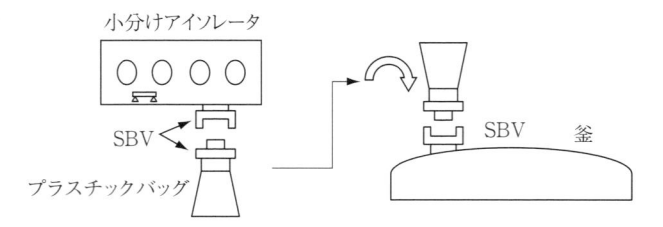

(a) SBVを用いる移送システムによる方法

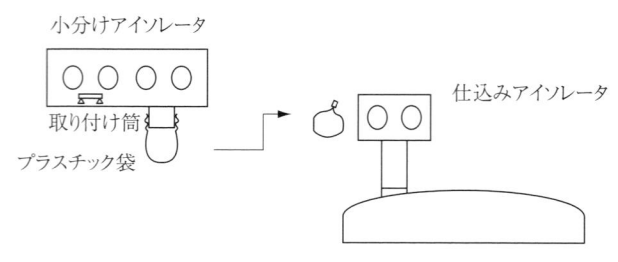

(b) 釜仕込みアイソレータによる方法

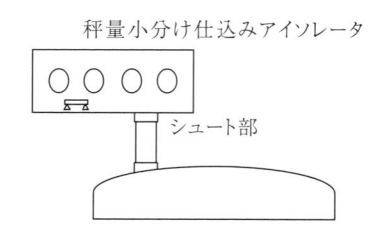

(c) 秤量小分け仕込みアイソレータによる方法

■図12.1　原料秤量仕込み工程での選択肢

べたように，SBVとFCは類似概念であり，SBVを用いる箇所にはFCも同様に利用可能である）．

　これらの中から，洗浄のしやすさ，現場での使いやすさ，設備投資，メンテナンス費用のことも考えて，最終的な選択をしていかなければならない．

　検討するさいの視点およびそのポイントを以下に記す．

■12.4.1　曝露のリスクをどう考えるか

　曝露のリスクを極力減らすという点からは，移送における移し替え作業を最小にするのが良い．このためには，秤量小分け仕込み用アイソレータを個々の釜上に設ける方法がありうる．しかしながら，この場合，設備費用がかなりなレベルになる

上，アイソレータの稼働率は極端に低くなる．また，秤量という精度を要する作業を釜上で行うことへの懸念もある．

また，アイソレータ下部から釜まではシュート管を用いることとなり，比較的長いシュート部の洗浄が懸念事項としてある．

別の方式として，秤量小分け専用のアイソレータを釜とは別に設け，秤量後に何らかの方法（SBVなど）で釜に投入する方法もある．ただし，この場合には，アイソレータから取り出された原料容器の横持ち作業，封じ込めた状態での釜への移送作業が必要であり，そのさいのリスクと共に，移送時に粉残りによる曝露も生じることになる．

■ 12.4.2　原料ハンドリングをどう考えるか

原料をどのような形でハンドリングするのかによって状況は異なる．より詳しくは，どのくらいの量の原料が，どのような容器に，どのような形態で送られてきているのかによっても，システム構成が異なる．梱包形態，容器形状などが使う側の希望どおりにならない場合もかなりあると思われる．

例えば，ファイバードラム（fiber drum：FD）に入った原料袋をそのままの形でアイソレータ内に持ち込む場合，アイソレータとFDの間で密閉した状態を作り，FD内の袋をアイソレータ内部に引き込む形をとることができる．ただし，そのためには，FDのリフトアップ機構などの補助道具が必要となり，アイソレータのコストもアップするうえ，また作業エリアも余分に必要となる．一方，FD内の原料が，すでにアイソレータに持ち込める大きさの小玉になっているのであれば，アイソレータのパスボックス経由で内部に持ち込むことができる．

■ 12.4.3　秤量作業をどう考えるか

秤量小分け作業を専用アイソレータで行うという方式が取られることがある（これをセントラルディスペンシング方式というときがある）．秤量作業自体は共通的な作業なので，釜の数にかかわらず，1台のアイソレータで済ますことができて稼働率も高まる．

秤量作業においては，仕込み量・仕込み精度の点から，どの程度の秤量器を要するのかについて検討しておくことも必要とされる．例えば，仕込み量の範囲が大きいために2台の秤量器を必要とする場合には，それらを内蔵するアイソレータの寸法は大きくなり，コストアップにつながる．

釜上にアイソレータを設ける場合には，釜側のロードセルとの関係についても確認しておくことが重要で，必要により縁切りを勘案しておかねばならない．フレキ

シブルな材質を用いることになるが，この場合，耐溶剤性や洗浄性について十分な検討を加えておく必要がある．

■ 12.4.4　小分けしたものの取り扱いをどう考えるか

秤量小分け専用アイソレータで作業を行った後の粉体の取り出しにあっても，いくつかの方式がある．例えば，

- アイソレータ下部に SBV を設け，SBV 経由で，プラスチック袋やプラスチック容器，ステンレス容器に移す
- アイソレータ下部にフレキシブルコンテインメント用の取り付け筒を設け，プラスチック袋に移す

などである．実際の方式の決定にあたっては，次工程での釜への投入という側面も考えておくことが必須である．

■ 12.4.5　アイソレータをどう考えるか

アイソレータとして，ソフトタイプとするかハードタイプとするかの選択肢がある．ソフトタイプでも陰圧への対応ができるので，高活性物質の場合にも適用できる．

陰圧発生機構についても，ブロワによるものと，エジェクタによるものがあり，どちらを選択するかによりコストも大きく変動する．このため，用途の重要性などによって使い分けをする場合もある．

また，さらに固定アイソレータを用いる場合には台数が多くなってくると費用がかさむので，初期費用を軽減するために可動式として，そのつどつなぐという方式もある（移動に伴う段取りが必要となる）．ただし，その場合は，移動に伴うスペース，リスクも考えなければならない．

■ 12.4.6　移送システムをどう考えるか

移送システムとして，SBV を用いることもできるし，プラスチックフィルムを多用する FC の方式を採用することもできる．

SBV を用いる場合には，その材料についても配慮する必要がある．

加圧ろ過機や遠心分離機などから出てくる湿体は塩酸などで洗浄されることがあることから，接粉部の材質を高ニッケル合金とすることがある．このような仕様を必要とする湿体を次の工程のどこに使うかによって，高合金化の影響が連鎖していくことがある．例えば，湿体は，① 遠心分離機から反応釜へ，② 遠心分離機から精製釜へ，③ 遠心分離機から乾燥機へ，という経路がある．このような状況で SBV を用いる場合，遠心分離機のみならず，アイソレータ下部，釜投入口，乾

燥機投入口におけるSBV（アクティブ）を高ニッケル合金とする必要がある．さらに，移送用バッグ先端部のSBV（パッシブ）も高ニッケル合金とする．このように，連鎖が続くため，設備全体でのSBVの費用がきわめて大きくなる場合がある．

一方，FCの方法を使うという選択肢もある．この場合，プラスチック袋を取り付ける筒は，その内面をテフロンライニングやコーティング施工することも可能であり，全部を高ニッケル合金とする場合に比してコストダウンも可能である．FCの方法を用いる場合には，プラスチックフィルムの材質グレードについて，塩酸や溶媒などに対する耐性があることを事前に確認しておく必要がある．

上記のような検討の視点は，お互いに絡み合うことが多い．すなわち，粉体の包装形態，粉扱い時の操作性，粉扱い時の曝露リスク，洗浄のし易さ，バリデーションの負荷，投資金額などを総合的に勘案して，最終的なシステム構成を決めることになる．このため，複合的な視座からの検討が必要である．

12.5　そのほかの留意事項

これまでに述べてきた項目に加え，現場での運用にからめて，いくつかの留意点を以下に記す．

12.5.1　包装形態の確認

原料として活性物質を扱う場合や，最終製品が活性物質である場合には，それぞれの取り扱う量や包装形態を確認しておく必要がある．包装の形態によって，取り扱いの方法が大きく変わってくる可能性があるためである．

原料として活性物質を扱う場合にまず問題となるのは，受け入れサンプリングであり，秤量小分けである．活性レベルが高い場合には，アイソレータなどの閉じた空間でのハンドリングが必要となる．この場合，原料包装の大きさ・形態などを事前に把握して，封じ込める方式の検討や，例えばアイソレータの原料取り入れ口（パスボックス室）の寸法を決める必要がある．原料が硬い材質でできた容器に収められてくるような場合には注意が必要である．当然のことながら，包装材自体に由来する異物混入があってはならないので，取り扱いにも留意を要する．

最終製品の充填にあたっては，どのような包装形態とするか，どのくらいの量目とするか，どの程度の精度とするかなどを決める必要がある．本格的な充填設備がいるのかどうかも議論が必要であろう．自社の別の工場へ流通する場合とそうでない場合には，要求事項が異なってくるためである．

■ 12.5.2 操作手順の「見える化」

封じ込め機器の取り扱いは完全自動ということにならない場合が圧倒的である.どこかに人手が必ず入ることになる.このため,各工程での封じ込め機器まわりの操作手順を「見える化」して,標準作業手順または,その素案を早い時期に用意しておくことが重要である.

封じ込め機器の取り扱いはそれほど周知されていないことが多いので,早めに取り扱いの情報を関係者間で共有化しておくことが望まれる.適格性確認段階に行われる薬塵測定のテスト計画においても,必要な事項である.

■ 12.5.3 運用とエルゴノミックス(作業姿勢)

人手操作が圧倒的であるために,現場での運用を考えたきめの細かいエンジニアリングが必要である.どのような作業が,どの場所で,どのタイミングで,どのような作業姿勢で発生するのかを事前に十分に把握しておくことが望ましい.

例えば,第 7 章で説明した回転式乾燥機(コニカルドライヤ)の場合には,前述のように,

- 湿体を受け入れるさいには,マンホール側として,上向きである
- サンプリングを取るさいにも,マンホール側として,上向きである
- 乾燥体を払い出すさいには,粉取り出し口は下向きであるが,乾燥粉を突く作業を行うのはマンホール側であり上向きである

など,そのつどの作業工程において作業位置が変化する.このような状況を事前に察知し,その取り扱い方,取り扱う上での補助具について,事前に十分検討していく必要がある.

また,封じ込め機器では,その本来の取り扱いおよびメンテナンスのために適切な大きさの作業空間が必要である.このことについて,設計および運用関係者間の共通認識が得られる必要がある.また,人手による操作ということから,安全にも十分な配慮が大切である.

■ 12.5.4 重量物の取り扱い

粉体を扱うので,移送ラインのサイズはできるだけ大きい方が好ましい.しかし,それに伴いハンドリング上の問題がつきまとう.

代表的な封じ込めデバイスである SBV は,接続・切り離しという操作を必要とする接続継ぎ手の一種でもあるので,サイズが大きいと取り扱い作業がやりにくく,現実にはできないような事態が生じることに注意が必要である.

SBV のサイズが 100 程度のものであれば,人が下向きに押し込む場合にそれほ

ど大きな支障はない．これが，上向きでの作業になると押し込むのには一苦労となる．サイズが150以上になると，相当に大きな押し込み力が必要である．したがって，150，200 mm以上のサイズの場合には，押し込み用の特殊な道具をあらかじめ用意しておく必要がある．

ちなみに，SBV自体の重さについて，PSL社の例を参考までに記しておこう．
- 100サイズアクティブ　　　　→　　7 kg
  　　　　パッシブ（SUS製）　→　　3 kg
- 150サイズアクティブ　　　　→　26 kg
  　　　　パッシブ（SUS製）　→　　8 kg
- 200サイズアクティブ　　　　→　37 kg
  　　　　パッシブ（SUS製）　→　10 kg

このように，サイズが大きくなると，アクティブは急激に重たくなる．したがって，アクティブは固定側に取り付けることが多い．一方，パッシブは相対的に軽いものの，それでも200サイズになると10 kg程度となり，これを上向きに持ち上げるのは危険な作業であることは容易に想像がつく．大口径の場合には，プラスチックにするなどの軽量化が必要となる．

■12.5.5　湿体の取り扱いに注意

湿った粉体（湿体）であるから安全であると考えるのはいささか早計である．湿体を扱っているさいに床にこぼしてしまったような場合，それが乾くと飛散しやすくなる（現場的には速やかに拭き取ることになる）．また，遠心分離の工程で用いる洗浄液に揮発性の高い有機溶媒を用いる場合には，排出されるものは湿体とはいえ乾きやすい．

一方で，湿体を乾燥体であるとして安全側に設定すると，封じ込め仕様としては無駄が多くなってしまう場合もあるので，バランスが必要である．

■12.5.6　エラストマに配慮が必要

アイソレータを用いる場合で問題となるのは，グローブである．グローブはエラストマ（ゴム）から製作されており，洗浄したあとのグローブに付着した製品残量をどう評価するのかについて，一定の知見・指針がないのが実状である．交叉汚染を防止する上で，グローブを交換することで対応しなければならない場合が多い．

■12.5.7　グラスライニング製機器では注意が必要

原薬工場では，グラスライニングの機器が使われることが多い．この場合に，重

量物をグラスライニング製機器の外から落とすと，グラスライニングが割れて耐食性能に支障をきたすことがあるので，取り扱いに留意が必要である．それと同様に，例えば，サンプリング作業のために，グラスライニング製容器のノズルから金属の棒状のものを差し込むことも嫌われることがある．グラスライニングを傷つけることになるからである．グラスライニング製機器に封じ込め機器を取り付ける場合，とくに洗浄用デバイスやサンプリングデバイスの扱いにおいては，考慮すべきである．

■ 12.5.8　取り合いのための継ぎ手規格に留意

例えば，SBVは機器のノズルに取り付けられることが多い．その場合，取り合い部の継ぎ手の規格が問題となることがある．JISフランジや，IDFヘルールなどさまざまなものが使われることになる．いずれにしても，相手方との調整を十分に行うことが大切である．ガスケット，ボルトナット類の抜けがないように注意する．

12.6　封じ込め設備は現場検証型

封じ込め機器のメーカカタログにある性能値はあくまでも目安であり，いわば期待値である．例えば，OELまたはOEBのレベルに応じてSBVのタイプが選定されるが，それはメーカの過去の実績に基づいて性能が得られるであろうことを期待しているわけである．実際にできあがる製品は個々に違うし，また，現場に持ち込まれた後の環境（空調条件も含む）によっても，また，作業標準によっても性能が異なってくる．サロゲート物質とはいえ性能確認できるのは薬塵測定のタイミングであり，その意味で，封じ込め機器は現場で検証していくタイプの設備といえる．さらに踏み込んでいえば，適格性確認時に薬塵測定を実施したとしても，あくまでも模擬粉体でのシミュレーションであり，実際に使われる粉体の性状（粒径による飛散程度），周囲の環境条件，経年変化などによっては，封じ込め機器からの飛散の程度が大きく異なる場合がある．このために，実粉体（APIs）による薬塵測定を継続して実施し，データを積み重ねていく必要がある．

第13章

封じ込め設備事例

　封じ込め設備を導入する代表的な事例は原薬工場である．また，その原薬を主薬とする固形製剤工場，注射製剤工場などでも，その最上流工程において薬理活性が高い物質を扱うことになる．一方で，新設の設備ではなく，既存の設備を有効利用する形で封じ込め設備を導入したいという流れもある．本章では，原薬工場，製剤工場などで高薬理活性物質を扱う場合に，リスクがどのような工程にあるかを説明する．さらに，最近事例が増えている改造案件での封じ込め対応例を紹介する．

13.1 原薬工場

13.1.1 原薬工場の特徴

原薬工場の特徴を列記すると，

① 同じ工程で液体，粉体の二つの相を扱う．

② 工程の進捗に伴って，扱うものの性状が変わっていく．すなわち，液体 → スラリー → 湿体 → 乾体という具合である．

③ 同じ工程で，乾燥した粉体だけでなく，湿体を扱う場面もある．例えば，遠心分離機からの湿体を反応釜に戻して精製する場合には，反応釜においては，乾燥粉体を扱うだけではなく，粗精製の湿体を扱うことになる．

④ 扱う量が工程で異なり，少量から多量までの広い範囲となる．例えば，出発原料の粉体は大量なのに比して，種結晶はごく少量であることが多い．また，工程の途上でサンプリングすることが多いが，その場合の量は極少量である．

⑤ 遠心分離機，乾燥機などでは，その構造の違いにより複数のタイプがあり，これによって封じ込め機器との取り合いも変わることがある．例えば，乾燥機としてナウター型乾燥機を使う場合もあるし，コニカルドライヤやろ過乾燥機のようなタイプの乾燥機を使う場合もある．また，精製系では粉砕機を使うが，必要とされる製品粉体の仕様（粒径，分布のシャープネスなど）により粉砕機の選定はさまざまである．封じ込め機器側もそれらの違いに対応していく必要がある．

⑥ マルチパーパス工場では製品レシピによっては用いる機器が異なることもある。ある場合にはナウター型乾燥機を用いるが，別の製品では回転式の乾燥機を用いるという具合である。このため，封じ込めのインターフェイスがそのつど異なる場合が生じる。

⑦ マルチパーパス工場では，洗浄工程で用いられる洗浄溶媒（例えば，有機系溶剤）が複数必要とされるだけでなく，プロセスで用いる薬品が多岐にわたることもある。封じ込め機器の耐薬品性が広範囲に要求される場合があることに留意が必要である。

■ 13.1.2　リスクはどの工程にあるか

原薬工場では，粉を扱う工程が多数ある。原料の秤量，釜への投入，遠心分離機からの取り出し，乾燥機への投入／取り出し，粉砕機への投入／取り出し，最終製品の充填，サンプリング（原料，中間製品，最終製品）などである（表13.1）。

この中で，リスクが高いのは当然ながら，乾燥体を扱う場面であり，その作業は，

- 原料の秤量小分け
- 釜類への投入
- 乾燥機からの取り出し
- 粉砕機への投入と取り出し
- 充填作業

である（同表で網掛けの部分はリスクが大きいことを意味している）。さらに詳しくグレードをつけるとすれば，微粉化された粉砕工程以降が最もリスクが高いといえる。

一方，湿体の扱いが原薬工場では発生する。遠心分離機からの取り出し，乾燥機への投入，精製工程における反応釜への再投入の場面である。湿体なるがゆえに飛

■表13.1　原薬工場での工程別のリスク

	各工程における作業		
	工程への取り込み	工程での本作業	工程からの取り出し
原料秤量小分け	乾燥粉	乾燥粉	乾燥粉
反応・晶析釜	乾燥粉（主として）	釜として密閉	液，スラリー
遠心分離	液，スラリー	液体から湿体	湿体
乾燥	湿体扱い	乾燥粉	乾燥粉
粉砕	乾燥粉	乾燥粉	乾燥した微粉
充填	乾燥した微粉	乾燥した微粉	密閉

散の程度が少なく，このために封じ込め区分も低く設定される．とはいえ，例えば床に湿体をこぼしてそのまま放置すると，乾燥し飛散が生じやすくなるので，湿体とはいえ現場的な管理はきちんとしておく必要がある．

ここで原薬工場封じ込め設備の構築事例の一つを紹介する．この事例は，OEB=4（OEL=1〜10 μg/m³）に区分される高薬理活性物質を扱うマルチパーパス工場である．主要な設備は，グラスライニング製反応釜，ステンレス製反応釜，上排式遠心分離機，回転式ろ過乾燥機である（図13.1）．封じ込めの対象工程は，原料秤量小分け，釜投入，乾燥機への投入，乾燥機からの製品の払い出し・充填である．

原料秤量小分け，製品充填にはアイソレータを用いている．釜投入，乾燥機への投入用には，SBVを用いている（サイズは100，150，200 mm，PSL社製）．これらの投入作業においては，ポリエチレン製のディスポーザブルタイプのバッグやライナチューブを利用している．

この事例での特徴的なことは，

- 国内ではその実例が少ないOEB=4の物質を扱うマルチパーパス工場であること
- 既存の建物を改造して封じ込め設備としたリニューアル案件であること

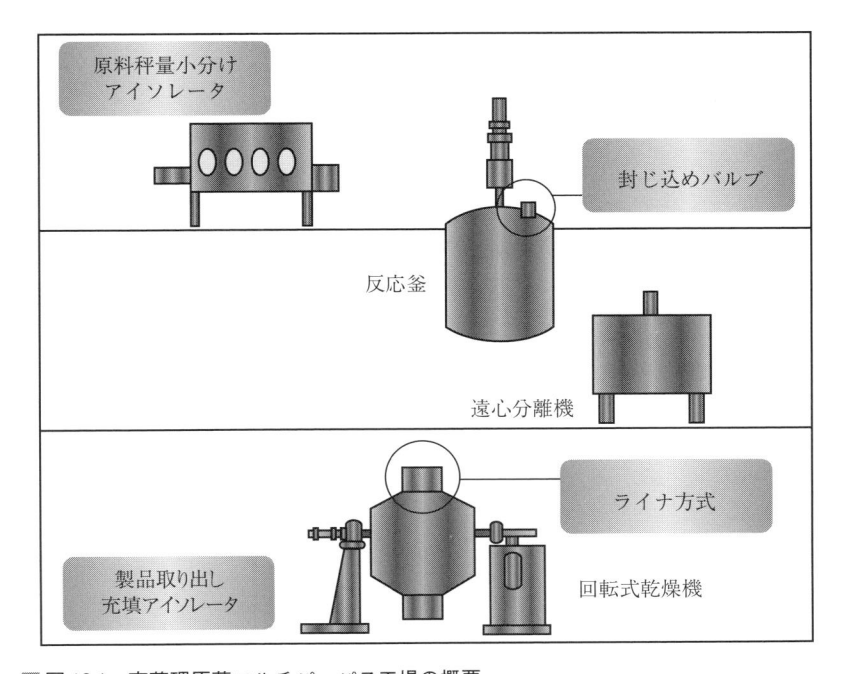

■ 図13.1　高薬理原薬マルチパーパス工場の概要

- 一部の工程の封じ込めではディスポーザブルタイプを最大限に利用しており，いわゆる FC の実例であること

などである．

13.2 固形製剤工場

13.2.1 固形製剤工場の特徴

固形製剤工場の特徴を列記すると，

① 固形製剤工場では，薬効成分をもつ主薬（原薬工場での最終製品）に，医薬品添加剤（賦形剤，結合剤，崩壊剤，滑沢剤，コーティング剤など）が加えられるために，工程が進むに従って取り扱い量が増えていく．と同時に，薬効成分の希釈が進んでいくことになる．

② この大量の粉体を取り扱うために，粉体用の IBC が多数用いられる．最近での大規模な事例としては，タミフル製造ラインが有名であり，使われた IBC の台数は数百台といわれている．

③ 粉体の処理機械としては，混合機，造粒機，乾燥機（または造粒乾燥機），打錠機，コーターなどが配置され，これらの機器の間を IBC が結ぶことになる．このため，機器と IBC との間のインターフェイス部において封じ込め設備が必要となる．

④ 構造的に特殊で大型の設備も多く，洗浄性やシール性の点において課題をもつ機器もある．大型であるために，アイソレータに組み込むこともできないので，機器自体で封じ込めできるように設計検討が必要な場合が多く，現在も各所で開発が進行中である．

⑤ 固形製剤工場では，大量の原料，中間製品，最終製品を保管しておく自動倉庫ならびに，この自動倉庫と製剤工程室間をむすぶ搬送設備を必要とし，設備規模としては大きくなる．

⑥ 固形製剤工場では，洗浄以外ではプロセス的な意味で液体を扱うことは少ない．

⑦ 固形製剤工場での従来の封じ込めは，気流での管理が主流である．

13.2.2 リスクはどの工程にあるか

固形製剤工場では，粉が入った IBC が移動していくことで工程が進む．そして各工程での製剤機器にて粉体を取り扱う．

固形製剤工場で最もリスクが高い工程は，主薬（原薬）を扱う一番最初の工程で

ある．これ以降の工程では，上記のような添加剤が加えられていくので，リスクは順次低くなっていく．

一方で，医薬品として最終製品であるという点において，包装工程に向けて，原薬工場とは違う品質管理が必要とされる．

さらに，多数のIBCが各種の製剤機械の間を移動しているので，移し替えの機会が極めて多く，拡散するリスクも高いので，管理する範囲も広くなる．

最近の傾向として，原料（主薬）の活性レベルが上がってきていること，従業員の健康管理に関する意識が変化していることから，固形製剤工場全体としての封じ込めのレベルを上げたいという事例が多い．そのためには粉塵発生源での一次封じ込めをさらに徹底させていく必要がある．

13.3 高薬理無菌注射製剤工場

高薬理活性の粉体を用いた注射製剤工場では，その最上流である原料秤量工程でハザード物質を扱うために封じ込めが必要とされ，リスクが生じる．原薬工場と同様に，交叉汚染などのリスクを勘案して，更衣室，封じ込め機器などが設備される．調合されるところからは液状となるので，粉体を扱うという点でのリスクは低くなる．秤量，溶解調整工程はグレードC（ISO 8：FDAクラス100 000）以上の環境で行うのが望ましいとされる[1]．

注射製剤工場の充填工程は，当然のことながら，無菌性が要求され，グレードA（ISO 5：FDAクラス100）の環境を必要とする[1]．このため，従来ではクリーンルームに設置されるラミナーフローブース内で充填が行われていたが，無菌エリアを局所化して空調コストを削減すると同時に，より高度な無菌性を確保するためにラブス（restricted access barrier system：RABS）や，さらには無菌仕様のアイソレータ（aseptic isolator）が使われてきている．最近では，これに高薬理活性物質を扱うということからのハザード対策が加味されている．

高薬理無菌用のアイソレータでは，無菌性確保ということから陽圧タイプとされ，ケミカルハザード対策として，製造室を陰圧にすることが行われている．無菌用アイソレータでは内部の清浄度確保のために，HEPAフィルタおよび押し込みファンが上部に取り付けられるなど，通常のケミカルハザード用アイソレータとは構造が異なっている．

RABS，無菌アイソレータの詳細は，ケミカルハザードを対象とする本書の範囲を超えるので，割愛する．

13.4 極少量製造設備

　生産規模が極少量（コルベンスケール）とされる場合がある．研究開発用途であるために機器の容積が極めて小さく，反応釜がガラス製となる場合もある．
　装置の規模が小さいので，反応釜，加圧ろ過器，棚段乾燥器などの小型設備のすべてがアイソレータ内に収納されることもある．製剤工程用には，秤量，造粒機，乾燥機，整粒機，打錠機などがアイソレータ内に収納される．
　複数の生産機器をアイソレータ内に横一列に配置することで，すべての物質の移動をアイソレータ内で行うこともある（写真7.7はそのような事例である）．装置からの粉立ち，放散熱の問題など機器の事情を個々に勘案して，それぞれの機器を個別のアイソレータ内に収納し，アイソレータどうしを横持ち作業のために連結していく場合もある．アイソレータ内での操作性に十分配慮しておくことが重要であることは前述のとおりである．
　なお，反応釜がガラス製の場合には材料が特殊であることから，重い金属製の部品を釜上で扱うことは好ましくない．この場合，FCで用いるようなプラスチックバッグは有用な方法であり，外国での実例も紹介されている．

13.5 既存設備の改造による対応

　既存の設備を活用して，高薬理活性物質を取り扱えるようにしたいという要望は強い．その場合のニーズは次のようなものである．
　①　遊休となっている建屋，生産設備を改造して，高薬理活性物質を扱う設備にしたい．
　②　従来から製造している製品が高薬理活性物質に該当することがわかり，既存の設備を改造してなんとか対応したい．
　③　従来から高薬理活性物質であることは認識しているが，設備導入当時には現在のように比較的手軽に封じ込め機器が購入できるという状況ではなく，エアーラインスーツを着用して開放系で作業してきている．労働安全衛生の視点から，現場の状況を改善したい．
　欧米では，既存設備を改造して高薬理活性物質を扱う設備にしようという動きはかなり以前から根強くあり，いわゆるレトロフィット（retrofit）と称されているものである．この場合，先に紹介したFCの手法により，既存設備における乾燥器，反応釜投入口，上排式遠心分離器，コニカルドライヤ，混合機，粉砕機周りなどの改造が可能である．実際に改造する場合には，現場の状況，対象部位のサイズ，形

状，材質，周囲のスペースなど諸々を勘案しなければいけない．封じ込めが十分に実現できない場合には，RPE を併用しなければならない場合もある．

ここでは，代表的な適用事例のいくつかを紹介する．

■ 13.5.1 棚段乾燥器の封じ込め

棚段乾燥機を用いる場合，その多くでは工程室壁面に棚段乾燥機を埋め込む形としており，扉を開けて室内側にトレイを引き出す形となっている．作業は開放系であることが多く，いずれの事例でも粉立ちに苦慮している．多くは，エアーライン

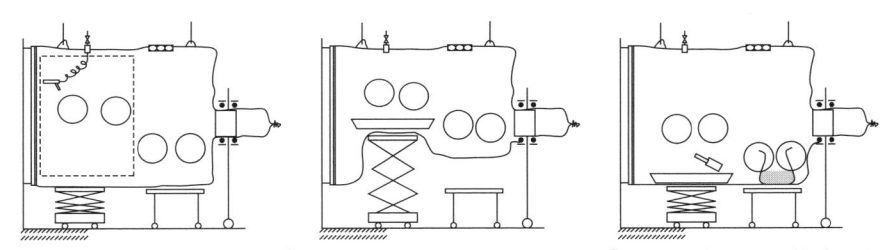

① エンクロージャバッグの中で，棚段乾燥機の扉を開放．

② 棚段乾燥機から，トレイを取り出す．必要により，昇降式台を用いる．

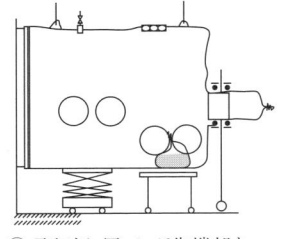

③ グローブを用いて，取り出し用のバッグに小分けする．

④ 取り出し用バッグ先端部を結束する．

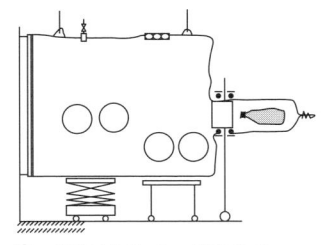

⑤ バグアウトポートへ袋を移す．

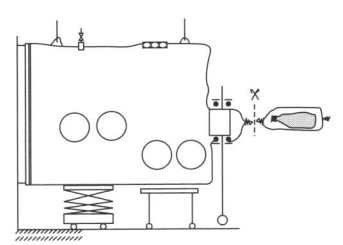

⑥ バグアウトポートを結束して，カット．二重袋とする．

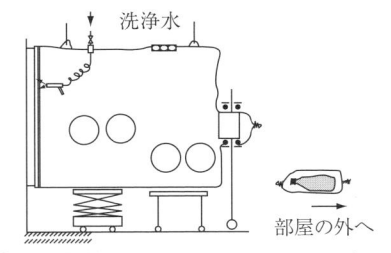

⑦ 棚乾燥機およびエンクロージャバッグの中を洗浄する．
湿潤した後にエンクロージャを開放する．
二重袋はその外側を再度拭いて，部屋の外へ．

洗浄水

部屋の外へ

■ 図 13.2　棚段乾燥器の封じ込め対応

スーツを用いて作業しているが，作業性が悪いことは否めない．

このような設備を封じ込め対応する場合の一つの方策は，前述の FC を用いる方法であり，具体的には扉および開口全体をおおうことである．その概念図を図 13.2 に示す．また，室内に設置されている棚段乾燥機の封じ込め例が ILC Dover の資料に開示されている．

■13.5.2　釜ノズルの封じ込め

反応釜では，マンホールが仕込み口として使われることが多い．マンホールには，投入後の釜内部の様子を見るために覗き窓付きのノズルが取り付けられていることも多い．このようなマンホールを使って，封じ込めた状態で原料を投入したいという要望がある．一つの方策として，マンホールにバッグ取り付け用の筒を別途に設け，それを利用して，やや大き目の袖付きプラスチックバッグを取り付ける方法がある（図 13.3）．取り付け筒は必要によりその内面をテフロン施工する．吊り具で適宜に支えられたこの大きなバッグの中で，マンホールカバープレートの処置（取り外し，取り付け）も行えるようにする．マンホールカバーを仮置きするための台も，反応釜の側に用意しておく．事前に秤量した原料袋をプラスチックバッグに取り込み，投入作業を行う．サンプリングが必要な場合には，同時にサンプリングロッドを組み入れておく．同図ではプラスチックバッグに均圧のために面状 HEPA フィルタを取り付けているが，エジェクタなどにより内部を陰圧することも行われている．なお，同図の方式は，コニカルドライヤなどの払い出し口などにも応用できる方式である．

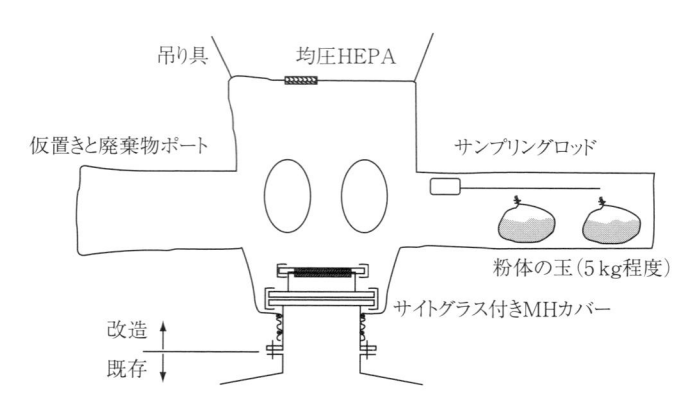

■図 13.3　釜投入ノズルの封じ込め対応

■13.5.3　遠心分離機の封じ込め

既存の上排式遠心分離機から湿結晶を封じ込めて取り出したいという要望は強い．工程途上でのサンプリングも対象となる．上排式の場合，上蓋には母液を供給するためのホースなどが取り付いているので，封じ込める際にはこの処理も必要である．

封じ込める方法として遠心分離機の本体上部にバッグ取り付け用の鍔（第7章　図7.4参照）を設け，この取り付け部位を利用して，大きなバッグを被せるという方式がある（図13.4）．また，湿結晶であるので飛散の程度が少ないことから，バッグを被せたのち，その端部に粘着テープをぐるぐると巻きつけるより簡易な方法をとることもできる．

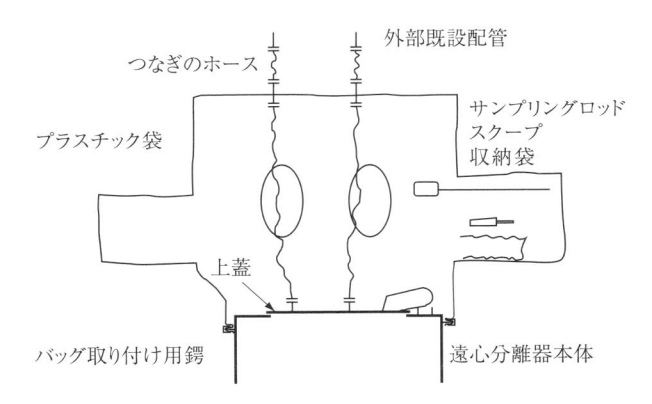

■図13.4　上排式遠心分離器の封じ込め対応

■13.5.4　コニカルドライヤの封じ込め

コニカルドライヤは二つの口をもっている．多くの場合，湿結晶の仕込み，工程途中のサンプリング，払い出し時の突き作業はマンホール側から行われ，乾燥粉の払い出しは，反対側に取り付いているやや小型の排出口から行われる．

コニカルドライヤはグラスライニング施工していることが多くあり，ノズル部は特有の構造をしている．とくに，マンホール側は蓋の取り付け方法などにおいて特殊な設計になっていることが多々あり，寸法的制約から封じ込めしにくい箇所である．

図13.5に，マンホールの周囲にプラスチック袋取付用の鍔を設けて，この部位を利用してバッグを取り付ける一例を示す．湿結晶を仕込むときのプラスチック袋の大きさは，マンホールカバーを一時的に収納しておくためのスペース，湿結晶を

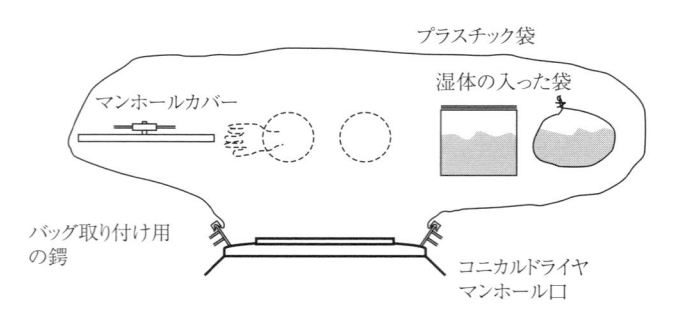

■ 図 13.5　コニカルドライヤの封じ込め対応（マンホール側）

入れた小玉をいれておくスペースなどを勘案する．プラスチックバッグを支えるために適宜な吊り具を用いること，また，マンホールカバーを仮置きするための台を用意することは，釜投入ノズルの場合と同様である．

　湿結晶を仕込んだあと，マンホールカバーを締めて，大きなバッグを仕舞い，回転工程に移る．内部を湿潤してバッグを取り外すこともある．

　工程途中でサンプリングするさいには，再度サンプルロッド，サンプルボトルを収納したバッグをバグイン方式で取り付ける．このとき，鍔の別の箇所に取り付けて，前工程で取り付けられたままであったバッグの残りを封じ込めたままで回収する．突き作業のさいにも同様な方式である．

　このような既存設備の封じ込め化を実現する上で，FC は有力な手法であるが，これについては日本発信の技術がある．その例が，奈良機械製作所から提案されている「バグフィット」である．専用のスナップリングを用いてプラスチックフィルムを両側から挟み込み，その後にリングの中央部を切り取り，開口とする（写真13.1）．そして，このリングにグローブを取り付けることができる．第 8 章で説明

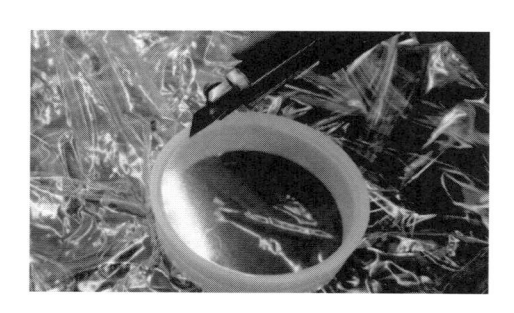

■ 写真 13.1　NARA バグフィット（奈良機械の資料より）

したライナチューブの袖に該当する部分が後付けでできることになる．スナップリングの位置を決めることは容易にできるので，現場の使い勝手を十分に取り入れることができる．例えば，既存の粉砕機全体を覆うようにしてプラスチックバッグを取り付け，その操作位置にあわせてグローブを取り付けるなどの応用がはかれる．

第14章

ラボにおける封じ込め

> 分析用ラボ設備で，薬理活性が高い物質を扱う事例がますます増えてきている．ラボで扱う量は少量であるものの，毒性データが整備されていない段階で作業を行わなければいけない場面も多くあり，そのようなリスクに対応していく必要がある．そこで，本章では，ラボにおけるハザードレベル設定の考え，代表的な封じ込め設備であるヒュームフードの性能試験や薬塵測定試験の事例などを紹介する．

14.1 ラボにおける課題

ここでいうラボとは，分析室のイメージをもつ施設を指す．ラボは，いわば少量多品種のスーパーマルチパーパスな設備であり，高薬理活性物質を扱う場合には，従来からの安全の徹底に加えて，封じ込めに留意していくことが大切である．

ラボでの現状と課題をまとめると次のようになる．

① 一般的に扱う量が少ないとはいえ，取り扱うのは液体・粉体など幅広く，また，容器や包装などの形態もさまざまである．

② 用いる器具も生産設備とは異なる特殊なものやラボ専用のものが多くあり，それ自体では封じ込めしにくい．また，使い慣れたラボ用器具をそのまま使わざるを得ない場面も多い．

③ 操作は人手によることが圧倒的であり，操作ミスや不用意な動作によるリスクもありうることを考えておく必要がある．

④ 物性・毒性が不明な新規物質を扱う場合もあり，また，操作途中で未知の化学反応が起こる可能性もあるため，健康障害に対する慎重な配慮が必要である．

⑤ 多くの場合，分析機器が多数並ぶことにより，スペースが十分ではないので，人の動線が複雑となる．

14.2 ハザードレベルのバンディング

ラボにおける大きな課題の一つは,毒性が不明な新規化合物を扱うことである.例えば,新薬開発の初期にあっては対象物質についての毒性データが揃っておらず,そのような中で分析作業をしなければならないリスクがある.

このため,ラボの封じ込めを考える場合,その出発時点で,ハザードレベルに幅をもたせてOEBとして設定するか,デフォルトのOEBを設定することになる.データの蓄積が進んで最終的なハザードレベルが決まるまでは仮ということになる.

例えば,小富氏の論文では,OEB分類の設定根拠となる毒性試験として,ラット経口単回毒性,ラット経口反復毒性,皮膚・眼刺激性,遺伝毒性,安全性薬理をあげている[1].同論文ではOEBのデフォルトとして,次のように提案している.

- 薬理活性が高く,推定臨床用量が1 mg以下,遺伝毒性・生殖毒性・発ガン性の可能性のある物質の場合: OEB=4として扱う.
- その他の化合物の場合: OEB=3として扱う.

同様に,CDC/NIOSHのHeidel氏の発表資料では,必要とする毒性試験として,急性毒性試験,in vitro眼刺激性,in vitro皮膚刺激性,in vivo皮膚感作性(アレルギー),遺伝毒性を上げている[2].

CDCでのバンディング名であるHHB(Health Hazard Band)のデフォルト値として,下記を提案している.

- 新規化合物は高薬理として,HHB-3として扱う($< 10 \ \mu g/m^3$).
- 発ガン性物質,性ホルモン,免疫抑制剤,鎮痛剤などの新規化合物は,非常に高薬理であるとして,HHB-4として扱う($< 1 \ \mu g/m^3$).

また,第4章で触れたように,毒性データが少ない場合の取り扱いについて,DolanらはTTCの概念に基づいて,三つのADIを用いることを提唱している.

14.3 封じ込め機器の選定

ラボでの封じ込め設備を実際にリスクベースアプローチにより考える場合,取り扱う量としてはmg～g～kgの範囲であり,また取り扱う粉の性状としては乾燥微粉(粉砕後の製品サンプリング)とするのが妥当である.曝露の程度を決めるこれらの因子と,薬理活性のレベルを掛け合わせて考えると,多くの場合,ヒュームフードまたはアイソレータということになる.ラボでは,人手操作が圧倒的であることを考えると,ハンドリングの面で融通性の高いヒュームフードを使う例が多い.

高薬理活性物質対応のヒュームフードでは,その上部の排気ラインにHEPAフィ

ルタを設けている．また，気流の管理が重要なポイントであるので，フード内から気流が漏れ出ないようにするなどの設計面で各メーカの特徴がある．ヒュームフードでは，各種の原料が持ち込まれることがあり，その包装形態に即して，インターフェイスが設けられる．例えば，ファイバードラムの内袋からのサンプリングを容易にするために，フードの底板部に専用の取り付け口を設けている場合もある．

ラボ室内の排気口およびヒュームフードなどの封じ込めラボ設備からの排気ラインは，製造工程室および生産設備からのそれとは別個に設けられるのが一般的である．

なお，研究実験施設・環境安全教育委員会という団体（NPO法人）が，大学などの実験室での封じ込め設備についてクラス分けをしている．そこでは，実験用局所排気装置に対する封じ込めの程度を「封じ込めレベル」と呼び，以下の5段階に分類している（原文のまま）．レベル4および5は，アイソレータである．レベル3にヒュームフードを割り当てている．

　レベル5：　極めて高い気密性と封じ込め性能および装置性能を有する作業に使用される装置
　レベル4：　高い気密性または隔離性を有する作業に使用される装置
　レベル3：　有機溶剤中毒予防規則，特定化学物質障害予防規則で規定されている薬品や，作業環境中に拡散すると問題が生じる可能性がある薬品の取り扱いに使用される装置
　レベル2：　上記には対応しないが作業環境中に拡散すると問題が生じる薬品等の取り扱いや環境改善のために使用される装置
　レベル1：　臭気等が作業環境中に拡散しないように局所的に使用される装置

さらに，同委員会では用語についても言及しており，「ドラフトチャンバー」（draft chamber）という呼称は日本独特のものであり海外では通用しないので，世界的に流通する「ヒュームフード」（fume hood：FH）が今後国内でも広く用いられることを希望するとしている．

14.4　ヒュームフードの配置事例

ヒュームフード（FH）は囲い込み式で前面に透明のサッシを設けているとはいえ，セミオープンなので，内部および外部からの気流の影響を受けやすく，
- 部屋全体の空調給排気口の位置と気流分配の影響
- フードの設置場所により，他の施設や壁などからの気流の乱れによる影響
- フード内に設置される器具の量，大きさに起因する気流の乱れによる影響

- 作業者の背面を通過する別の作業者の動きに由来する気流の乱れによる影響
- 作業者の腕の動きにより生じる気流の乱れによる影響

などを考えなければいけない．

これらの事項を勘案してFHを設計配備する必要があるが，実際にはラボエリアは制約を受けることが多いのが現実である．

FHの配置について，次のように規定している事例がある[3]．
- FH側面から実験室の壁まで　　300 mm
- FHの前面から通路まで　　1300 mm
- FHの前面から作業ベンチまで　最小1500 mm
- FHの前面から背側の実験室の壁まで　最小2000 mm
- FHの側面から最も近いドアまで　　1000 mm

また，背面を通過する別の作業者については予測がしにくい面もあるが，FHの性能試験でその影響を取り入れている試験方法もある．

14.5 ヒュームフードの代表的な性能試験

現在，FHの試験方法として，大きく二つの系統がある．封じ込め試験として，特定のガスを用いた漏れ試験が規定されている．

■ 14.5.1　ANSI/ASHRAE 110-1995による試験方法

この試験方法では，面風速試験，気流可視化試験，トレーサーガス（六フッ化イオウ：SF_6）による封じ込め試験（定位置，サッシ開閉）が規定されている．封じ込め試験では，実際にフード内でトレーサーガスを放出させて，フードの外に漏れ出てくるガスを検出する．フードのサッシを設計開口位置にする定位置試験，サッシを上下に開閉するサッシ移動試験，開口部周辺を重点的に計測する走査試験がある．ガスの放出器を置く位置としては，フード内の中央および左右の三箇所とされる．フードの前面には，作業員に見立てたマネキンを置くのが特徴で，フードから漏れ出てくるガスの濃度をその鼻の部位で測定する．

■ 14.5.2　EN14175-Part 3（型式試験）および-Part 4（現場試験）による試験方法

この試験方法では，面風速試験，換気効率，トレーサーガス（SF_6）による封じ込め試験が必要とされる．トレーサーガスによる試験では，測定方法，測定点などの点でANSIの試験方法とは異なっており，内部試験，外部試験，ロバストネス試験に区分けされる．

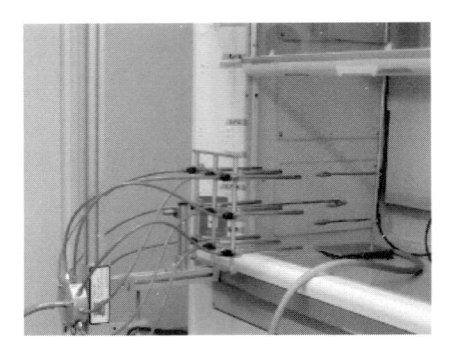

166 第14章 ラボにおける封じ込め

■写真14.1 EN14175-Part3 封じ込め試験(内部測定)(ヤマト科学社の資料より)

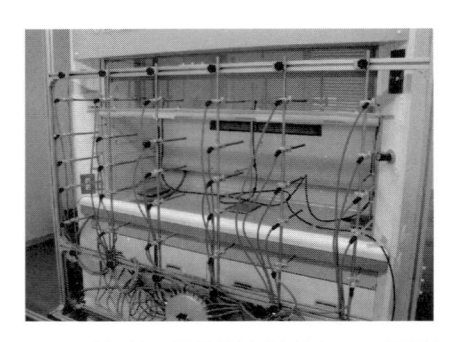

■写真14.2 EN14175-Part3 封じ込め試験(外部測定)(ヤマト科学社の資料より)

　内部試験では，写真14.1のようにサッシは設計開口にセットされ，測定はサッシの内側にグリッド状に組まれた検出具を置くものである．外部試験では，写真14.2のようにサッシの上げ下げによる影響をみるものである．サッシより手前（外側）50 mm の位置にグリッド状に組まれた検出具を配備する．

　そして，EN14175-Part 3 での最大の特徴は，ロバストネス試験である．先に述べたように，FH で作業をしているときにその背面を別の従事者が横切るとその気流の乱れによる影響を受ける．このような外乱がある状況を模擬するために，ロバストネス試験では，写真14.3のように幅0.4×高さ1.9 m の板をフードの前面に移動可能にして設け，これを平均1 m/s の速さで6回横切るように移動させる．

■14.5.3　代表的な性能基準値である面風速

　FH の設計における基本的な設計値はサッシ開口における面風速であり，国内外

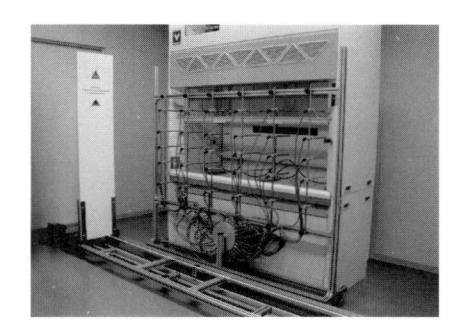

■ 写真 14.3　EN14175-Part3 封じ込め試験（ロバストネス）（ヤマト科学社の資料より）

でさまざまな数値が提案されている．
(1) 国内の下記の規則では
　　有機溶媒中毒予防規則　　：　最低面速　　0.4 m/s
　　特定化学物質障害予防規則：　ガス状物質の場合　　最低面速　0.5 m/s
　　　　　　　　　　　　　　　　粒子状物質の場合　　最低面速　1.0 m/s
(2) 海外では，関連団体により異なる面風速の数値がうたわれているのが実情であり，おおむね 60～125 fpm（0.3～0.625 m/s）となっている．

14.6　薬塵測定の事例

FH においても，高薬理活性の粉体を扱う機会が増えてきたので，従来の性能試験（例えば，ASHRAE 試験）に加えて，サロゲート物質による薬塵測定試験が必要となってきている．基本的な試験方法は APCPPE ガイドラインによる．ここでは，ヒュームフードの大きさが W 2000 × D 1000 × H 1000（単位 mm）の場合でのサンプラ配置例を紹介する（図 14.1）[4]．

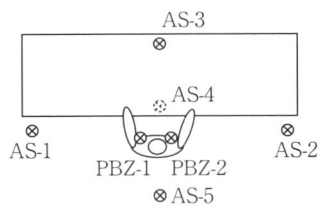

PBZ-1/-2：オペレータ口元左右二箇所
AS-1/-2：左右の位置　フードから150 mm
AS-3：内部中央
AS-4：底部　Hood下面から150 mm
AS-5：フードから1500 mm
AS-6：実験室中央（バックグランド用）

■ 図 14.1　ヒュームフードにおける薬塵測定サンプラ配置の例

第15章

薬塵測定

封じ込め機器が現場に据え付けられた後に，現場受け入れ検査（site acceptance test：SAT）の一環として模擬粉体を用いて封じ込め機器の性能を実際に確認することが行われる．これが薬塵測定であり，多くの場合，世界共通的な試験方法であるISPEのガイドラインに基づいて実施される．本章では，まず同ガイドラインの概要を説明し，据え付け現場での薬塵測定試験を計画・準備する段階から実際の測定までの注意点などを紹介する．

15.1 封じ込め機器の性能評価とガイドラインの位置づけ

SBVやアイソレータなどの封じ込め機器は，構造的な堅牢性についての検査に加えて，粉体の飛散を所定の範囲内に抑えられるかどうかという意味での「封じ込め性能」を検証する必要がある．この検証においては，薬理活性の高い粉体を用いるのはリスクが大きいので，代替えの粉体（模擬粉体）を用いて，性能をシミュレーションすることになる．これが薬塵測定といわれているものである．模擬粉体を使っての代替試験ということで，サロゲーションテスト（surrogation test）ということもある．

以前は，封じ込め機器メーカが独自に試験方案を設けており，測定内容も測定値も各社各様という状況であったため，メーカ間の性能を比較することができない状態であった．

この課題を解決するために，ISPEの一部門に，封じ込め機器メーカ，コンサルタント，欧米の医薬品製造会社，エンジニアリング，産業衛生，分析の関係者・専門家などから構成されるSMEPAC（the Standardized Measurement of Equipment Particulate Airborne Concentration）委員会が設けられた．同委員会は，封じ込め機器の個々について，封じ込め性能を確認するための統一的な試験方法をまとめ，ISPEのGood Practice Guideとして，APCPPE（Assessing Particulate Containment Performance of Pharmaceutical Equipment）ガイドラインを刊行した（2005年）．こ

の共通的なガイドラインに準拠して性能試験を実施することにより，機器メーカおよびエンドユーザ関係者間のコミュニケーションが容易に行えるようになってきた．

本書での説明はAPCPPEガイドライン第2版(2012年5月刊行)に基づいている．第2版では，直近10年間の封じ込め技術の進展を加味し，対象とする封じ込め機器の範囲を広げているほか，新規に加えられた項目も多い．参考までに，第1版からの大きな改訂点を挙げれば，

- 対象とする封じ込め機器に，ラボでのFHやFCが追加されている．また，その他の設備へも応用ができるように汎用例が加えられている．
- 用いる模擬粉体として，ラクトースのほかにも6種類挙げられている．
- 測定データの処理および判定基準に関する項目が加えられた．
- 報告書についての必要記載事項が充実した．

なお，第1版の翻訳版がISPE日本本部から，「製薬機器の粒子封じ込め(コンテインメント)性能評価」として発行されている(写真15.1)．

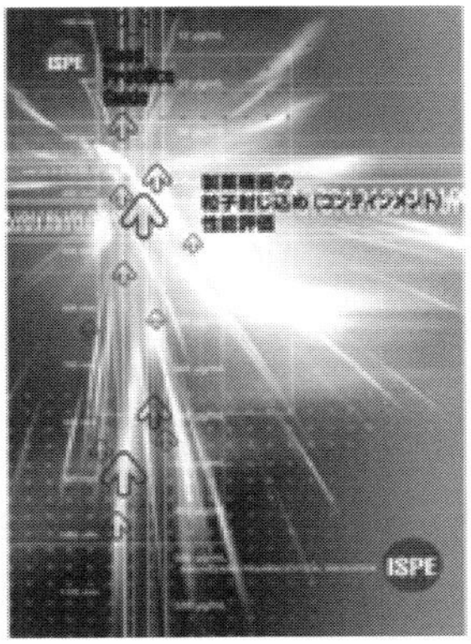

■写真15.1　APCPPEガイドライン(第1版　ISPE日本本部による翻訳版)

15.2 APCPPEガイドラインの概要

ガイドラインが想定している範囲は，次のとおりである．

- 粉体を対象とする(ガスや液体は扱わない)．
- 作業空間に浮遊している粉塵(airborne particulate)，表面を汚す粉塵を対象とする．

170 第 15 章　薬塵測定

- 機器メーカおよび据え付け現場での薬塵測定を対象とする．

この趣旨に沿って，同ガイドラインにおける試験の基本項目は，サロゲート粉体を用いての

- 浮遊粉塵の静置サンプリング
- パーソナルサンプリング（オペレータの口元でのサンプリング）
- 要所における表面スワブ

である．なお，必要に応じて，リアルタイムモニタリングを行う．

ガイドラインではこれらの試験を実施するための，試験方法，使用機材，試験条件，試験データの扱いなどについて提示している．以下に，詳しく説明する．

■ 15.2.1　静置サンプリング

静置サンプリングは，粉体が飛散する可能性のある部位（多くはシール部や切り離し面近傍，破損欠損しやすい部位など）にサンプラを配置するものである．ガイドラインでは，代表的な封じ込め機器について，静置サンプラの個数・配置場所を示しているものの，封じ込め機器の種類や現場の状況により，ガイドラインのとおりとすることができない場合もある．実際的なサンプラの個数・配置は対象とする機器の種類・構造，機器の寸法・形状，作業内容，周囲の空調環境（とくに空気の流れ），作業員の立ち位置に応じて，適宜組み合わせて計画する必要がある．また，必要により配置箇所を増やす場合もある．図 15.1 はアイソレータについて，図 15.2 は SBV について，図 15.3 は FC についての同ガイドラインでのサンプリン

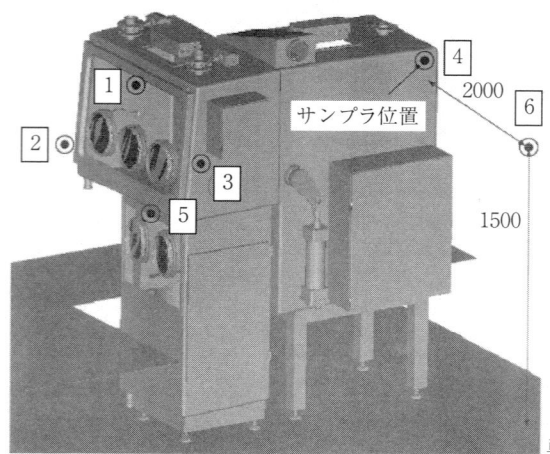

■ 図 15.1　アイソレータ測定ポイント（APCPPE ガイドライン第 1 版より）

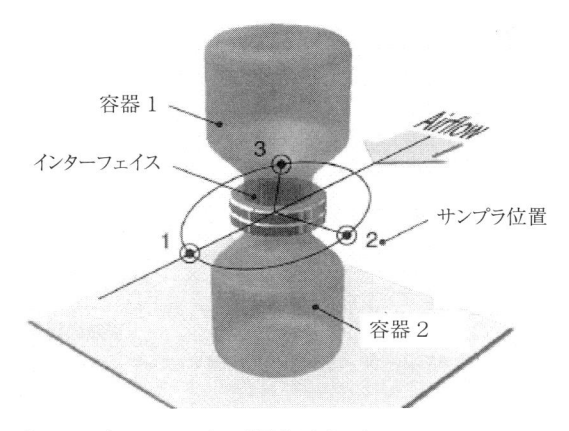

■図15.2 スプリットバタフライバルブ測定ポイント
（APCPPEガイドライン第1版より）

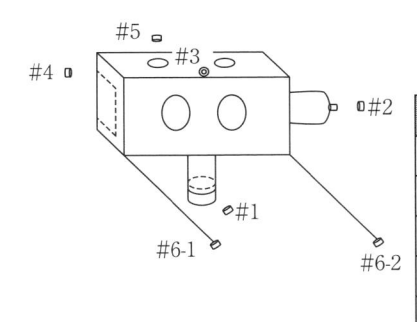

サンプラ番号	配置位置	サンプラ開口の向き
1	取り付け筒（キャニスター）から100mm　オペレータ側	取り付け筒に向けて
2	BI/BO結束部から100mm同一線上に	結束部に向けて
3	エンクロージャ前面　オペレータ目の高さ	オペレータに向けて
4	移送部（ジッパー部など）から100mm	エンクロージャに向けて
5	ベントフィルタから100mm	フィルタに向けて
6-1　6-2	エンクロージャ底部　水平方向　オペレータ側　2000mm	エンクロージャに向けて

■図15.3 フレキシブルコンテインメント測定ポイント
（APCPPEガイドライン第2版より筆者が作成したもの）

グ位置を示している．

なお，サンプラの配置位置の詳細は，ガイドラインを参照のこと．

■15.2.2 パーソナルサンプリング

封じ込め機器はほとんどの場合，オペレータによって操作される．オペレータは封じ込め機器周囲の空気を呼吸することにより，浮遊している活性物質を吸い込むことになる．このため，オペレータの口元でのサンプリングであるパーソナルサ

ンプリングは最も重要な測定ポイントである.

サンプラは,オペレータの胸元(口元から 300 mm 以内)に装着する(例えば,作業者の更衣にクリップなどで固定される).サンプリングに必要な吸引ポンプは,オペレータの腰などにベルトで固定する.作業の邪魔にならないように,背中側にセットすることが多い.サンプラとの間は,チューブでつなぐ.

なお,静置サンプリングおよびパーソナルサンプリングに用いるサンプラは,IOM サンプラ(the Institute of Occupational Medicine:IOM)と呼ばれているものである.

■ 15.2.3　スワブサンプリング

スワブサンプリングは浮遊粉塵が封じ込め機器の外表面や作業空間の床,壁,あるいは他の機器の外表面などに付着して残存する量を測定するもので,表面での拭き取りサンプリングを実施し,定量分析する.洗浄後のスワブテストと同様な方法で行う.このためのスワブプレートの設置位置は,封じ込め機器の種類に応じてガイドラインに示されているが,必ずしもガイドラインどおりにできるとは限らないことは,静置サンプリングの場合と同様である.また,必要と判断される場合には追加設置する.拭き取る面積は通常 100 cm^2 である.例えば,コニカルドライヤに封じ込めバルブを使う場合,切り離し部位近傍のコニカルドライヤ外表面についてもスワブする.切り離し面の下部に別の機械が存在するような場合には,その機械の表面についてもスワブ測定を行う必要がある.

■ 15.2.4　リアルタイムモニタリング

リアルタイムモニタリングは,封じ込め機器が設置されている作業エリアの雰囲気中(バックグラウンド)のダストレベルについて,光散乱式フォトメータ(光散乱式粉塵計,エアロゾルモニタ)を用いて雰囲気中の総粒子量を測定する.特定の物質(例えば,サロゲート物質)についての正しい粉塵量を測定することはできない.

空調設備の検証がきちんと行われて所定の性能が得られていることが確認されている場合には,このモニタリングによる測定を実施する必要は通常はない.

このモニタリングの主たる意味合いは,作業の変化に伴って変動する飛散のパターンを知るためや,飛散発生のピークをリアルタイムに知ることであり,これにより分析評価の場合の一助とするものである.封じ込め機器の一連の工程動作において,どのようなタイミングで大きな飛散が生じるかなどを,時間的流れの中でリアルタイムに測定するには最適である.前述の静置サンプラは,あくまでもフィルタエレメントに付着してくる粉塵を定量分析して初めてわかることであり,リアル

■ 15.2.5　代替え粉体(サロゲート粉体)の選定

薬塵測定に用いるサロゲート粉体は，生産時に用いる実粉体と物理的・化学的な性状ができる限り類似するものを選定するのが良い．そのさいには，流動性，検出感度(limit of detection：LOD)，薬学的ハザードネスの程度，コスト，入手のしやすさ，分析の容易性，粒子径の範囲，廃棄処分のしやすさ，水への溶解性(測定後の洗浄を考慮)，安定性などを考慮する．

ガイドラインにて挙げられているサロゲート粉体は，Lactose, Naproxen Sodium(ナプロキセンソディウム), Mannitol, Acetaminophen(Paracetamol), Insulin, Riboflavin, Sucrose の7種である．表15.1 は，ガイドラインやその他の資料を基に，筆者がそれぞれのサロゲート粉体の長所・短所やLODなどをまとめたものである[1]．封じ込めレベルが高く要求される場合には，検出の感度をより高く設定する必要があることから，最近ではNaproxen Sodium を使用している例が多い．

また，国内からはATP(アデノシン三リン酸)を用いることが提案されている[2]．同報文によれば，ATPを利用することにより，

- これまで測定できなかった低濃度域での測定が可能となる(ラクトースと比較して10倍以上の低濃度域での計測が可能となる)
- 短時間での計測が可能となる(分析に必要な時間をラクトースと比較してほぼ10分の1に減らすことができる)

という特徴がある．

なお，前記の7種類のサロゲートのうち，検出感度が小さい粉体のいくつかはAPIであり，使用後の洗浄評価が課題となる(クロスコンタミネーション防止)．

模擬粉体の代表例はラクトース(乳糖)であり，粒子径の選択範囲も広く，薬理活性が低く，安価で，水に溶けやすいために廃棄処理しやすい上，APIでもないので従来から使われることが多い．なお，ガイドラインの第1版では，「狂牛病の疑いがない」ラクトースを用いるように確認することをガイドラインは求めている．

■ 15.2.6　封じ込め性能目標値の設定

エンドユーザが封じ込め機器を用いて薬理活性物質を扱う上で，許容しうる封じ込め性能の目標値を設定する必要がある．それが，封じ込め性能目標値 containment performance target：CPT)である．

生産の対象となる活性物質のOELが判明している場合には，その値でも良いし，ユーザ側の方針でそれよりも小さい値とすることもできる．OELが確定されずに

174 第15章 薬塵測定

表15.1 サロゲート粉体（筆者がAPCPPEガイドライン第2版その他を基に整理したもの）

	サロゲート	入手利便性	選択の幅	API物質	飛散性	毒性レベル	分析	LOD	水溶解性	全体的に見て薬塵測定には
1	ラクトース Lactose	非常に廉価	粒子径幅が広い	Non		低い 10 mg/m³	やや難しい	3 ng/フィルタ	高い	Widely used
2	ナプロキセンナトリウム Naproxen Sodium	やや高価		Yes	高い	低い 2 mg/m³	やや難しい	0.2 ng/フィルタ	高い	Commonly used
3	マンニトール Mannitol	ラクトースと同程度	選択の幅が狭い	Non		低い 10 mg/m³		1.0 ng/フィルタ	高い	Less widely used
4	アセタミノフェン（パラセタモル） Acetaminophen/Paracetamol	やや廉価		Yes	かなり高い	低い 3 mg/m³	ラクトースより容易	0.1〜40 ng/フィルタ	中程度	Commonly used
5	インシュリン Insulin	非常に高価		Yes		高い（感作性）	難しい		高い	Very rarely used
6	リボフラビン Riboflavin	廉価	選択幅がやや狭い	Yes		低い 5 mg/m³		5 ng/フィルタ	低い	Not widely used (Widely used for cleaning studies)
7	サクロース Sucrose	ラクトースと同程度	選択幅がやや狭い	Non		低い 10 mg/m³		5 ng/フィルタ	高い	Less widely used

毒性レベルおよびLODは，文献1）による．

OEBとして設定されている場合もある．そのさいにも，バンドの下限値，中間値，上限値とすることができ，その設定はユーザの方針による．

これと合わせて，測定したデータが設定したCPTを満足するかどうか，すなわち，封じ込め性能として合格なのか不合格なのかを決定するための判断基準を試験に先だって規定しておく必要がある（次項参照）．

■15.2.7 測定データの分析と判定

サンプリングの測定データには変動要因が含まれる．因子としては，例えば，作業員の技量による差もあり，最初と最後のテストランでは測定値に馴れの影響が見られる場合もある．作業中にイレギュラーな操作をしてしまうこともありうる．試験する量の大小や，試験時間の長短による測定データの相違も生じる．サンプラの取り付け状況が測定中に微妙に変化したり，サンプラからのフィルタ回収時の操作によるバラツキも生じる．分析時のサロゲートの回収率や，分析機器に由来する影響も生じる．筆者の経験でも，SBVの切り離し時にわずかな衝撃を与えるようなことがあると，測定データにその影響が出てきて異常値を示すことがある．

さらには，もともとサンプリングデータの数も少ないことが多い．例えば，アイソレータでは静置サンプルは6点とされているので，テストラン3回としても，合計18点となる．このようなデータの母数が少ない中で，上記のような変動要因が加わることになるので，判定にリスクを伴うことがある．

測定データにこのような変動要因が含まれることを勘案して，ガイドラインでは，測定データの処理にさいして合理的に分析するために，統計解析の方法を採用することが必要であるとしている[3]．

封じ込め性能の合否を判断する基準について，ガイドラインでは次の四つの基準を例示するにとどめ，どれを採用するべきであるということまでは言及していない．

判断基準のその1：　対数正規分布などの統計解析処理をした後の95%信頼率上限値が，CPT以下であること．統計解析処理に用いる標準ソフトとして，ガイドラインではAIHAが提唱しているIHSTATを例示している．

判断基準のその2：　HSE（2006）COSHH Essential General Guidance G409 "Exposure measurement：Air Sampling"による方式で，それぞれの測定データがCPTの1/3以下であること．

判断基準のその3：　最近の統計処理方法として，ベイズ統計の手法を例示している．この手法については専門知識が要るとし，参考文献にあたることを推奨している．その場合の判断基準そのものについては言及していない．

判断基準のその4： EN 689 (1996) Annex C による方式で，この方法は簡単な方法であり，専門的な判断を要しないとしている．評価基準は次のとおりである．
- 測定データの1個でもCPTを超える場合には，そのデバイスは不合格．
- 測定データが1個のみであり，その値がCPTの10%未満である場合には，そのデバイスは合格．
- すべての測定データがCPTの25%未満である場合には，そのデバイスは合格．
- 幾つかの測定データがCPTの25%より大きい場合には，すべての測定データがCPT未満であることを確認したうえで，次に進む．
① 測定データの幾何平均がCPTの50%未満であれば，そのデバイスは合格．
② 測定データの幾何平均がCPTの50%超えであれば，そのデバイスは不合格．

判定基準については今後の動向を注視していく必要がある[4]．労働安全衛生専門家の団体やコンサルタントからは，従来の方法の改良するべき点について指摘がなされている．一方で，新しい方法（例えば，ベイス統計による手法）についての提案がなされてきている状況もあるためである．

15.2.8 測定データの位置づけ

薬塵測定ではサロゲート粉体を用いるということもあり，ガイドラインでは，試験結果から得られるデータはあくまでも封じ込め機器の封じ込め性能のポテンシャルを示唆するものであり，性能判定予測のベースとして使うものであるとしている．保証値を与えるものではないとの認識が必要である．

15.2.9 報告書

ガイドラインでは，薬塵測定の報告書について客観的で，論理的構成で精確を旨とするべしとし，記載するべき事項を次のように挙げている．
- 序文
- 試験対象機器の説明
- サンプリングストラテジー
- 試験結果
- 試験の解析と結果
- 結果についての評価
- 推奨事項
- その他

■ 15.2.10 実施のタイミングと薬塵測定環境

ガイドラインでは，薬塵測定するタイミングとして，次の二つを想定している．
- 機器メーカでの工場受け入れ検査（factory acceptance test：FAT）の一環として．
- 据え付け現場での現場受け入れ検査 SAT の一環として．

機器メーカでの試験では，機器を内部に収納できるだけのテストエンクロジャを用意して，その中で封じ込め性能を確認することを求めている．そのさいのテスト環境として，

- 温度　　　　　20℃ ± 5℃
- 相対湿度　　　50 % ± 10 %
- 室内の陽圧　　最低 + 10 Pa
- 換気回数　　　3 〜 5 回 / 時間

としており，その他詳細に規定している．

一方，据え付け現場での封じ込め性能確認試験では，機器を内部に収納できるだけのテストエンクロージャを用意することが現実的ではないし，また空調システムが機能していることが多いので，その現場状況に応じて，薬塵測定を実施することになる．

実際の現場では封じ込め機器が単独であることはなく，周囲には違う機器類も存在するので，ガイドラインにあるような理想的な状況とすることができない場合が多い．例えば，空気の流れ，測定器具の取り付け位置，距離，サンプラの個数などについて，必ずしもガイドラインとおりというわけにはいかない．さらに，工程の手順や取り扱い量が個々のユーザでは異なる．したがって，それぞれの現場の実情に応じた薬塵測定計画書を策定することになる．測定の基本的な道具や方式は APCPPE ガイドラインによるものとしても，測定条件などはガイドラインに準拠する形で設定するのが現実的である．

15.3 試験計画と準備

薬塵測定の試験計画を策定する上で必要となる事項について，APCPPE ガイドラインでの用語および必要な機材の説明と合わせて説明する．ここでは，据え付け現場での薬塵測定を実施することを想定している．

■ 15.3.1 作業手順の確立と周知

準備の段階で重要なのは，作業手順の確立である．封じ込め機器は多くの場合，

人手による操作を伴う．そして，その取り扱いにさいして所定の手順を遵守しないと性能が出ない場合も多い．このために，実際の一連の操作についての作業手順を早期に確立することが必要である．これは標準作業書（SOP）の確立ということであり，薬塵測定の前にはそのようなインストラクション（例えば，SOP のプロトタイプでも可）が整備されている必要が出てくる．

さらに，オペレータが封じ込め機器の取り扱い手順について習熟し，薬塵測定時にはイレギュラーな操作や操作間違いが発生しないようにしなければならない．一連の作業がどこからどこまでなのかを，テストサイクルとして明確に定義して，実務作業者に周知徹底しておく必要がある．また，記録者にあってもこのテストサイクルの内容を十分に把握しておく必要がある．イレギュラーな作業が生じた場合には，後日の分析に備えて，記録しておく必要があるからである．

■15.3.2 テストサイクルの設定

ガイドラインでのテストサイクルとは，一連の操作単位のことをいう．例えば，原料を秤量小分けして釜に投入する場合を考えると，
　作業 A：アイソレータを使って原料を秤量小分けして，アイソレータ取出口に設
　　　　　ける SBV 経由で，別の容器に移し替える．
　作業 B：その容器を用いて，釜上の投入用 SBV 経由で，反応釜に投入する．
という二つの作業からなる．

作業 A に引き続いて作業 B が行われることが多いのであれば，一連の操作単位を A+B とする．作業 A と作業 B が別のタイミングで実施されるのであれば，個々の A，B という区分が独立した一連の操作単位となる．

飛散がどのような状況で発生するかを考える場合，一番わかりやすいのは，スプリットバタフライバルブ（SBV）を用いる場面である．粉体移送のインターフェイスである SBV では，ドッキング（接続結合）してから，弁を開けて粉体を移送し，移送が終了したら弁を閉にして，アンドッキング（切り離し）する．このアンドッキングのさいに，粉体の飛散が生じる．したがって，SBV 単体でのテストサイクルは，「ドッキング＋移送＋アンドッキング」の工程を含む移送作業である．この移送作業の一連操作を，1 テストサイクルとする．

テストサイクルを何回行うか（必要か）は，実際に何回の移送作業が行われるかを基に決められる．例えば，上記の A+B（アイソレータ＋反応釜）の場合で，釜への投入量が 30 kg のために，5 kg ずつ小分けして SBV を経由して釜に仕込むという場面を想定すると，都合 6 回の作業が発生する．この 6 回の切り離しごとに飛散が発生するので，薬塵測定では，この 6 回を一連の操作におけるテストサイクル数

とする．

■ 15.3.3　試験繰り返し数の設定

　ガイドラインでは，試験繰り返し数としてテストランは少なくとも3回以上としている．可能な場合には，統計データの精度を向上させるために繰り返し数を追加することが望まれている．

　1回のテストランには，一連の操作のまとまりであるテストサイクルが複数含まれることがある．上記の投入量30 kgの場合には，一連の移送操作を6回行うので，6テストサイクルとなる．そして，このようなテストランを最低3回実施することをガイドラインでは求めているわけである．一つのテストランが終了するつどに，フィルタエレメントをカセットごと交換する．

■ 15.3.4　測定時間の設定

　テストサイクルとテストサイクルの間は，サンプリングポンプのスイッチは切っておく．忘れがちなのは，すべての発生した粉塵を確実に採取するために設けられている放置時間としての15分である．テストサイクルが一つしかない場合には，テストサイクルの時間に15分を追加して考慮しておく．テストサイクルが例えば，上記の6テストサイクルのように複数ある場合には，一連の工程を複数回繰り返した後に，この放置時間をとる（テストサイクル毎に15分を余分に確保すると，かなり長い時間が必要となるため）．上記の例の場合には，6テストサイクル+15分となる（図15.4）．

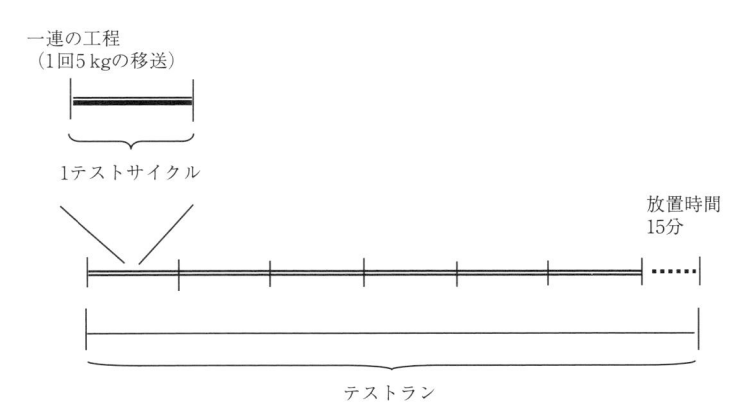

例：30 kgを5 kgずつ，6回に分けて投入する場合の薬塵測定

■ 図15.4　テストサイクルとテストラン

15.3.5 記録用紙の用意

薬塵測定のさいの現場記録シートのサンプルおよびチェックリストが，ガイドラインにあるので参考になる．

15.3.6 模擬粉体の取り扱い保管

サロゲート粉体は供給メーカの取扱説明書に従って保管しておく必要がある．また，含水率の影響を最小限にするために，使用する直前に開封し，余った試料は廃棄する必要がある．

15.3.7 用意する試料の量

使用する模擬粉体の量は，実際の運転で用いる量を反映したものとする．これは，実際の運転に即した飛散の量が必要であることによる．例えば，SBV 単体での試験を行う場合には，バルブの口径に応じて使用する模擬粉体の量が規定されている（テストサイクルでの移送量）．SBV の口径が大きいほど必要な量を大きくしているが，これは移送する部分の表面を粉体で均一に接粉させることを意図しているためである．

15.3.8 IOM サンプラカセットの用意

ガイドラインでは，浮遊粉塵を捕捉するためのサンプラとして，IOM サンプラを用いている．サンプラカセットは，図 15.5 に示すような部品で構成される．ラクトースを捕集するためのグラスファイバ製フィルタは，用いる模擬粉体の粒度によってフィルタ孔径を決める．

パーソナルサンプリングに用いるサンプラカセットは，口元 300 mm 以内の位置に取り付けられるが，作業途中で，サンプラカセットがひっくり返ってしまって，その口がふさがれてしまう場合が生じる．そのようなことがないように，クリップや粘着テープなどで常時口元に向いているように取り付ける．静置サンプルのためのサンプラカセットも，ガイドラインに示す位置に適宜な方法でセットされる．

発塵量が少ないと想定される場合（例えば，一次封じ込め機器の性能が良い場合など）では，そもそもサンプリングフィルタに付着する量が少なくて，分析ができないことがありうる（分析機器の最小検出限界による）．このような場合には，同じサンプリングフィルタで，何回かテストサイクルを繰り返しても良いとされている．そして，結果は 1 回のテストサイクルに換算することになる．

吸引ポンプをオフとしているときには，サンプラの開口にキャップをしておく必

15.3 試験計画と準備　**181**

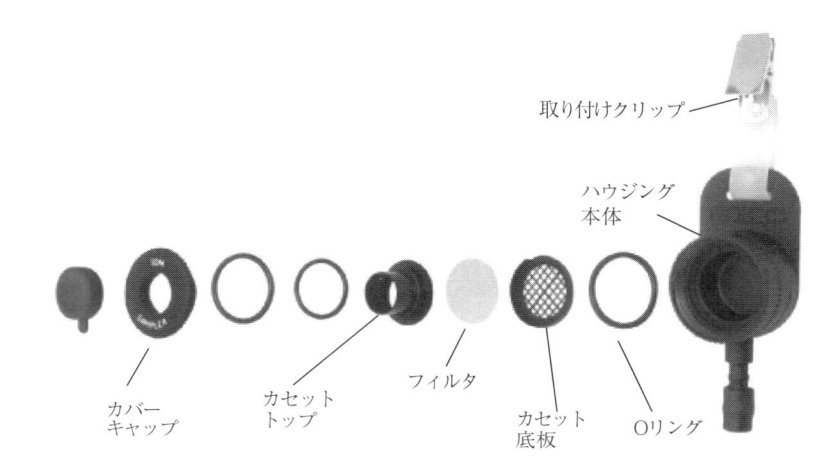

■ 図15.5　サンプラカセット（SKC社の資料より）

要がある．

　試験の終了時には，サンプラのボディからフィルタを押さえているキャップを外して，フィルタエレメントを取り外す．このフィルタの取り扱いのために，清浄なピンセットなどを用意する．回収したフィルタはフィルタ専用の清浄な容器に入れて，分析にまわす．フィルタのブランクサンプルとして，未使用のものでかつ同じロットのものを併せて分析に提出する．フィルタエレメントの交換も同様な要領である．未使用のフィルタエレメントを清浄な容器に入れておいて，交換時に取り出す．

■ 15.3.9　サンプラポンプの用意

　サンプラポンプは，腰の裏側などにベルトで固定して取り付ける（写真15.2）．ポンプは，試験の前後に，流量を校正しておく必要がある．そのために，試験場に持ち込む直前に校正するか，現場にキャリブレータ（校正器）を用意する必要がある．

　サンプラポンプの代表的なサプライヤとして，SKC社や柴田科学社がある．SKC社製品は日本でもレンタルで利用できる（代理店：㈱アイデック）．このポンプの吸引流量として，標準的には 2 ± 0.1 L / min を維持できるものを選定する必要がある．吸引している時間を記録できるように，時間が表示されるタイプとすると便利である（写真15.3）．

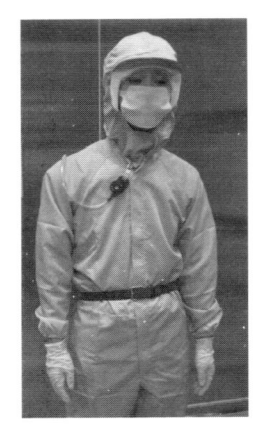

■写真 15.2　IOM サンプラ装着の例

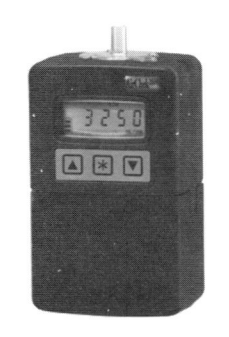

■写真 15.3　サンプラポンプ
（SKC 社の資料より）

■ 15.3.10　分析センターの選択
ガイドライン第 2 版から，分析センターの要件が追加規定されている．
IOM サンプラで採取したサンプルの定量分析には，HPLC（高速液体クロマトグラフィ）が用いられる．最近では，検出限界の点からより高いレベルの分析装置が用いられる（高感度の模擬粉体を用いる場合など）．

■ 15.3.11　ブランクテストの必要性
試験においては実際に模擬粉体を扱い始める前に，ブランクテストを実施する．試験環境において模擬粉体が浮遊していないことを確認する目的や，次のテストラン前に浮遊しているサロゲート粉体の量を確認するためであり，静置サンプリング，スワブサンプリングなどを所定時間おいてサンプルを採取する．後日の試験結果の分析評価において必要となる．フィルタエレメント，スワブプレートの用意する個数にもこの分を勘定しておくことが大切である．

■ 15.3.12　サンプラカセット，スワブプレートなどの必要数
スワブプレートを設ける場所は，基本的にガイドラインによるが，実際の製造工程室でそれ以外にも懸念される箇所があれば，スワブプレートを適宜設置する．例えば，気流の流れの悪いと思われる場所，粉体が飛散してくる可能性があると思われる場所，人の出入りするドアの付近など，必要に応じて計画する．筆者が実施した例では，更衣に付着する粉塵の量を実際に測定するために，スワブプレートを更衣に貼り付けて実験を行ったこともある．

サンプラカセットなどの必要総数は，本来の試験に必要な数に加え，前項のブランクテストで必要とされる分，さらに，追加して測定しておきたい場所（懸念されるような箇所）の分なども合せて用意するのが良い．テストサイクル，テストランの回数も忘れることなく考慮する．

15.4　薬塵測定実施時の留意点

薬塵測定実施の留意点をいくつか記す．
　① 試験の途中で，作業のミスがあったり，こぼれが生じたり，異常状態が生じた場合には，測定は改めて行う．中止した測定もすべて報告・記載する．標準の作業手順から外れることはすべて記録しておく（小さな作業ミスも含めて）．また，作業中に生じた事象についても，記録しておく（例えば，SBVの取り外し時に，別の場所にぶつけて，衝撃を与えてしまったようなことなど）．後に，測定データが出てきたときの解釈に必要となる．
　② 薬塵測定する場合には，上記の趣旨に添って，観察記録者を専任としておく必要がある．
　この観察記録者は，テストサイクルの一連の作業内容を十分に把握して，その流れの中で起こりうるリスク要因（ガイドラインの用語でいえば，failure mode）を熟知しておく必要がある．また，異常操作などの確認をするために，ビデオ映像などで測定時の動作を記録しておき，後日の分析に使うことも推奨されている．
　観察記録者は決して作業の邪魔や作業の支援をしてもいけない．また，空気の流れを阻害するような位置取りをしてもいけない．
　さらに，観察記録者は，サンプラの取り付け位置や作業員の立ち位置なども把握して，これらを記録しておく必要がある．
　③ サンプリングポンプのスイッチをオンしている時間をきちんと把握するために，一連の操作を開始する時刻と，一連の操作＋15分の放置時間が終了したときの時刻を記録しておくことが必須である．サンプラに吸い込んだ総空気量を算出するために，ポンプ稼動時間が必要となるからである．
　④ 試験中においては，試験関係者は出入りを避け，試験エリアにとどまっている必要がある．また，試験の目的に合致した行動をするべきであり，必要とされる以外の動きをしてはならない．

15.5 報告時の留意点

報告書を作成するさいの留意点を記す．

(1) 報告書

薬塵測定の結果は，のちのちに備えて報告書の形にしておくことが必要となる．測定時の条件などを明示的に記述することが望まれている．その場合に留意するべき点としては，次のことがあげられる．

- サンプリングの位置関係がわかるように具体的に明記すること．取り付け状況を示す写真などを添付すると良い．
- すべての作業の内容を具体的に記述すること．作業員の数，実際の立ち位置なども記載しておくべきである（空気の流れとの関連もある）．

(2) 測定値の換算

公的機関などが定めている OEL は，一日 8 時間あたりの加重平均値として求められている（8 hrTWA）．したがって，フィルタエレメントで回収された薬塵量を，測定時間を勘案して 8 時間ベースに換算しておく場合がある．または，取り決めにより測定値をそのままで表示することもできるが，その場合には，その旨を報告書に明記しておく必要がある．

薬塵測定時の準備から実施・報告までのチェックリストを表 15.2 に参考までに掲載する．

15.6 そのほかの留意事項

(1) スワブプレートでの評価基準

ガイドラインでは，薬塵測定においてスワブプレートに飛散してきたサロゲート物質がどの程度であれば許容されるのかについて，すなわち許容飛散残存量の判定基準について規定していない．一般に，工程室内の任意の表面（製品非接触部）における表面残存量許容値として $ADI/100\,cm^2$ とすることがあるので，これが適用されることが多い[5]．

(2) 所定の性能が出ない場合

薬塵測定の結果，設計時に想定していた所定のレベルを満足しないような状況が生じることがある．このような場合には，例えば SBV の周囲に局所排気装置を補助的に設ける，作業時に RPE を用いるなどで対処することになる．

15.5 そのほかの留意事項

■表 15.2　薬塵測定準備リスト

大項目		項　目	内　　容	備　　考
準備	1	薬塵試験計画書の作成	基本的な作業手順の整理	実際に即した手順とする
			模擬粉体の必要量	実際の移送量を勘案して決定
			テストサイクル,テストランの設定	実際に即した手順とする
			静置サンプラ測定ポイントの設定	個数,設置場所
			パーソナルサンプラ測定ポイントの設定	従事者の人数と個数
			スワブプレートの設置ポイントの設定	設置場所, 数, 気流の関係
			人員配置	役割の明確化
	2	用いるサロゲート粉体の選定	種類, 量	粒度, 分析感度を勘案して
			調達	梱包形態, 保管要領
	3	測定器具の準備	サンプラ	レンタルの可否
			サンプラ用ポンプ	レンタルの可否
			校正機器	直前に校正作業したものを持ち込んでもよい
			フィルタエレメント	必要枚数
			分析に出すさいの容器	必要個数
			小物　ピンセットなど	清浄なもの
			分析機器　高速液体クロマトグラフィ	社内で分析を実施する場合
	4	作業への習熟	封じ込め機器の取扱いに習熟しておく	作業手順の理解
			作業担当者の選任	
実施	1	準備	ポンプ類の校正試験	現場で校正する場合
			サロゲート粉体の取り出しと保管	保管期間を考慮して
			小物類の用意	クロスコンタミさせないように
			気流の向きの確認	
			サンプラの設置　取り付け位置記録	寸法確認, 写真などの記録
			スワブプレートの設置　取り付け位置記録	同上
	2	現場での役割分担	作業実施者	
			作業補助（必要に応じて）	
			時間係兼記録係	
			作業監視係	作業上の異常有無などチェック 記録係を兼ねてもよい
			IOMカセット取り扱い担当	作業者の取り扱いは不可
			スワブ担当者	同上
	3	薬塵測定	サロゲート物質の取り出しから一連の動作	
			ブランクテスト	サンプラなどのブランクテストを忘れずに
			サンプラポンプのオンオフ	ポンプのオンオフ, キャップの脱着を忘れずに
			サンプラからのフィルタ取り出し	クロスコンタミさせないように
			スワブプレートでのスワブ作業	
			作業時間の計測	開始, 終了+15分を忘れずに
	4	分析	クロマトグラフィによる分析	社内, 社外　1週間以内に分析に
	5	報告書	測定値を8時間ベースに換算	測定値そのままでも良い（明記のこと）
			報告書 　　測定場所, 使用サロゲート粉体, 　　　測定データ, 異常操作の有無など 　　測定データの分析評価 　　最終的な結果	APCPPEガイドラインによる

(3) 記録の保存

定常的な運転が開始された後は，品種替えのタイミングや定期的にこの薬塵測定試験が実施される（次項参照）．測定結果は，時系列のデータとして，管理される必要がある．

15.7 モニタリング

製造工程室における活性物質の浮遊状態を把握するために，本運転に入っても封じ込め性能のモニタリングを行っていく必要がある．その意図するところは，
- 現場での作業手順が遵守されているかどうかを確認する．
- 作業基準が適切で十分に管理可能かどうかを検証する．
- 封じ込め性能が維持されているかどうかを確認する．

などである．

メルク社の資料では，PB-ECL = 2 以上の場合について，ルーティンでのモニタリングが必要であるとしている（具体的なインターバルは記載していない）．

マルチパーパスプラントにおいては，キャンペーン生産の合間を利用して，できるだけ定期的に（例えば，1 年に 1 回）実施する必要がある．

薬塵測定のさいに得られた測定値が低ければ封じ込め性能が十分確保されているので，次回のモニタリングまでのインターバルを長くするという方法がある．

AIHA では，次のように定めている[6]．

OEL を越えている場合　　　：3 箇月毎
OEL の 50%～100%の場合：6 箇月毎
OEL の 25%～50%の場合　：1 年毎
OEL の 25%以下の場合　　：2 年毎

また，先に判定基準の箇所で述べた EN 689（1996）の Appendix F では，次のように定めている．

OEL の 50%～100%の場合：16 週毎
OEL の 25%～50%の場合　：32 週毎
OEL の 25%以下の場合　　：64 週毎

15.8 薬塵測定レポートの例

　APCPPE ガイドラインによる薬塵測定の事例がいくつか公開されており，試験の内容，試験の準備などを知る上で参考になる[7]．本書の執筆時点において公開されている報告書は，ガイドライン第1版によっているので，測定データを単純に羅列している事例が多く，判定基準について言及しているものは少ない．判定基準について触れているものでは，判断基準その1または判断基準その4を使っている例がある．

　今後，このような測定事例が多数公表されることが望まれる．封じ込め機器の性能を知るうえで重要と考えられるし，また，封じ込め技術の普及にもつながると思われる．

第16章

封じ込めと洗浄

> 封じ込めは粉体ハンドリングというイメージが強いが，粉体を扱ったのちの洗浄は現場で必須な作業である．薬理活性が高い物質を扱うマルチパーパス設備の場合，交叉汚染を防止するという視点から従来にもまして洗浄作業およびバリデーションに注意を払うことが重要である．洗浄しやすい設備とする設計面での配慮と同時に，洗浄負荷を軽減する方策も考えなければならない．本章では，封じ込め設備に特有な洗浄の方法，洗浄しやすい設備とするための設計視点，洗浄負荷を軽減する方策，さらに，見直しの機運が出てきている洗浄評価基準の動向などを紹介する．

16.1 洗浄の重要性

封じ込めというと粉のハンドリングに力点がおかれるが，接粉部は最終的に洗浄するため，洗浄によるリスクがあることも考えておく必要がある．

現場での洗浄をめぐる課題をまとめると次のようになる．

① 品質管理の視点から，GMP要件としての交叉汚染防止が必須であり，キャリーオーバー防止のための洗浄方法の確立が重要である．

② 現場の労働安全衛生管理の視点からは，洗浄時でのハザード物質への曝露防止が課題であり，密閉化が重要である．

③ 外部環境保護の視点からは，拡散，飛散防止が大切であり，洗浄排液の最小化・無害化が重要である．

高薬理活性物質を扱うマルチパーパスプラントの洗浄を考える上で，従来にも増して重要なことは，設備自体をより洗いやすくすることであり，そのためきめ細かい配慮が必要である．さらには，洗浄バリデーションの負荷を軽減する方策を積極的に導入することも必要となる．

これらと共に，洗浄評価方法を見直す作業も望まれる．

16.2 洗浄方法－CIP・WIP

16.2.1 CIP, COP

液体を扱う場面では，洗浄の対象となる部品をその場に取り付けたままで洗浄することが行われている．これが定置洗浄（cleaning in place：CIP）である．この反対は分解洗浄であり，これは定置外洗浄（cleaning out of place：COP）と呼ばれている．

洗浄品質の再現性，作業の密閉性の観点から定置洗浄（CIP）が最近の方向である．洗浄作業を自動化することにより，洗浄後の品質を安定的に維持管理しやすい．また，多くの場合，洗浄用水も減ることにつながる．ただし，その実施にあたっては，洗浄バリデーションを十分に行うなどの事前準備が必要である．

一方，CIP できる配管サイズには実用的な限界があり，例えば，粉体の移送ラインのように大口径の場合には，実際には CIP ができない．このような場合には，分解洗浄にならざるを得ない．分解洗浄は，洗浄後の品質の安定性が低く，洗浄用水の量が多くなりがちである．また，作業日数が掛かるなど現場的な課題が多い．

16.2.2 薬理活性の高い粉体を扱う場面での WIP

薬理活性物質を扱った機器やラインは CIP できるのが望ましいが，それが難しいため分解洗浄せざるをえない場面も多い．また，メンテナンスなどのために封じ込め機器を一時的に開放しなければいけない場面もある．そのような場合には，付着している粉体が飛散して曝露することを防止するために，分解・開放に先だって接粉部を濡らすことが行われている．これが，定置湿潤（wet in place：WIP）である（または wet down という場合もある）．この方法を実現する上では，移送ラインや機器の構造の一部を変更するとともに，作業手順や取り扱い方法を十分に検討しておく必要がある．例えば，粉体移送ライン中に WIP 用のノズルを設けるとしても，粉溜まりが生じないように設計するなどの配慮が必要である．

16.3 洗浄しやすい配管

ここでは，洗浄という視点から配管設計上における具体的な注意点について触れる．一般的な物質を扱うプラントと共通的な事項が多いが，高薬理活性物質を扱うプラントではなお一層の留意が必要とされ，細かい点への配慮が大切であると考える．

洗浄品質を良くするうえで，次のようなポイントがあげられる．

- 配管分岐部の長さを短くする

- 溜まり部を少なくする

これらについて次に詳しく述べる.

16.3.1 配管分岐部の長さを短くする

プラントの配管系では枝部が必然的に生じる．この枝部をいかに少なく，また短くするかが洗浄の品質を向上するうえでのポイントである．

配管系の洗浄性を検討するさいに，分岐部長さ L と主管内径 D の比 (L/D) でもって論じることがある．洗浄を要するラインでの許容される枝部長さは，例えば L/D を6以下とする基準があるが，これが守られていれば洗浄性が担保されているというわけではない．洗浄という点からは，できうる限りこの値を小さくすることが望まれる．ASME-BPE (Bio Processing Equipment)(2009)では L/D の目標値は2:1であり，その規定に即したサニタリ部品も販売されている．ASME-BPEではさらに，システム設計者はデッドスペース（液溜まり部）ができないように最大の努力をすることを要求しており，また，2:1が達成できていない箇所を図面などにおいて識別できるようにしておくこと，となっている．

配管サイズが2B(50A)である場合を例にして，分岐部先端にバルブを設ける場合の L/D を具体的に求めてみると，

- サニタリ配管で先端にサニタリL型弁を取り付けた場合には $L/D = 2.5$
- テフロンライニング配管で先端にテフロンライニングダイアフラム弁を取り付けた場合には $L/D = 4.2$

となる．

これらから，対象とするプラントや用いる配管部品によっても L/D は異なることがわかる．

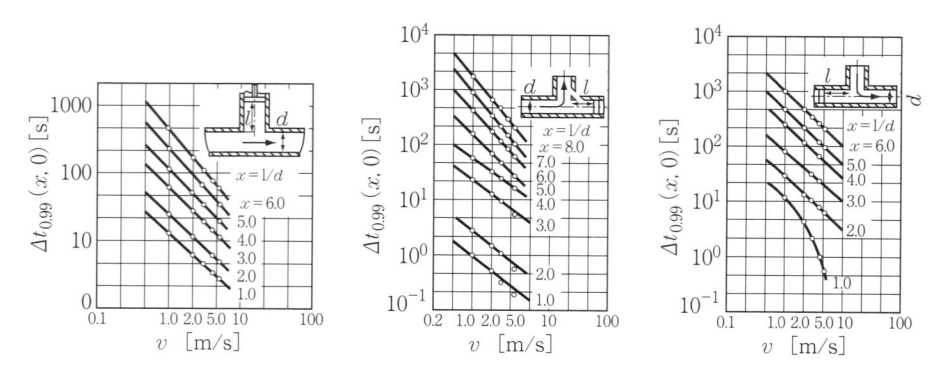

図16.1 分岐部長さと完全置換までの時間

■表16.1 洗浄に要する流量

分岐長さ/内径比 L/D	枝部完全置換までの時間 [s]	洗浄流量 リットル [L]
1	10	26.9
2	18	48.5
3	43	115.8
4	84	226.2
5	163	438.9
6	316	850.8

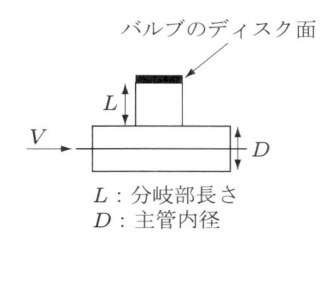

注：洗浄流量は，配管サイズ2S，洗浄水流速1.5 m/sとして計算

L：分岐部長さ
D：主管内径

配管の枝部の長さが洗浄時間や洗浄水量にどのように影響するかについては，図16.1に示す実験に詳しい[1]．横軸 (v) は主管内の流速 [m/s] であり，縦軸 ($\Delta t\, 0.99\, (x, 0)$) は管の出口においてトレーサー (NaCl) が検出され始めてから試料濃度の99.99％に達するまでに要した時間 [s] を示す．

この実験では，主管内の洗浄水流速，枝部の取り付け向き，および L/D をパラメータとして，枝部が完全に置換されるまでの時間を得ている．この実験結果を基にして，配管サイズ 2S, 洗浄水流速 1.5 m/s とする場合に枝部を完全に置換するのに必要な洗浄水量を計算すると，L/D が3以上になると急激に洗浄水量が増加することがわかる（表16.1）．洗浄作業時間，ひいては洗浄水量を低減する上で，L/D をできるだけ小さくすることの重要性が理解できる．

■16.3.2 溜まり部を少なくする

プラントでは各所で液溜まり部ができる．その数をできる限り少なくするように，次のような事項に配慮することが必要である．

① **継ぎ手部における段差：** 配管系の継ぎ手部ではガスケットを用いることになるので，ガスケットと配管の寸法差による段差部を生じ，これによる液溜まりが発生する場合がある（フランジ継ぎ手ではとくに起きやすい）．これを避けるため，バイオ分野などでは継ぎ手を特殊なヘルール継ぎ手にすることや，さらに継ぎ手そのものの数を減らすために溶接で配管をつなげていくことも行われている．

上記のヘルール継ぎ手を用いる場合でも留意が必要である．ガスケットの多くはゴムやPTFE樹脂であることが多く，クランプバンドでヘルール継ぎ手を締め込み過ぎると，ガスケット材質がエラストマであるために配管内側に出っ張ることとなる．この出代が堰となってしまい，液溜まりが生じる．ASME-BPE (2009) では，

この出代を管理することを規定している．出代管理のために，締め付けトルクが所定値以上にはならないように設計されているヘルール継ぎ手も市販されている（金属部接触によるトルクリミッタ）．また，最近では，エラストマ製のガスケットに代えて，配管内径と同一の寸法をもつ金属製のシートリングも採用されている．

② **ライニング配管における段差**：　医薬品製造プラントでは，グラスまたはテフロンによるライニング配管を用いることが多い．この配管はもともと耐食性を重視して商品化されているため，洗浄の視点からするといろいろな箇所で液溜まりが生じやすいので，留意するべき点が多い．同じメーカのテフロンライニング配管部品（PFA製）であっても，部品の種類によってその内径が微妙に異なるので，寸法差による段差が各所で生じやすい．

某社カタログからの数値例を以下に示す
- 50A 直管の内径　　　：49 mm
- ガスケットの内径：58 mm
- ティーの内径　　　：50 mm
- エルボーの内径　　：46 mm

また，ライニング配管の製造可能長さにも留意する必要がある．ライニング配管は製造できる最大長さがメーカ側の事情によって決まっているので，長いラインではつなぎ部が多数でき，溜まり部が全体として大きくなる傾向にある．また，製造方法の都合から，フランジ継ぎ手におけるライニング端部は丸みをもたせることがある．この丸みも結局は溜まり部となる．

③ **バルブの選定**：　ゲートバルブ，ボールバルブなどは液溜まりが起きるので使用する場合に留意がいる．とくに，ボールバルブはボールの裏に入り込んだものは洗浄しにくい．

水平配管部にダイアフラムバルブを設ける場合には，メーカ推奨の傾きを設けることが必要である．最近ではダイアフラムバルブでありながら，液溜まりが少ないタイプも市販されているので，場合によってはそれを使う．

④ **ホースの選定**：　ホースは切替え部などで有用な手段であるものの，その選定において次に示すような留意を要する．
- 山谷をもつ，いわゆるコルゲートタイプのホースはなるべく使用を避けるのが良い．柔軟性確保の点から利用せざる得ない場合には，谷に残る残液が完全に置換されて排出されるような洗浄条件を事前に確立しておく必要がある．また，縦使いを原則とするなどの配慮も必要である．
- 竹の子タイプの継ぎ手を使うと，ホース素管との間で段差や隙間が生じることとなる．とくに，隙間はクロスコンタミの要因になりやすい．取り付け金具

などに留意が必要である．

⑤ **切り替え部の選定：** マルチパーパスプラントでは品種の切り替えに伴って，ラインの切り替え作業が必然的に発生する．このライン切り替えについては，各種の方式があり，得失がある（表16.2）．総合的な視点から選択していく必要がある．

■ 表16.2　各種切り替えの仕組みの特徴

現場のニーズ	バルブブロック	スイングベンド	ホース
複数対複数が可能であること	○		○
コンタミに対する安全性が高いこと		○	○
製品のロスが生じないこと		○	○
接続の確認が確実に行えること	○	○	
自動化しやすいこと	○		
取り扱いが容易であること	○		
拡張性があること			○
投資額が低いこと		○	○

⑥ **配管のレイアウト：** 液溜まり部を少なくするという視点から，レイアウト上重要なことは次の点である．

- 配管長さを最小にするような機器配管レイアウトとする．とくに，ライニング配管を用いる場合には直管部の製造最大長さに制約があるため，配管長さが長くなると継ぎ手部の数が増えることとなり，その分液溜まり部を増やすことになる．
- 水平溜まり部をなくすために，重力移送を可能とする配管レイアウトとする．水平の溜まり部があると，製品ロスが生じるうえ，さらに洗浄の負荷も増える．水平配管が不可避な場合には，勾配を設ける．

16.4　洗浄負荷を軽減する方策

薬理活性の高い医薬品を製造する場合，洗浄バリデーションには多大な費用がかかることが予見される．このような場合，洗浄に要する負荷をできるだけ軽減する方策を検討しておくことも必要である．

その場合の一つの方策として，「使い捨て」という考えがある．すなわち，安価なディスポーザブル部品（多くはプラスチック製品）を使うことにより，洗浄バリデーション作業を不要とし，全体の費用を抑えるものである．

バイオ医薬品製造の分野では菌類を扱うという特殊性から，洗浄バリデーション負荷軽減のために，すでにシングルユース（single use）という考えが普及し始め

ている．シングルユースデザインを実現するための継ぎ手，タンクなどが各社から提案されて利用されている．

同様に，粉体を扱う分野（特に薬理活性の高い医薬品製造）では，封じ込めの一つの手法として，FCが導入されつつあることを紹介した（第8章参照）．これも，シングルユースという点では同じ概念のものであり，PE製のライナチューブやプラスチック袋などが，薬理活性の高い場面での封じ込めおよび洗浄に関連する費用削減の両面から有効な方法として利用されている．

16.5 洗浄評価基準について

薬理活性物質を用いるマルチパーパスプラントでの洗浄において，大きな課題は洗浄後の残留物の評価である．薬効が高いので，少量でも次の製品に入ると，製品品質上問題となるからである．活性物質の情報をどのように取り込んで評価するのかは今後の大きなテーマの一つである．

■ 16.5.1 従来の評価基準

洗浄後の残留物評価基準については，従来からイーライ・リリー社の基準を採用することが多い．例えば，PIC / S PI 006-3（2007）では，
- 0.1％投与量基準
- 10 ppm 基準
- 目視検査

のうち，最も厳しいものを採用するとしている．

イーライ・リリー社の基準は世界的にもデファクトスタンダードとなっているのが現状であり，日本国内でも同様である．

■ 16.5.2 従来の評価基準の不備

前記の評価基準は，原薬，製剤などの分野で使われてきているものの，実用上不具合な面があることもまた事実である．ここでは，製品Aの次には製品Bを製造するものとし，製品Aが洗浄されるものとする．なお，以下では単位を省略していることを書き添える．

① 0.1％投与量基準の場合： 許容残留量は，次の式で表される．

$$許容残留量 = \frac{I}{J} \times \frac{K}{L} \times M$$

ここで，I： 製品Aの有効成分の一日当たり最小投与量の0.1%
　　　　J： 製品Bの一日最大投与量
　　　　K： 製品Bのバッチサイズ
　　　　L： 共通接触表面積
　　　　M： スワブ面積

この方式では，製品Aの最小投与量や製品Bの一日最大投与量の情報が必要であり，これらが明確ではない場合には使えない．

② **10ppm基準の場合：** 許容残留量は，次の式で表される．

$$許容残留量 = 10 \times 10^{-6} \times \frac{S}{T} \times U$$

ここで，S： 製品Bのバッチサイズ
　　　　T： 共通接触表面積
　　　　U： スワブ面積

この方式では，製品Aおよび製品Bの物性情報（毒性データなど）がまったく活用されない．バッチサイズと，共通の接触表面積だけで決まってしまう．原薬・中間体製造の領域では，投与量が判明しないことが多いため，10 ppm基準が多用されている．

③ **目視検査の場合：** 目視による検査では，直接的に製品Aの残り具合を把握できるものの，定量的に把握しにくい．

■16.5.3　評価基準を巡る最近の動向

洗浄評価基準については，イーライ・リリー社の論文が発表された1993年からドラスチックに変わった経過がある．それまで各社各様の基準によっていたものが，それ以降，同社の基準が世界的なデファクトスタンダードになってきた．

しかし，薬理活性の高い物質が使われ始めている現在，従来の評価基準のままでよいのかという懸念もあり，次に示すように各所で見直しの動きがある．

① ICH Q3 C（医薬品の残留溶媒ガイドライン）では，ADIを残留許容基準とすることが明記されている．

② ISPEからのRisk-MaPPガイドラインでは，洗浄評価および封じ込め評価において共通的にADEを用いることを提案している[2]．

そして，洗浄残留許容基準の設定については，上記の0.1%投与量基準における最小投与量に代えてADEを用いる安全閾値（safe threshold value：STV）基準を提唱している（最大投与量を用いることはそのままである）．すなわち，

$$\text{STV} = \frac{\text{ADE}}{\text{MDD}} \times \text{BS}$$

ここで，ADE： 製品Aの許容一日曝露量
　　　　MDD： 製品Bの最大一日臨床用量
　　　　BS　： 製品Bのバッチサイズ

③　目視検査については定量的に把握しにくいという問題があったが，このような状況に対して，定量的な実験を積み重ねてきて目視検査の有効性を提唱しているのが，R.J.Forsyth氏らの一連の論文である[3]．目視検査を実施する場合の条件（サンプルクーポンまでの距離，目視角度，照明の明るさなど）を具体的に設定し，さらに，検査データの堅牢性（判定のための人数，比較クーポンのセッティング方法，世界各国での判定の差など）についても細かく検証している．目視検査では，活性物質のデータなどを用いる計算値ではなく，実体としての残留量を確認することができるという点に特徴がある．

実際に，目視検査で判別できる目視残留限界（visible residue limits：VRL）として，Forsyth氏の論文では，$0.4 \sim 10\,\mu g/cm^2$ としている（対象：原薬）．また，Jenkins氏らの論文では，$1\,\mu g/cm^2$ としている[4]．なお，従来の目視検査で多く用いられている基準は，イーライ・リリー社のそれであり，$4\,\mu g/cm^2$ とされている．

④　規制当局側として，例えばEMAでは，2011年末にConcept Paperを提起し，兼用化設備における交叉汚染防止のための洗浄評価基準について，確固たるアプローチが現状では規定されていないことを課題としてあげている．そして，利用可能な毒性データを基にした，科学的なアプローチで評価基準を設定するべきであるとし，そのためのワーキンググループを設けて活動を開始するとしている[5]．この問題提起の背景には，Risk-MaPPにおけるADEを求める過程での不確実係数UF_cの取り扱いに関することがある（第3章参照）．UF_cの設定は毒性学者の判断によるものであるが，その判断の差，解釈の余地によってADEの設定にバラツキが出てくることを懸念して，このような提起になっている．

■16.5.4　残留許容値の計算事例

先に16.5.2項および16.5.3項で述べたように，洗浄残留許容量については各種の評価基準が提案されている．

ここで，最小投与量，最大投与量，ADE，バッチサイズ，接触面積など，洗浄評価に必要なすべてのデータを想定して数値的な比較検討を行ってみる．

この検討の趣旨は，STV基準，0.1％投与量基準，10 ppm基準において残留許容量がどのように違ってくるかを把握ためのものであり，三つの基準の妥当性を議

論するためのものではないことをお断りしておく．

この事例では，薬理活性のレベルが異なる複数の製品を扱うマルチパーパス設備を想定する．原薬 A は OEB = 2 相当，原薬 B は OEB = 3 相当，原薬 C は OEB = 4 相当，原薬 D は OEB = 5 相当，原薬 E は OEB = 6 相当とする．

最小投与量（LDD），最大投与量（MDD）などもそれぞれに見合うように適宜な数値を用いている．バッチサイズ，接触面積は治験レベルの小型の設備を想定しており，接触面積による差の影響を無視するために，すべての原薬を同じ工程で製造するとしている（表 16.3）．

■ 表 16.3　ケーススタディにおける前提条件

製品	OEB	ADE [μg/日]	最小臨床用量 [μg/日] LDD	最大臨床用量 [μg/日] MDD	バッチサイズ [g] BS	共通面積 [cm^2] A	スワブ面積 [cm^2] SA
A	2	5000	200000	1000000	16000	155400	100
B	3	500	100000	800000	16000		
C	4	50	15000	600000	16000		
D	5	5	15000	600000	16000		
E	6	0.5	10000	200000	16000		

以上の条件で，切り替え洗浄時の最大残留量を，STV 基準，0.1％投与量基準，10 ppm 基準のそれぞれについて計算している．さらに，VRL との比較を行うために，100 cm^2 あたりのスワブ残留量との比較も加えている（表 16.4）．

今回の比較検討事例では次のようなことがいえるが，この計算事例は一例に過ぎず，すべての場合について当てはまるということではないことに留意してほしい．

① 三つの基準のうち残留許容量（maximum allowable carry over：MACO）が最も小さい値を示すのは，多くは従来の 10 ppm 基準であるものの，場合によっては ADE による STV 基準となる（設定条件が変われば，10 ppm 基準に代えて 0.1％投与量基準がシビアな場合を与えることもありうる）．

② 全般的には，前製品の薬理活性レベルが低い場合には 10 ppm 基準による MACO のほうが小さい値となる．一方，前製品の薬理活性レベルが高い場合には，STV 基準による MACO のほうが小さい値となる．

③ 三つの基準によるスワブ残留量と前述の VRL との比較も行ってみると，Jenkins 氏らの VRL = 1 μg/cm^2 を採用する場合，VRL の方が厳しい側の評価となり判定において支配的になることが多い．さらに，Forsyth 氏の VRL = 0.4 μg/cm^2 を採用すると，洗浄対象物質が OEB = 6 の場合以外のほとんどについて支配的になることがわかる．また，すべての場合について，イーライ・リ

■表 16.4　各種基準による計算例および目視検査基準 VRL との比較

洗浄対象物質		ADE [μg/日]	LDD [μg/日]	次製品	MDD [μg/日]	BS [g]	MACO(注1) [g]			STV基準	SWAB [μg/100cm²]		VRLとの比較(注2) Jenkins [100μg/100cm²]
							STV基準	0.1%基準	10ppm基準		0.1%基準	10ppm基準	
原薬	A	5000	200000	製品B	800000	16000	100.000	4.000	0.160	64350	2574	103	○
		5000	200000	製品C	600000	16000	133.333	5.333	0.160	85800	3432	103	○
		5000	200000	製品D	600000	16000	133.333	5.333	0.160	85800	3432	103	○
		5000	200000	製品E	200000	16000	400.000	16.000	0.160	257400	10296	103	○
原薬	B	500	100000	製品A	1000000	16000	8.000	1.600	0.160	5148	1030	103	○
		500	100000	製品C	600000	16000	13.333	2.667	0.160	8580	1716	103	○
		500	100000	製品D	600000	16000	13.333	2.667	0.160	8580	1716	103	○
		500	100000	製品E	200000	16000	40.000	8.000	0.160	25740	5148	103	○
原薬	C	50	15000	製品A	1000000	16000	0.800	0.240	0.160	515	154	103	○
		50	15000	製品B	800000	16000	1.000	0.300	0.160	644	193	103	○
		50	15000	製品D	600000	16000	1.333	0.400	0.160	858	257	103	
		50	15000	製品E	200000	16000	4.000	1.200	0.160	2574	772	103	○
原薬	D	5	15000	製品A	1000000	16000	0.080	0.240	0.160	51	154	103	
		5	15000	製品B	800000	16000	0.100	0.300	0.160	64	193	103	
		5	15000	製品C	600000	16000	0.133	0.400	0.160	86	257	103	
		5	15000	製品E	200000	16000	0.400	1.200	0.160	257	772	103	
原薬	E	0.5	10000	製品A	1000000	16000	0.008	0.160	0.160	5	103	103	
		0.5	10000	製品B	800000	16000	0.010	0.200	0.160	6	129	103	
		0.5	10000	製品C	600000	16000	0.013	0.267	0.160	9	172	103	
		0.5	10000	製品D	600000	16000	0.013	0.267	0.160	9	172	103	

【用語の説明および計算式】
ADE：一日許容曝露量
LDD：洗浄対象物質（前製品）の最小一日臨床用量
MDD：次製品の最大一日臨床用量
BS：次製品のバッチサイズ
STV：安全閾値　safe threshold value
MACO：maximum allowable carry over
A：共有接触面積

SA：スワブサンプリング面積（100 cm²）
STV＝(ADE/MDD)×BS
MACO 0.1%＝(0.001×LDD/MDD)×BS
MACO 10ppm＝(10/1000000)×BS
Swab＝(STV/A)×SA
Swab＝(MACO/A)×SA

注1：網掛け部は最小値を与える基準
注2：丸印は、STV基準、0.1%基準、10ppm基準の値と、Jenkinnsの100μg/100cm²を比較した場合に、VRLの方が小さい値となることを示す

リー社が提案する数値（4 μg/cm²）に基づく目視判定が支配的になることはない．

④　当然のことではあるが，前製品の薬理活性のレベルが高ければ高いほど，残留許容量の値が小さく，交叉汚染のリスクが高まることがわかる（STV 基準および 0.1 % 投与量基準）．一方，10 ppm 基準では活性のレベルをもともと勘案できないので，交叉汚染のリスクへの影響度合いは見極められない．

⑤　前製品の薬理活性レベルがやや低い場合（例えば，前製品が A, B などの場合）には，STV 基準による残留許容量と 0.1 % 投与量基準，10 ppm 基準による残留許容量との間の数値的な違いが大きい．毒性学的なデータから求められる STV 基準が合理的な基準であるとする Risk-MaPP の立場からこのことの意味合いを考えると，洗浄対象の活性レベルが低い場合には従来の 10 ppm 基準は過剰に厳しい残留基準を与えているということであり，一方逆に，活性レベルが高い場合には 10 ppm 基準は緩い基準となってしまっているということがいえる．従来の評価基準では，活性レベルが高い程厳しく基準を設定するべきであるという一般的なイメージとは，相違する状況となっている．

前述のとおり，STV 基準による残留許容量は従来の 10ppm 基準によるそれよりも数値的に大きくなるが，このことをもって，洗浄作業のレベル，洗浄品質を下げても良いということにならない．もう一つの制約として目視検査を考慮していく必要がある．

■16.5.5　評価基準の今後

上記の計算例でみるように，洗浄残留許容量の算出においては多くの因子が絡みあう．現状，規制当局，査察団体および ISPE などの民間団体の意見も含めて，各方面からさまざまな意見・提案がなされている[6]．数値的な基準に加えて，目視検査において清浄であることも必要とされるので，今後は VRL との比較の重要性が高まることが予想される．

なお，STV 基準にあっては，その算出をするうえで ADE や NOAEL などの毒性データを必要とする．これらのデータが十分には整備されていないという状況もあることを考えていく必要がある．

16.6 洗浄評価のためのツール

　高薬理活性物質を用いる場合，次の製品へのキャリーオーバーによる交叉汚染を避けるために，いままで以上に精密な分析を行う必要が出てくる．このため，従来の分析方法として主流であったHPLC（high performance liquid chromatography）やTOC（total organic carbon）という方法では，不十分な状況が生じてきている．

　昨今では，さらに精度の良い分析方法が提案・実用化されている．例えば，液体クロマトグラフィ質量分析計（LC-MS），UPLC（ultra performance liquid chromatography）-MSであり，さらに，IMS法（イオン・モビリティ分光法）などであるが，これらの詳細は割愛する．

第17章

封じ込め設備の運用に伴う
リスクアセスメント/リスクマネジメント

> 封じ込め機器では，そのインターフェイス部分でのモノの出し入れがあり，それらは多くの場合人の手によって行われる．このような作業においてどのようなリスクがありうるのかを検討しておくことが，現場での運用管理を考えるうえで重要である．本章では，インターフェイス部分での「運用」に伴うリスクアセスメントおよびリスクマネジメントを中心にして説明する．

17.1 総論

　ICH-Q9などの普及によりリスクアセスメント（risk assessment：RA）/リスクマネジメント（risk management：RM）の必要性がいわれている．封じ込め設備は，高薬理活性物質を扱うという本来的なリスク要因を有する設備機器でもあるので，十分な検討が必要である．

　さて，RAを実施する場合には，ICH-Q9にあるような故障モード影響解析によることが多いが，従来公表されている事例においてはその内容やグレードはさまざまである．

　RAについて留意するべき点を以下に述べる．

　① 封じ込め機器自体のRAは，その選定の時点で十分に行うべきである．

　第6章で説明したように，一次封じ込め機器の選定時においては，曝露の程度と物質のハザードネスの掛け算から封じ込め設備を決定していく，いわゆる「リスクベースアプローチ」による方法がとられている．この方法は機器選定を行う時点でのRAといえる．そのさいに用いられる封じ込め機器選定表には，それぞれの封じ込め機器についてのユーザ側の性能の見立て，評価が織り込まれることとなるからである．

　さらに，機器選定表にある複数の選択肢から最適化を図る段階で，個々の封じ込め機器が内包する運用時のリスク要因を再度評価して，最終的に封じ込め機器を決

定していくことになる．最近では，従来よりも封じ込め機器の選択肢が広がってきている状況にあるので，設計の後戻りがないようにするためにもこの段階でのRAが必要不可欠である（その一端を第12章に示した）．

エンドユーザでこのような作業をするためには，封じ込め機器の特性，性能，現場での洗浄のしやすさを含む使い勝手などについて，事前にメーカから情報を得る必要がある．ついで，その情報を基にして，実際の運用を想定した上で，エンドユーザ独自の見解を加える形で封じ込め機器の評価を行う．これらの結果として最終的に用いる封じ込め機器が決定されることになる．

② 点数を付ける基準に不確定な部分があることを認識しておくべきである．

故障モード影響解析においては評価にさいして点数を付けることになるが，その付ける基準が曖昧なことが多い．まして，いままで実経験の少ない薬理活性物質の場合にどのように設定するのかという点で現実的な懸念がある．

とくに，人手での操作が圧倒的に多い封じ込め設備では人手によることの不確実さがいろいろな面で出てくる．例えば，標準の作業手順から逸脱することの発生頻度（Pに相当する）はどのように算定するのか．運転員がどの程度の頻度で操作を間違ったり，異常状態が生じると想定するのか．これらの判断はなかなか難しいことである．さらに，検出の程度（Nに相当する）はといえば，人手によっているために特別な監視センサがあるわけでもないので，多くの場合最高点を付けざるを得ない．リスク（Rに相当）は，薬理活性の高い物質を扱っているので，当然高い点数が割り当てられる．こうなると，RPNの点数そのものに恣意性が入り込んで，合理性が得られないことになる．

③ 封じ込め機器では人手操作を伴う部分についてRAを行うべきである．

封じ込め機器，例えばアイソレータではモノの出し入れのためのインターフェイスが必ず存在する．ユーザ側としてはそのような部位において発生する人手操作の内容と，それに伴うリスクをきちんと把握しておくことが最も重要である．

例えば，陰圧制御されているアイソレータはブロワが動いている限りは，グローブが外れるなどの突発事故があったとしても，インターロックが作動しブロワの回転数を高めて緊急排気することで，陰圧を保つように安全側に処置される．したがって，機械単体に由来するリスク要因は少ない．停電になっても，給排気口にHEPAフィルタを設けているため，活性物質がアイソレータ内部に閉じ込められた状態のままとなり，飛散するリスクは少ない．

リスクが高いタイミングの一つは，アイソレータにモノの出し入れ作業を行うときである．どのようなタイミングで曝露のリスクがあるのかを，作業工程を逐一追って検証する必要がある．例えば，薬理活性物質をアイソレータから外部に取り出す

タイミングを考えてみると，その取り出しの方法にはいろいろな方式がありうる．代表的な例としてアイソレータに付属するSBVについて考えると，粉体移送後の切り離し時にリスクが高いといえる．SBVは一種の接続継ぎ手であり，他の継ぎ手と同じように，ゆっくりと切り離し操作を行うことがポイントである．そのさいには，衝撃などを与えるようなことがないように注意をする必要がある．切り離し時に，何らかの衝撃が加わると，付着して残っている粉体が飛散することとなり，作業員が吸引し曝露する可能性が高くなる（実際にそのような衝撃が加わると，薬塵測定の結果にその影響が明瞭にでてくることになる）．

④ 封じ込め機器では，定常状態から非定常な状態に移るときに留意が必要である．リスクが高いタイミングのもう一つの例は，通常の使用している状況から，別の状況に移行するときである．具体的には，すべての粉体取り扱い作業が終了した後に，洗浄をするために，封じ込め機器を開放したり分解したりするときにリスクが高くなる．

開放や分解の前にはWIP作業により湿潤状態とするのが必須であるが，不十分なままで開放すると，飛散を生じることとなる．作業標準の徹底により，このようなことが発生しないようにすることが必要である．

17.2 封じ込め機器とリスクアセスメント/リスクマネジメント

封じ込め機器を計画，設計，運転するまでの各段階で品質と労働安全を確保するため，RA/RMの検討が行われる．

① **基本計画時：** この段階では，リスクベースアプローチによる機種の選定が行われる．先に述べたように，コントロール（機器）選定表の作成そのものが，封じ込め機器の安全性に対するユーザ側の評価であり，この時点で，基本的なリスクアセスメントがなされている．エンドユーザはそのために，十分な情報を得て，使い勝手を含めて総合的に判断するべきである．さらに，複数の選択肢から最適化をはかるタイミングはさらなるリスクアセスメントといえる．しかし，これらの段階では，実際の封じ込め性能について確認・検証ができているわけではない．

② **設計から据付け試運転：** アイソレータでは本格的な製作を始める前に，モックアップ試験を実施し，操作性を確認する．さらに，工場出荷前には工場受け入れ検査FATを行い，アイソレータ缶体の漏れ試験やHEPAフィルタの完全性試験などを実施し，機械装置としての性能が検証されることになる．据え付け後の適格性確認時にも再度確認される．

③ **SAT時の薬塵測定：** アイソレータやSBVなどは，クリーンルームが立ち

上がった時点で，模擬粉体による薬塵測定が行われ，封じ込め機器としての性能が検証される．基本計画の段階では，このような性能が期待されるというレベルであったものを，サロゲート物質を用いる試験とはいえ，実際に封じ込め性能を確かめることになる．

17.3 導入後の運用におけるリスクマネジメント

故障要因の五つの因子といわれている項目のうち，「機械」・「材料」・「計測」については，上記の各段階における検証で担保できることになるが，残りの「人」・「方法」については現場での問題とならざるを得ない．封じ込め機器は人手による操作が圧倒的に多い．このため，人がモノをハンドリングするさいに大きな不確定要因が生じると考えるべきである．このリスクを軽減するためには，操作手順の教育・訓練を通して習熟していくことが肝要であり，その結果として，標準作業の遵守が重要なポイントになる．

運用時の RM の主たる対象は，封じ込め機器においてモノの移動にかかわるインターフェイスの部分であり，その作業内容である．また，定常状態から別の状態に移るとき，例えばメンテナンス，洗浄などの遷移するタイミングであり，そのときに付随する作業内容である．これらは，すべて人手作業のために，発生頻度が決めにくい上，検出もしにくい．ここでは，アイソレータを例にして，留意するべき点を具体的に示す．

■ 17.3.1 モノの入り：高薬理活性の原料・粗精製結晶・中間体をアイソレータに持ち込むとき

① 袋・容器を移動するさいに養生不足はないか
　例：容器先端部に取り付いている SBV（パッシブ）には移動用カバーを取り付けているか
　例：プラスチック袋の結束部に緩みはないか
　例：容器や袋の移動にさいしては台車を用いているか
② 袋・容器を取り扱うさいに曝露することはないか
　例：SBV のシールリングに損傷はないか
　例：プラスチック袋の破れはないか
　　　プラスチック袋を入れるときに引っかかりはないか
　例：ファイバードラムから持ち込む際には，ファイバードラム側の仕舞いがきちんとしているか

ドラムが昇降装置から外れることはないか

■ 17.3.2　モノの出：粉体をアイソレータから取り出すとき
① 取り扱い自体において飛散させる要因はないか
　例：SBV の取り扱い時に衝撃を与えることはないか
　　　SBV の切り離し動作があまりに速いことはないか
　　　SBV のロックが外れなく衝撃を与えるようなことはないか
② 袋・容器の仕舞いは大丈夫か
　例：プラスチック袋の取り付け部で O リングの緩み，破損はないか
　例：結束部は緩みなく最後まで締め上げたか，養生キャップを取り付けたか
③ 袋・容器の取り扱い中に曝露することはないか
　例：プラスチック袋の破れはないか
　　　容器と SBV を締結しているクランプに緩みはないか
　　　SBV のディスクはきちんと閉まっているか

■ 17.3.3　モノの出：廃棄物をアイソレータから取り出すとき
① 袋・容器の仕舞いは大丈夫か
　例：バグアウトポートのプラスチック袋取り付け部の O リングの緩みはないか
　　　結束部の緩みはないか
　　　バグアウトポートの扉はきちんと閉まっているか
② 袋・容器の取り扱い中に曝露することはないか
　例：バグアウトするときにプラスチック袋を引っ張り過ぎて，ライナーが O
　　　リングから外れることはないか
　　　プラスチック袋の破れやピンホールは無いか
　　　結束バンドが切れてしまうことはないか

■ 17.3.4　状態が変移するタイミング：アイソレータを開放するとき
① アイソレータ内のすべての部分が濡れているかどうか
② 小物も含めてアイソレータ内側で使用したものはすべて WIP できているか
③ アイソレータ内部に機器が収納されている場合，取り外しにくい部品の裏側
　 も WIP できているか
　例：内蔵された加圧ろ過器のろ盤下部
　例：バグフィルタエレメント取り付け部
④ 内部の機器を分解したときに，部品はすべて WIP できているか

第18章

三極の労働安全衛生に関する法規制

本章では，日本，イギリス，アメリカにおける，労働安全衛生に関する法規制・各種指針の概要を紹介する．封じ込め視点から，品質の点のみならず労働安全衛生面についても関心を寄せていく必要がある．

18.1 日本における封じ込めに関する規制

18.1.1 法規制，指針などの概要

品質，労働安全衛生，リスクアセスメントの視点から，封じ込めに関連する各種の法規制・指針をまとめると表18.1のようになる．

■表18.1 日本における品質・労働安全衛生に関する法体系

1	品質の視点からの法規制・指針など	薬事法 GMP　省令 原薬 GMP のガイドライン（ICH　Q7と同じ）
2	労働安全衛生の視点からの法規制・指針など	労働安全衛生法 労働安全衛生規則 労働安全衛生マネジメントシステムに関する指針 作業環境測定法 作業環境測定法施行規則 防塵マスク・防毒マスクの JIS 規格
3	リスクアセスメントの視点からの法規制・指針など	危険性または有害性等の調査等に関する指針（リスクアセスメント指針） 化学物質リスクアセスメント指針
4	化学物質の取り扱いに関連した法規制・指針など	化学物質の審査及び製造などの規制に関する法律（化学物質審査規制法，略して化審法） 化学物質等の危険有害性等の表示に関する指針 変異原性が認められた化学物質の取り扱いについて ナノマテリアルに対する曝露防止等のための予防的対応について

以下の説明において，「危険性又は有害性等の調査」というのは「リスクアセスメント」のことであり，また「危険性又は有害性」というのは「ハザード（hazard）」を意味する用語である．

■ 18.1.2　専用化要件について

封じ込めの法規制に関連してよく話題になるのは，設備の専用化，兼用化ということである．ある種の製品については，専用設備で製造することが法律的にも義務付けられている．それが専用化用件である．ここでは，GMP省令，原薬GMPガイドラインについて述べる．

(1) GMP省令

「医薬品及び医薬部外品の製造管理及び品質管理の基準に関する省令（平成16年省令第179号）（通称「GMP省令」ともいわれている）では，「第二章　医薬品製造業者等の製造所における製造管理及び品質管理」第9条（構造設備）において，封じ込め設備での建物，空調関係について，専用化要件として次のように規定しているが，封じ込め機器そのものについては規定がない．

> 五　飛散しやすく，微量で過敏症反応を示す製品等又は交叉汚染することにより他の製品に重大な影響を及ぼすおそれのある製品等を製造する場合においては，当該製品等の関連する作業室を専用とし，かつ，空気処理システムを別系統にしていること．

(2) 原薬GMPのガイドライン

「原薬GMPのガイドライン」（医薬発第1200号　平成13年11月2日）では，「4.構造及び設備　4.4　封じ込め」にて，封じ込めについて次のように規定している．なお，同ガイドラインは，ICHでの合意を受けたものであり，内容はICH Q7と同じである．

> (4.40) 例えばペニシリン類やセファロスポリン類のように強い感作性を有する物質を製造する場合には，設備，空気処理装置及び工程装置を含め，専用の製造区域を用いること．
>
> (4.41) 例えばある種のステロイド類や細胞毒性のある抗がん剤のように感染性，強い薬理作用又は毒性を有する物質が関与する場合には，検証された不活化工程及び清掃手順又はそのいずれかを確立し，保守しない限り，専用の製造区域の使用を考慮すること．

(4.42) ある専用区域から別の専用区域へ移動する従業員，原材料等による交叉汚染を防止するため，適切な対策を確立し，実施すること．

(4.43) 除草剤，殺虫剤等の強い毒性を有する非医薬品の製造に係る作業（秤量，粉砕および包装を含む）は，原薬の製造に使用する構造及び装置を使用して行ってはならない．これらの強い毒性を有する非医薬品の取り扱い及び保管は原薬から分離すること．

(3) 微量で過敏症反応を示す製品

GMP 省令では，「微量で過敏症反応を示す製品」についての具体的な名前は記載されていないが，原薬 GMP のガイドライン 4.40 項には，「例えば，ペニシリン類やセファロスポリン類のように強い感作性を有する物質を製造する場合には，設備，空気処理装置及び工程装置を含め，専用の製造区域を用いること」とされている．諸外国の法規やガイドラインにおいても，ほぼ同様な状況である．

(4) 兼用化設備

原薬 GMP のガイドライン 4.41 項では，一定の条件のもとで兼用化が可能であるとしている．すなわち，例えばある種のステロイド類や細胞毒性のある抗ガン剤のように感染性，強い薬理作用または毒性を有する物質が関与する場合に，「検証された不活化工程及び清掃手順またはそのいずれかを確立し，保守する限りにおいては」，専用化ではなく兼用化設備が可能となる．ここに，マルチパーパス工場に代表される兼用化設備での封じ込めと洗浄の重要性，必要性が生じるわけである．

■18.1.3　労働安全衛生に関する法規制・指針など

ここでは，労働安全衛生法，労働安全衛生規則，労働安全衛生マネジメント指針について説明する．

(1) 労働安全衛生法（昭和 47 年）

基幹となる法律の第 22 条に対象とする健康障害について，必要な措置を求めている．

第二十二条　事業者は，次の健康障害を防止するため必要な措置を講じなければならない．
一　原材料，ガス，蒸気，粉じん，酸素欠乏空気，病原体等による健康障害
二　放射線，高温，低温，超音波，騒音，振動，異常気圧等による健康障害
三　計器監視，精密工作等の作業による健康障害
四　排気，排液又は残さい物による健康障害

さらには，第28条の2がある．

> （事業者の行うべき調査等）
> 第二十八条の二　事業者は，厚生労働省令で定めるところにより，建設物，設備，原材料，ガス，蒸気，粉じん等による，又は作業行動その他業務に起因する危険性又は有害性等を調査し，その結果に基づいて，この法律又はこれに基づく命令の規定による措置を講ずるほか，労働者の危険又は健康障害を防止するため必要な措置を講ずるように努めなければならない．ただし，当該調査のうち，化学物質，化学物質を含有する製剤その他の物で労働者の危険又は健康障害を生ずるおそれのあるものに係るもの以外のものについては，製造業その他厚生労働省令で定める業種に属する事業者に限る．
> 2　厚生労働大臣は，前条第一項及び第三項に定めるもののほか，前項の措置に関して，その適切かつ有効な実施を図るため必要な指針を公表するものとする．
> 　3　厚生労働大臣は，前項の指針に従い，事業者又はその団体に対し，必要な指導，援助等を行うことができる．

ここでは，リスクアセスメントを行い，その結果に基づいて必要とされる措置をとるように事業者に求めている．その具体的な指針が，「化学物質等による危険性又は有害性等の調査等に関する指針」である．

(2)　労働安全衛生規則（昭和47年労働省令第32号）
同規則第5条の6には，有害物曝露作業報告についての規定がある．

> （有害物ばく露作業報告）
> 　第九十五条の六　事業者は，労働者に健康障害を生ずるおそれのある物で厚生労働大臣が定めるものを製造し，又は取り扱う作業場において，労働者を当該物のガス，蒸気又は粉じんにばく露するおそれのある作業に従事させたときは，厚生労働大臣の定めるところにより，当該物のばく露の防止に関し必要な事項について，様式第二十一号の七による報告書を所轄労働基準監督署長に提出しなければならない．

(3)　労働安全衛生マネジメントに関する指針
　　　（平成11年労働省告示第53号，平成18年3月改正）
この指針は，「マネジメント指針」とも称されることがある．労働安全衛生法の改

正に伴い，労働安全衛生マネジメントシステム OSHMS に関する指針も改正された．その内容は，OSHMS の一環としてリスクアセスメントが位置づけられるようになったことである．実際には，別記の「化学物質等による危険性又は有害性等の調査に関する指針」が引用された形となっている．

この指針は，労働安全衛生の水準の向上を目指すものであるが，主要な項目としては，
- リスクアセスメントの実施
- 労働安全衛生目標の設定，安全計画の作成，計画に基づく措置の実施，計画の実施状況の評価，計画の改善といういわゆる PDCA「計画－実施－評価－改善」サイクルの実施

である．リスクアセスメントが PDCA サイクルの実施の前に行うべき項目として，位置づけられている．

■ 18.1.4　リスクアセスメントに関する指針

ここでは，「リスクアセスメント指針」，「化学物質リスクアセスメント指針」についての通達を紹介する．

(1) **危険性または有害性等の調査等に関する指針公示第 1 号**（平成 18 年 3 月 10 日）

この指針は，「リスクアセスメント指針」ともいわれているものである．化学物質に限定しておらず，全般的なリスクアセスメントについて対象としている．

すべての業種，すべての規模の事業者がリスクアセスメントを行う場合の具体的な方策について，基本的な事項を規定しており，労働者の就業において予見されるすべての「危険性または有害性（ハザード：hazard）」を対象としていることがうたわれている．

特定の業種においては，考慮するべき事項が大きく異なることがある．それを踏まえて，特定の業界に対しては個別に指針を定めるとしている．その代表的なものは，化学物質を扱う事業場向けの「化学物質等による危険性又は有害性等の調査等に関する指針」であり，一般的な機械設備を扱う事業場向けの「機械の包括的な安全基準に関する指針」（平成 13 年 6 月 1 日付け基発第 501 号）」である．

本指針ではリスクアセスメントおよび措置の概要として，次の 4 段階によるとしている．
① リスクの見積り
② リスク低減の優先順位の設定
③ リスク低減措置の内容の決定
④ 　リスク低減措置の実施

リスクアセスメントの範疇としては，①から③が該当する．④はアセスメントの結果としての措置の実施という位置づけである．

(2) 化学物質等による危険性又は有害性等の調査等に関する指針
  （平成18年3月30日）

この指針は，別名「化学物質リスクアセスメント指針」といわれている．

この指針は，ハザード物質を取り扱う場合の基本的な考え方についてまとめたものである．先の労働安全衛生法第28条の2第1項に定めている規定に関して具体的な対応を定めたものといえる．大きくは，次の項目からなっている．

- リスクアセスメントの見積もり
- 危険性または有害性の分類
- リスク低減措置の検討
- リスク低減措置の実施

【リスクの見積もり】

同指針の9(1)および(2)で「リスクの見積もり」に関して，次のように規定している．

---

(1) 事業者は，リスク低減の優先度を決定するため，次に掲げる方法等により，化学物質等による危険性又は有害性により発生するおそれのある負傷又は疾病の重篤度及びそれらの発生の可能性の度合をそれぞれ考慮して，リスクを見積もるものとする．

ア　負傷又は疾病の重篤度とそれらが発生する可能性の度合を相対的に尺度化し，それらを縦軸と横軸とし，あらかじめ重篤度及び可能性の度合に応じてリスクが割り付けられた表を使用してリスクを見積もる方法

イ　負傷又は疾病の発生する可能性とその重篤度を一定の尺度によりそれぞれ数値化し，それらを加算又は乗算等してリスクを見積もる方法

ウ　負傷又は疾病の重篤度及びそれらが発生する可能性等を段階的に分岐していくことによりリスクを見積もる方法

(2) 事業者は，化学物質等による疾病については，(1)にかかわらず，化学物質等の有害性の度合及びばく露の量のそれぞれを考慮して次の手法により見積もることができる．

なお，次の手法のうち，アの方法を採ることが望ましい．

ア　調査の対象とした化学物質等への労働者のばく露濃度等を測定し，測定結果を当該化学物質のばく露限界（日本産業衛生学会の「許容濃度」等）と比較する方法．その結果，ばく露濃度等がばく露限界を下回る場合は，当該リスク

は，許容範囲内であるものとして差し支えないものであること．
イ　調査の対象とした化学物質等による有害性及び当該化学物質等への労働のばく露の程度を相対的に尺度化し，それらを縦軸と横軸とし，あらかじめ有害性及びばく露の程度に応じてリスクが割り付けられた表を使用してリスクを見積もる等の方法．

同指針9(2)では二つの手法が提唱されている．項目アは，曝露濃度を測定して，測定結果を曝露限界値（具体的にはOELのこと）と比較することとあるが，設備設計時点では実施できないことが多い．項目イは，コントロールバンディングの手法により定性的な評価を行うものであり，より具体的には中央労働災害防止協会がCOSHHを基にして作成しているJISHA方式によることになる．

【危険性または有害性の分類】

同指針9(4)では，上記のようなリスクの見積もりを実施するさいに用いる化学物質のハザードについて，「GHSで示されている危険性又は有害性の分類等に即して行う」とされている．

(4)　事業者は，事業場における化学物質等についての(1)又は(2)の見積りを，GHSで示されている危険性又は有害性の分類等に則して行うものとする．
また，その際，次に掲げる事項を考慮すること．
ア　安全装置の設置，立入禁止措置，排気・換気装置の設置その他の労働災害防止のための機能又は方策（以下「安全衛生機能等」という）の信頼性及び維持能力
イ　安全衛生機能等を無効化する又は無視する可能性
ウ　作業手順の逸脱，操作ミスその他の予見可能な意図的・非意図的な誤使用又は危険行動の可能性
エ　有害性が立証されていない場合でも，一定の根拠がある場合は，その根拠に基づき，有害性が存在すると仮定して見積もるよう努めること．

JISHA方式では，化学物質等の危険性または有害性のレベル分けについて，MSDSに示されるデータを用い，EU各国で用いられているリスクフレーズ（R-phrase）またはGHSを参考にして，レベル分けを行うとなっている．GHSモデルによるMSDSは，安全衛生情報センターのHP上で，約2100種類の化学物質について公開されている．

【リスク低減措置の検討と優先順位】

同指針10(1)では，リスク低減措置とその優先順位について規定している．

> 10 リスク低減措置の検討及び実施
> (1) 事業者は，法令に定められた事項がある場合にはそれを必ず実施するとともに，次に掲げる優先順位でリスク低減措置内容を検討の上，実施するものとする．
> ア　危険性若しくは有害性が高い化学物質等の使用の中止又は危険性若しくは有害性のより低い物への代替
> イ　化学反応のプロセス等の運転条件の変更，取り扱う化学物質等の形状の変更等による，負傷が生ずる可能性の度合又はばく露の程度の低減
> ウ　化学物質等に係る機械設備等の防爆構造化，安全装置の二重化等の工学的対策又は化学物質等に係る機械設備等の密閉化，局所排気装置の設置等の衛生工学的対策
> エ　マニュアルの整備等の管理的対策
> オ　個人用保護具の使用

優先順位の設定として，下記のようにしている．

① 危険性もしくは有害性が高い物質を使うこと自体を止める，または，危険性もしくは有害性のより低い物質へ代替する．
② 運転条件を変えたり，化学物質の形状を変更するなどして，曝露の程度の低減を図る．
③ 機械設備などの密閉化や，局所排気装置の設置などの衛生工学的な対策を通して，低減を図る．
④ マニュアル整備などの管理的な対策による低減措置をとる．

ここでいう「管理的な対策」というのは，取り扱いのマニュアルを含め，立ち入り禁止の措置，曝露管理，警報の運用，二人組制の採用，教育訓練，健康管理などにより，作業者へのリスクを管理するものである．具体的には，例えば，曝露管理として，有害な物質の取り扱い作業時間を記録して，曝露総時間を管理したり，または，複数人のオペレータが交代で作業することにより，一人あたりの曝露量を低くするなどである．

⑤ PPEを使用する．ただし，①から④までの措置によりリスクが除去されない場合のみである．このPPEには，呼吸用保護具RPEや保護服の使用が含まれる．そして，PPEによって①から④の措置の代替を図ってはいけないと

され，PPE は「最後の砦」という位置づけである．上記の優先順位の設定は，COSHH における封じ込めの戦略と同じである．

【リスク低減措置】
同指針 10 (2)では，可能な限り高い優先順位のリスク低減措置を実施する必要があるとしている．通達では，費用対効果の点から必要な費用が大幅に大きくなる場合であっても，死亡や重篤な後遺障害をもたらす可能性が高い場合など，対策の実施に著しく合理性を欠くとはいえない場合には，措置を実施すべきであるとしている．

同指針 10 (3)では，死亡や重篤な後遺障害をもたらす可能性が高い場合では，実施可能な暫定的な措置を「直ちに」講ずるように規定している．リスクを放置することなく，速やかに低減措置を暫定的でも良いから実施する必要があり，暫定的な措置自体も速やかに本格的な措置とすることが望まれているものと解釈すべきである．

---

10 リスク低減措置の検討及び実施
　(2) (1)の検討に当たっては，リスク低減に要する負担がリスク低減による労働災害防止効果と比較して大幅に大きく，両者に著しい不均衡が発生する場合であって，措置を講ずることを求めることが著しく合理性を欠くと考えられるときを除き，可能な限り高い優先順位のリスク低減措置を実施する必要があるものとする．
　(3) なお，死亡，後遺障害又は重篤な疾病をもたらすおそれのあるリスクに対して，適切なリスク低減措置の実施に時間を要する場合は，暫定的な措置を直ちに講ずるものとする．

■ 18.1.5　その他の指針・規則
上記のほか，物質の特異性に応じて，次のような指針・規則が出されている．
- 変異原生が認められた化学物質の取り扱いについて（基発第 0903003 号，平成 20 年 9 月 3 日）
- ナノマテリアルに対する曝露防止等のための予防的対応について（基発第 0331013 号，平成 21 年 3 月 31 日）
- 特定化学物質障害予防規則（厚生労働省令第 18 号，平成 24 年 2 月 7 日）
　ガン，皮膚炎，神経障害の懸念のある物質の取り扱いについて規定している．

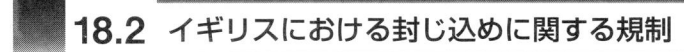

18.2 イギリスにおける封じ込めに関する規制

イギリスでは，産業革命の結果として化学工業が隆盛するとともに，19世紀末頃には「鉛中毒」患者の著しい増加がみられた．このため，化学物質の安全管理について必要に迫られつつ，対応を図ってきた経過がある．このような背景をもつ同国は，労働安全衛生の分野での先駆的な活動を精力的に行ってきており，現在の国際的な取り組みの出発点になっている．

同国における労働安全衛生に関する法律的な体系は，表18.2のようになる．

■表18.2 イギリスにおける労働安全衛生に関する法体系

根幹となる法令	Health & Safety at Work etc.（職場等安全衛生法）1974
関連規則 （一部のみ）	Management of Health & Safety at Work Regulations （職場安全衛生管理規則）1999 Personal Protective Equipment at Work Regulations （就労時の個人保護具規則）1992 Control of Substances Hazardous to Health Regulations （健康有害物質管理規則）2004/2005 Chemicals (Hazard Information and Packaging for Supply) Regulations （化学物質（危険有害性の通知並びに供給のための包装及び容器）規則）2002
承認実施基準	Approved Codes of Practice（承認実施基準）
指針	Guidance（指針）

職場等安全衛生法（Health & Safety at Work etc.Act：HSW Act 1974）が最上位で基本的な法令となっており，その下には各種の規則（Regulations）が従属する形になっている．封じ込めに関連して重要なのは，表中の四つの規則である．

職場安全衛生管理規則は，現在のOSHMSのひな形のような位置づけであり，また，個人保護具規則はRPEについてのものである．化学物質規則CHIPは，危険物質の識別，分類，表示ラベル，包装，Risk Phrasesについて規定している．COSHHは，以前にも触れたように，リスク評価，曝露防止管理のための施策，設備管理，モニタリング，トレーニングなどについて規定している．

上記の法律，規則は，いずれも性能的な規定であり，具体的な記述内容ではない．具体的な仕様をどうするかということになると，次のものが適用される．

- 承認実施基準 (Approved Codes of Practice：ACOP)
- 指針 (Guidance)

承認実施基準は，現実の場面での模範的な実施例や仕様を示したものであり，業界団体などが作成し，HSC が承認を与えたものである．「practical example of good practice 」として位置づけられ，法的な拘束力がある．基準を守っていない場合には，別の方法で法律を遵守していることを立証できない限り，法律上の義務を怠っているとみなされる．

指針は，法が定めていることを理解しやすくするためのものであり，法規遵守の支援をし，そのための技術的アドバイスを提供している．遵守することは義務とはなっていないが，指針に従っていれば法を遵守するための十分な手だてを講じているとみなされる．その意味では，しかるべく拘束力があるものといえる．

上記の職場等安全衛生法の所管は，現在，環境・運輸・地域省となっている．大臣が任命する安全衛生委員会（Health & Safety Committees：HSC）が上位機関として設置され，その下部組織である安全衛生庁（Health & Safety Executive：HSE）が実施面を担当するようになっている．HSC は，労働安全衛生問題に関する監視などに対する全体的な責任を負う機関である．委員長および委員は，所管大臣から任命される．具体的な仕様である実施基準を承認することも行っている．HSE は HSC の執行機関であり，総勢 4000 名の体制であり，労働安全衛生に関する指針や承認実施基準の解説書などを刊行している．

18.3 アメリカにおける封じ込めに関する規制

職場曝露管理量の考えは，最初イギリスで Duckering により提唱された（1910年）．しかし，イギリスでは普及せず半ば葬り去られていたのだが，海を渡ったアメリカで根付くことになった．現在の産業衛生専門家（Industrial Hygienist：IH）にあたるサニタリアンと称される職業専門家たちが多くて，職場環境のコントロールに関心を寄せていたためである．そして，独自に曝露限界値の設定も行われていた．1938 年には後の ACGIH の前身である NCGIH (National Conference of Governmental Industrial Hygienists) が，1939 年には AIHA が設立されている．そして，1946 年に曝露許容限界の一つである TLV の最初のリストが，ACGIH から提示された経緯がある．

アメリカにおける労働安全衛生の行政所管は，労働省の組織である安全衛生庁 OSHA である．労働安全衛生に関する法規制を表 18.3 に示す．

■表18.3 アメリカにおける労働安全衛生に関する法体系

基幹の法律	Occupational Safety and Health Act（労働安全衛生法）1970
関係する連邦規則集	Code of Federal Regulations Title29（labor），Part1910 Occupational Safety and Health Standards 1） 29 CFR 1910.134　Respiratory Protection 　RPE の指定防護係数 APF が規定されている． 2） 29 CFR 1910.1000　Air Contaminants 　ハザード物質の Permissible Exposure Levels（PELs）を規定している． 3） 29 CFR 1910.1200　Hazard Communication 　ハザードコミュニケーションとして，危険物質の情報公開，ラベル，MSDS について規定． 4） 29 CFR 1910.1450　Occupational Exposure to Hazardous Chemicals in Laboratories 　実験室規模での曝露防止について規定．

　コントロールバンディングで有名な NIOSH（国立労働安全衛生研究所）は，保健社会福祉省のもとにある疾病対策予防センター CDC の 12 前後ある下部組織の一つである．NIOSH は労働安全衛生に関する研究を行っているところで，上記 OSHA への基準の勧告を行う権限をもっている．

文　献

第1章
1) 医薬産業政策研究所：製薬産業の将来像～2015年に向けた産業の使命と課題～, 2007年5月
2) IMSジャパン：トップライン情報「日本医薬品市場トップラインデータ」
3) Dave Backer："HPAPIs-Significant Challenges, A Wealth of Opportunities", Life Science Leader, November, 2009
4) Ader A.W., Farris J.P., Ku R.H.："Occupational health categorization and compound handling practice systems- roots, application and future", Chemical Health & Safety, American Chemical Society, July/August, p.20, 2005
5) 阿部晋, 製剤機械技術研究会会誌編集委員会：「コンテインメントに関するアンケート調査結果」, 製剤機械技術研究会誌, Vol.16, No.3, p.21, 2007

第2章
1) ISPE日本本部：WEB 用語集（Glossary）より
2) HSE：Control of substances hazardous to health（Fifth edition）The Control of Substances Hazardous to Health Regulations 2002（as amended）
　　上記の解説をしたものが, HSE：COSHH：A brief guide to the Regulations, INDG, 136（rev3）04/05 である.
3) Keith Tait：Pfizer Chemicals in the Workplace Program：An Application of Control Banding , National Control Banding Workshop, Washington DC, 2005
4) Money C.D.："European experiences in the development of approaches for the successful control of workplace health risks", Ann. Occup. Hyg., Vol.47, No.7, p.533, 2003

第3章
1) ISPE：Baseline Guide - Risk-based Manufacture of Pharmaceutical Products, First edition, 2010
2) Safe Bridge：Procedures for Determining an Acceptable Daily Exposure（ADE）under Risk-MaPP：Approaches for Developing and Documenting Acceptable Limits for Product Cross-Contamination Purposes ,October, 2010
3) 日本トキシコロジー学会教育委員会編集：新版トキシコロジー, 朝倉書店, 2009

第4章
1) このような例は, 次の論文で見られる.
・Ku R.H.："An Overview of Setting Occupational Exposure Limits（OELs）for Pharmaceuticals", Chemical Health & Safety, Vol.7,No.1,p.34, 2000

・Binks S.P.:"Occupational toxicology and the control of exposure to pharmaceutical agents at work", Occupational Medicine, Vol.53, No.6, p.363, 2003

・Ader A.W., Kimmel T.A., Sussman R.G.:"Applying Health-Based Risk Assessments to Worker and Product Safety for Potent Pharmaceuticals in Contract Manufacturing Operations", Pharmaceutical Outsourcing, July/August, p.48, 2009

2) 国内の論文では，V =13.5m^3/日，BW=50kg を用いることが多い．例えば，

・小富正昭:「医薬品製造企業における薬物粉じん安全性対策」, Pharm Tech Japan, Vol.24, No.11, p.31, 2008

・竹田守彦:「高生理活性医薬品製造設備の構築（1）」, Pharm Tech Japan ,Vol.23, No,2, p.19, 2007

3) Russell R.M., Maidment S.C., Brooke I., Topping M.D.:"An introduction to a UK scheme to help small firms control health risks from chemicals", Ann. Occup. Hyg., Vol.42, No.6, p.367, 1998

4) Layton D.W., Mallon B.J., Rosenblat D.H., Small M.J.:"Deriving Allowable Daily Intakes for Systemic Toxicants Lacking Chronic Toxicity Data", Reg.Toxicol. Pharmacol., Vol.7, No. 1, p.96, 1987

5) Venman B.C., Flaga C.:"Development of an Acceptable Factor To Estimate Chronic End Points from Acute Toxicity Data", Toxicl.Ind.Health, Vol.1, No.4, p.261, 1985

6) Dolan D.G., Naumann B.D., Sargent E.V., Maier A., Dourson M.:"Application of the threshold of toxicological concern concept to pharmaceutical manufacturing operations", Reg. Toxicol. Pharmacol.,Vol.43, No.1, p.1, 2005

第5章

1) HSE:The technical basis for COSHH essentials : Easy steps to control chemicals, 2009

2) ABPI:Guidance on Setting In-House Occupational Exposure Limits for Airborne Therapeutic Substances and Their Intermediates, 1995

3) Naumann B.D., Sargent E.V., Starkman B.S., Fraser W.J., Becker G.T., Kirk G.D.: "Performance-based exposure control limits for pharmaceutical active ingredients", Am.Ind.Hyg. Assoc.J., Vol.57, No.1, p.33, 1996

4) Ader A.W., Farris J.P., Ku R.H.:"Occupational health categorization and compound handling practice systems- roots, application and future", Chemical Health & Safety, American Chemical Society, July/August, p.20, 2005

5) 竹田守彦:「高生理活性医薬品製造設備の構築(1)」, Pharm Tech Japan ,Vol.23, No,2, p.19, 2007

6)・Farris J.P., Ader A.W., Ku R.H.:"Histroy, implementation and evolution of the pharmaceutical hazard categorization and control system", Chemistry Today, Vol.24, No.2, p.5, 2006

第 6 章

1) NIOSH の HP 参照
2) ・NIOSH：Qualitative Risk Characterization and Management of Occupational Hazards：Control Banding（CB）-A Literature Review and Critical Analysis, 2009
   ・ACGIH: Control Banding：Issues and Opportunities, 2008
   ・AIHA: Guidance for Conducting Control Banding Analyses, 2007
   ・Zalk D.M., Nelson D.I.："History and Evolution of Control Banding：A Review", J.Occup. Environ.Hyg., Vol.5, No.5, p.330, 2008
   ・Binks S.P.："Occupational toxicology and the control of exposure to pharmaceutical agents at work", Occupational Medicine, Vol.53 , No.6, p.363, 2003
   ・Money C.D.："European experiences in the development of approaches for the successful control of workplace health risks", Ann. Occup. Hyg., Vol.47, No.7, p.533, 2003
3) Nigel Hirst, Mike Brocklebank, Martyn Ryder：Containment Systems A Design Guide, Gulf Publishing, 2002
4) 竹田守彦：「高生理活性医薬品製造設備の構築(1)」, Pharm Tech Japan ,Vol.23, No,2, p.19, 2007
5) ・Sylvia B. S., Schmidt E.："Determining the Dustiness of Powders - A Comparison of three Measuring Devices", Ann. Occup. Hyg., Vol.52, No.8, p.717, 2008
   ・Boundy M., Leith D., Polton T. ："Method to Evaluate the Dustiness of Pharmaceutical Powders", Ann. Occup. Hyg., Vol. 50, No. 5, p. 453, 2006
6) ・Russell R.M., Maidment S.C., Brooke I., Topping M.D.："An introduction to a UK scheme to help small firms control health risks from chemicals", Ann. Occup. Hyg., Vol.42, No.6, p.367, 1998
   ・Brooke I.M. ："A UK scheme to help small firms control risks to health from exposure to chemicals：toxicological considerations", Ann. Occup. Hyg., Vol.42, No.6, p.377, 1998
   ・Maidment S.C.："Occupational hygiene considerations in the development of a structured approach to select chemical control strategies", Ann. Occup. Hyg., Vol.42, No.6, p. 391, 1998

第 7 章

1) Rauschnabel J., Kuehnle A., Lemke K.："Safe Access using Glove Ports-Facts and Fiction", Pharma. Engineering, Vol.25, No.6, p.44, 2005
2) 主として構造などに関する規格基準ガイドラインとしては，
   ・ISO 10648-1：Containment enclosures-Part 1 Design principles
   ・ISO 10648-2：Containment enclosures-Part 2 Classification according to leak tightness and associated checking methods
   ・ISO 14644-7：Cleanrooms and associated controlled environment-Part 7 Separative devices（clean air hoods, gloveboxes, isolators and mini-environments）
   ・ISO 11933-1：Components for containment enclosure-Glove/bag ports, bungs for

glove/bag ports, enclosure rings and interchangeable units
・ISO 11933-2：Components for containment enclosure-Gloves welded bags, gaiters for remote handling tongs and for manipulators
・ISO 11933-3：Components for containment enclosure-Transfer systems such as plain door, airlock chambers, double door transfer systems, leaktight connections for waste drums
・ISO 11933-4：Components for containment enclosure-Ventilation and gas cleaning systems such as filters, traps, safety and regulation valves, control and protection devices
・ISO 11933-5：Components for containment enclosure-Penetrations for electrical and fluid circuits
・AS（Australian Std.）4273-1999：Design, installation and use of pharmaceutical isolators
・PDA Technical Report No. 34：Design and validation of isolator systems for the manufacturing and testing of health care products
・AGS-G001-2007：Guideline for Gloveboxes, third edition, American Glovebox Society

3) 無菌工程に関する規格基準ガイドラインとしては，
・ISO 13408-1：Aseptic processing of health care products-Part 1 General requirements
・ISO 13408-6：Aseptic processing of health care products-Part 6 Isolator systems
・FDA：Guidance for Industry Sterile Drug Products Produced by Aseptic Processing
・PIC/S：Isolators used for aseptic processing and sterility testing
・EudraLex：Volume 4 Good manufacturing practice（GMP）Guidelines Annex 1 Manufacture of Sterile Medicinal Products
・厚生労働省：無菌操作法による無菌医薬品の製造に関する指針

4) 医療設備での応用に関する基準ガイドラインとしては，
・HSE/MCA：Handling cytotoxic drugs in isolators in NHS pharmacies
・International Society of Oncology Pharmacy Practitioners（ISOPP）：ISOPP Standards and Practice-Safe Handling of Cytotoxics
・NIOSH Alert：Preventing Occupational Exposures to Antineoplastic and Other Hazardous Drugs in Health Care Setting
・USP Chapter <747>：Pharmaceutical Compounding-Sterile Preparations
・日本病院薬剤師会：抗がん剤の被曝回避に関する提言，注射剤・抗がん薬　無菌調整ガイドライン

5) ISPE 日本本部 Containment COP：「医薬品製造における封じ込め技術紹介第 5 章 固形製剤製造設備における封じ込め技術の紹介」，Pharm Tech Japan, Vol.25, No.7, p.73, 2009

第 8 章

1) Tony O'Connell, Marie Coggins, Victoria Hogan, Miriam Byrne："Safety Evaluation

of a Flexible Engineering Control System", Pharma. Engineering, Vol.26, No.2, March/April, 2006
2) ILC Dover 社のカタログ参照

第 10 章
1) Farris J.P., Ader A.W., Ku R.H.: "Histroy,implementation and evolution of the pharmaceutical hazard categorization and control system", Chemistry Today, Vol.24, No.2, p.5, 2006
2) HSE: Respiratory protective equipment at work: A practical guide (HSG53 Third edition), 2009
3) Garrod A.N.I., R.Rajan-Sithamparanadarajah: "Developing COSHH Essentials: Dermal Exposure, Personal Protective Equipment and First Aid", Ann.occup.Hyg., Vol.47, No.7, p.577, 2003

第 13 章
1) 厚生労働省:無菌操作法による無菌医薬品の製造に関する指針

第 14 章
1) 小富正昭:「医薬品製造企業における薬物粉じん安全性対策」, Pharm Tech Japan,Vol.24, No.11, p.31, 2008
2) Heidel D.S.: Pharmaceutical Industry's Approach to Safe Handling of New Molecular Entities, NIOSH
3) NERC (Natural Environment Research Council UK): Guidance on the safe use, maintenance and testing of laboratory fume cupboards, 2007
4) Flow Sciences: Surrogate Powder and ASHRAE-110 Testing of a Multi-Purpose enclosure for weighing/sieving/fluid bed dryer applications

第 15 章
1) Petroka G.S.: Application of "Assessing the Particulate Containment Performance of Pharmaceutical Equipment" Good Practice Guide (aka SMEPAC), ISPE Tampa Conference, 2010
2) 竹中工務店:22回インターフェックス展示会(2009年7月)および同社HP資料, 2009年6月
3) 測定データの統計解析処理をするソフトとしては,本文で引用しているAIHAのIHSTATの他, Exposure Assessment Solutions 社の IHData Analyst などがある.
4) ・Ogden T.L.: "Proposed British-Dutch Guidance on Measuring Compliance with Occupational Exposure Limits", Ann. Occup. Hyg., Vol.53, No.8, p.775, 2009
・Martie van Tongeren: Sampling Strategies-Historical Perspective , BOHS Autumn Scientific Meeting, November, 2011
・BOHS/NVvA: Testing Compliance with Occupational Exposure Limits for Airborne Substances, December, 2011

ベイズ統計を用いる手法についての提案は,Exposure Assessment Solutions社P.Hewett氏の一連の論文その他がある．

5) ・竹田守彦：「高生理活性医薬品製造設備の構築(4)」, Pharm Tech Japan, Vol.23, No.6, p.99, 2007
　　・Sargent E.V.：Establishing Exposure Limits for Pharmaceutical Compounds, インターフェックス技術セミナー, 2011
6) 　AIHA：A Strategy for Assessing and Managing Occupational Exposures（Third Edition), 2006
7) ・田中明雄他：「固形製剤工場における薬塵封じ込め技術」, 日立評論, Vol.89, No.5, p.42, 2007
　　・三原敬明：「セーフティブースの粒子封じ込め（コンテインメント）性能評価測定について」, 粉砕, No.52, p.63, 2009
　　・渡辺健一他：粉砕機内装コンテインメントにおける曝露レベルの測定と評価, 25回製剤と粒子設計シンポジウム講演要旨集, 2008
　　・PSL：Independent Containment Performance Testing of a ChargePoint® Split Butterfly Valve, TR-OEL-Eng-01, March, 2010
　　・ILC Dover社カタログ：Validated Performance
　　・Flow Sciences：Surrogate Powder and ASHRAE-110 Testing of a Multi-Purpose enclosure for weighing/sieving/fluid bed dryer applications
　　・ESCO：Active Pharmaceutical Ingredients（API）Surrogate Containment Testing on ESCO Powdermax™ Powder Weighing Balance Enclosure
　　・Floura H., Kremer J.："Performance Verification of a Downflow Booth via Surrogate Testing", Pharma. Engineering, Vol.28, No.6, November/December, 2008

第16章

1) 　Grasshoff A.："Flow behaviour of liquids in cylindrical dead spaces of pipeline systems", Kieler Milchwirtschaftliche Forschungsberichte, Vol.32, No.4, p.273, 1980
2) 　ISPE：Baseline Guide-Risk-based Manufacture of Pharmaceutical Products, First edition, 2010
3) 　Forsyth R.J.："Using Visible Residue Limits for Cleaning", Pharma. Engineering, Vol.29, No.1, January/February, 2009
4) 　Jenkins K.M., Vanderwielen A.J.："Cleaning Validation：An Overall Perspective", Pharma. Technol.,Vol.18, No.4, p.60, 1994
5) 　EMA：Concept Paper on the development of toxicological guidance for use in risk identification in the manufacture of different medicinal products in shared facilities, 20 October, 2011
6) 　ISPE Risk-MaPP執筆陣の一人であるAndrew Walsh氏の一連の論文は，洗浄評価基準の変遷，現状の評価基準の抱える問題などについて触れており参考になる．
　　・"Cleaning Validation for the 21st Century：Acceptance Limits for Active Pharmaceutical Ingredients（APIs）：Part I", Pharma. Engineering, Vol.31, No.4, July/August, 2011

・"Cleaning Validation for the 21stCentury: Acceptance Limits for Active Pharmaceutical Ingredients (APIs): PartⅡ", Pharma. Engineering,Vol.31, No.5, September/October, 2011
・"Cleaning Validation for the 21st Century : Overview for New ISPE Cleaning Guide", Pharma. Engineering, Vol.31, No.6, November/December, 2011

一方，洗浄バリデーションコンサルティングの Destin A. LeBlanc 氏は，ISPE Risk-MaPP における洗浄評価基準について，興味ある意見を述べており，以下の一連の論文は参考になる．

・A Critique of Cleaning Validation Issues in ISPE's Risk-MaPP, Cleaning Memo, November, 2010
・More on ISPE's Risk-MaPP, Cleaning Memo, February, 2011
・Where Risk-MaPP Got It Wrong, Cleaning Memo, June, 2011 (Addendum)
・The Good, the Bad and the Inexplicable of Risk-MaPP, Cleaning Memo December, 2011
・How Are ADE's Determined for Non-Highly Hazardous Actives, Cleaning Memo March, 2012
・Another Critique of Risk-MaPP, Cleaning Memo October, 2012 (Addendum)

略語表

略　語	英　文	和　文	該当頁
ABPI	Association of the British Pharmaceutical Industry	英国製薬産業協会	34
ACGIH	American Conference of Governmental Industrial Hygienists	米国産業衛生専門家会議	25
ADE	acceptable daily exposure	一日曝露許容量	22
ADI	acceptable daily intake	許容一日摂取量	22
AIChE	American Institute of Chemical Engineers	米国化学エンジニア協会	19
AIHA	American Industrial Hygiene Association	米国産業衛生協会	25
AL	air lock	エアーロック	119
APF	assigned protection factor	指定防護係数	130
API	active pharmaceutical ingredient	原薬	10
BAuA	Bundesanstalt für Arbeitsschutz und Arbeitsmedizin	（独）連邦労働安全衛生研究所	45
BIBO	bagin-bagout	バグインバグアウト	96
CDC	Centers for Disease Control and Prevention	（米）疾病対策予防センター	42
CHIP	Chemicals Hazard Information and Packaging for Supply Regulations	化学物質（危険有害性の通知並びに供給のための包装及び容器）規則	14
CIA	Chemical Industries Association	（英）化学工業協会	19
CIP	cleaning in place	定置洗浄	91
CMO	contract manufacturing organization	医薬品製造受託企業	5
COP	cleaning out of place	定置外洗浄	189
COSHH	Control of Substances Hazardous to Health Regulations	健康有害物質管理規則	15
CPT	containment performance target	封じ込め性能目標値	142
DEL	design exposure level	設計曝露レベル	142
DPTE	double port transfer exchange	ダブルポートトランスファエクチェンジ	82

略語表

略語	英文	和文	該当頁
ECETOC	European Centre for Ecotoxicology and Toxicology of Chemicals	欧州化学物質生態毒性および毒性センター	45
FAT	factory acceptance test	工場受け入れ検査	177
FC	flexible containment	フレキシブルコンテインメント	95
FD	fiber drum	ファイバードラム	145
FH	fume hood	ヒュームフード	164
GHS	Globally Harmonized System of Classification and Labelling of Chemicals	化学品の分類および表示に関する世界調和システム	6
GMP	good manufacturing practice	グッドマニュファクチュアリングプラクティス(適正製造規範,適正製造基準ともいう)	4
HEPA	high efficiency particulate air	ヘパ	64
HSC	Health & Safety Committees	安全衛生委員会	216
HSE	Health & Safety Executive	安全衛生庁	216
IARC	International Agency for Research on Cancer	国際ガン研究機関	24
IBC	intermediate bulk container	粉体移送用コンテナ	92
IChemE	Institution of Chemical Engineers	(英)化学エンジニア協会	44
ICSC	International Chemical Safety Card	国際化学物質安全性カード	47
IH	industrial hygienist	産業衛生専門家	216
ILO	International Labour Organization	国際労働機関	34
ISO	International Organization for Standardization	国際標準化機構	20
ISPE	International Society for Pharmaceutical Engineering	国際製薬技術協会(アイエスピーイー)	6
LTEL	long term exposure limit	長期曝露限界	27
LTTWA	long term time weighted average	長期時間加重平均	27
MSDS	material safety data sheet	化学物質安全性データシート	iii
NIOSH	National Institute for Occupational Safety and Health	(米)国立労働安全衛生研究所	34
NTP	National Toxicology Program	(米)国家毒性プログラム	24
OD	orphan drug	希少疾病用医薬品	3
OEB	occupational exposure band	曝露限界幅	33
OELs	occupational exposure limits	許容曝露限界	iii

略　語	英　文	和　文	該当頁
OSHA	Occupational Safety and Health Administration	（米）労働安全衛生局	25
OSHMS	occupational safety and health management system	労働安全衛生マネジメントシステム	4
PE	polyethylene	ポリエチレン	65
PELs	Permissible Exposure Limits	ペル	25
PPE	personal protective equipment	個人用保護具	125
QoL	quality of life	生活の質	2
RA	risk assessment	リスクアセスメント	201
RABS	restricted access barrier system	ラブス	155
REACH	Registration, Evaluation, Authorisation and Restriction of Chemicals	化学物質の登録，評価，認可および制限に関する規則	6
Risk-MaPP	Risk-Based Manufacture of Pharmaceutical Products	リスクマップ	6
RM	risk management	リスクマネジメント	201
RPE	respiratory protective equipment	呼吸用保護具	127
RSC	Royal Society of Chemistry	（英）王立化学協会	19
RTP	rapid transfer port	ラピッドトランスファポート	53
SAT	site acceptance test	現場受け入れ検査	168
SBV	split butterfly valve	スプリットバタフライバルブ	53
SDS	safety data sheet	安全性データシート	20
STEL	short term exposure limit	短期曝露限界	27
STTWA	short term time weighted average	短期時間加重平均	26
STV	safe threshold value	安全閾値	195
TDI	tolerable daily intake	耐容一日摂取量	22
TLVs	Threshold Limit Values	ティーエルヴィー	25
TRG	Technische Regeln für Gefahrstoffe	（独）危険・有害性物質に対する技術的規則	19
TTC	threshold of toxicological concern	毒性学的懸念における閾値	30
TWA	time weighted average	時間加重平均	26
ULPA	ultra low penetration air	ウルパ	119
VRL	visible residue limits	目視残留限界	196
WEELs	Workplace Environmental Exposure Levels	ウィール	25
WELs	Workplace Exposure Limits	ウェル	26
WHO	World Health Organization	世界保健機構	22
WIP	wet in place	定置湿潤	88

索　引

英　字

ABPI　34
ACGIH　25
ADE　22
ADI　22
AIHA　25
APCPPE　168
bagin-bagout　96
Band　34
BSL（Bio Safety Level）　42
CDC　42
CHIP　14, 33, 215
CIP　91, 189
containment isolator　64
continuous liner　97
control banding　33, 44
COP　189
COSHH　15, 26, 33, 215
GHS　6, 14
GMP要件　4, 9
HEPAフィルタ　64, 118, 119
high potent　3
high potent compound　3, 13
HSC　216
HSE　216
IBC　92, 154
IH（Industrial Hygienist）　216
ILOコントロールツールキット　34
in vitro　23
in vivo　23
IOMサンプラ　172
IOMサンプラカセット　180
ISPE　6
LD_{50}　21, 29

MSDS　20, 23
NIOSH　34
NOAEL　22, 29
OEB　33, 34, 163
OEL　2, 27
OELs　25
OHC　37
OSHA　25
PB-ECLs　34
PELs　25, 26
potent　3
potent compound　13
PPE　125
quality of life　2
RA　201
RABS　155
REACH　6
Risk-MaPP　6, 22
RM　201
RPE　127
RTP　79
SBV　53, 54
SDS　20
single use　193
SMEPAC　168
STV（safe threshold value）　195
TLVs　25, 26
TTC　30
ULPAフィルタ　119
VRL（visible residue limits）　196
WEELs　25, 26
WELs　26
WIP　88, 189
α-βバルブ　55

あ 行

アイソレータ　64
アクティブバルブ　55
アンメットメディカルニーズ　1
一次封じ込め　11
陰圧アイソレータ　66
エアーラインスーツ　129
エアーラインマスク　127
エアーロック　119
エンクロージャシール　72
エンジニアリングコントロール　44

か 行

カテゴリー　37
完全性試験　67
キャニスタ　101，103
キャリーオーバー　188
キャンペーン生産　3
急性毒性　21
急性毒性試験　21
許容曝露限界　25
疑惑のリング　83
空調　117
空調換気回数　118
グローブ　64
結束バンド　96，99
ケミカルハザード物質　13
更衣室　120
高薬理活性物質　3
呼吸用保護具　125，127
国際製薬技術協会　6
個人用保護具　125
コントロール　44，49
コントロールバンディング　30，44
コーンバルブ　92，94

さ 行

最後の砦　129，214
サロゲーションテスト　168
サロゲート粉体　173
残留物評価基準　194

時間加重平均　26
室圧　119
失活処理　139
失活タンク　139
室間差圧　121
指定防護係数　130
シーリング値　27
スクラバ　139
スプリットバタフライバルブ　54
スワブサンプリング　172
スワブプレート　184
生活の質　2
静置サンプリング　170
洗浄バリデーション　6，193
専用化用件　207
袖付きライナチューブ　103
ソフトウォールアイソレータ　72

た 行

高い薬理活性　13
中央労働災害防止協会　15，46
ディスポーザブル　193
定性的なリスクマネジメント　45
定置湿潤　88，189
テストサイクル　178
テストラン　179
毒性学的懸念における閾値　30

な 行

ナプロキセンソディウム　173
ナノテクノロジー　7
ナノマテリアル　136
二次封じ込め　11
二重袋の原則　138
日本産業衛生学会　26

は 行

バグアウトポート　65，70，97
バグイン・バグアウト　96
バグインポート　65
バグフィルタ　88
曝露度合い　47

ハザード物質　　11
ハザードレベル　　32
パスボックス　　69
パーソナルサンプリング　　170, 171
パッシブバルブ　　55
ハードウォールアイソレータ　　72
ハーフスーツ　　66
ヒュームフード　　164
品質リスクマネジメント　　5
封じ込め　　11
封じ込めアイソレータ　　64
封じ込め技術　　4
封じ込め性能目標値　　142, 173
不確実係数　　23, 196
フレキシブルコンテインメント　　95
分子標的薬　　2
粉塵爆発　　68
防護係数　　129
防塵マスク　　127

ま　行

マルチパーパス　　3
マルチパーパス工場　　152
マルチパーパスプラント　　3, 84, 96, 188, 193
慢性毒性　　21
慢性毒性試験　　21
ミストシャワー　　122, 127
無菌アイソレータ　　72
無塵衣　　125
無毒性量　　22
模擬粉体　　168
モックアップ試験　　69
モニタリング　　186

や　行

薬塵測定　　168
薬理活性　　13
用量反応曲線　　20

ら　行

ライナチューブ　　97
ラクトース　　173
ラピッドトランスファーポート　　79
ラブス　　155
ラミナーフローブース　　75
リーク試験　　67
リスク　　18, 46
リスクアセスメント　　18, 50, 51, 201, 210
リスクフレーズ　　33, 46
リスクベースアプローチ　　10, 18, 45, 134
リスクマネジメント　　201
連続チューブ　　70, 89
連続ライナ　　97
労働安全衛生マネジメントシステム　　4

著者略歴

島　一己（しま・かずみ）
　1975年　東北大学大学院工学研究科機械工学修士課程修了
　1975年　東洋エンジニアリング株式会社入社
　現　在　同社プラント営業統括本部国内営業本部
　　　　　医薬・技術営業グループ バッチ生産システム技術担当
　　　　　担当部長

　長年，バッチプラントの研究・開発・商品化に従事し，マルチパーパスプラントのコンセプト構築，マルチパーパスプラントの生産システム開発，切り替えシステムの開発（XYルータ®など），洗浄システムの開発，封じ込めシステムの開発などに携わる．

編集担当　水垣偉三夫（森北出版）
編集責任　石田昇司（森北出版）
組　　版　D.M.T
印　　刷　モリモト印刷
製　　本　協栄製本

封じ込め技術 −ケミカルハザード対策の基本−　© 島　一己　2013
2013年6月21日　第1版第1刷発行　【本書の無断転載を禁ず】

著　者　島　一己
発行者　森北博巳
発行所　森北出版株式会社
　　　　東京都千代田区富士見1-4-11（〒102-0071）
　　　　電話 03-3265-8341／FAX 03-3264-8709
　　　　http://www.morikita.co.jp/
　　　　日本書籍出版協会・自然科学書協会　会員
　　　　JCOPY ＜(社)出版者著作権管理機構　委託出版物＞

落丁・乱丁本はお取替えいたします．
Printed in Japan／ISBN978-4-627-24191-6

図書案内　森北出版

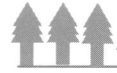

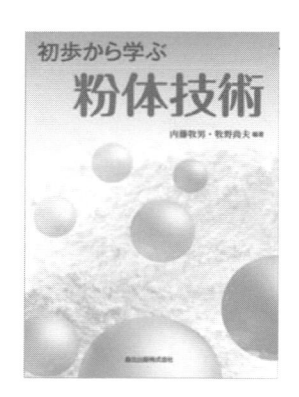

初歩から学ぶ粉体技術

内藤牧男・牧野尚夫／編著

A5判・272頁
定価 2835円(税込)
ISBN978-4-627-24181-7
※定価は2013年6月現在

粉体を巧みに操るノウハウを身につけよう！初めて粉体を扱う現場技術者を対象に，これだけは知っておきたい粉体技術の基本項目を図表を用いてわかりやすく説明した入門書.

※本書は，工業調査会から2010年に発行したものを，森北出版から継続して発行したものです.

【目次】第1章 粉体技術の基本／第2章 粒子生成／第3章 粉砕／第4章 分級／第5章 粒子複合化／第6章 造粒／第7章 分散／第8章 混合・混練／第9章 ろ過と沈降分離／第10章 集塵／第11章 乾燥／第12章 成形／第13章 粉体の焼成・反応／第14章 供給・輸送／第15章 貯槽／第16章 測定／第17章 粉体プロセス事例／第18章 粉体と安全

ホームページからもご注文できます
http://www.morikita.co.jp/